Werner Bartens

Glücksmedizin

Was wirklich wirkt

DROEMER

Dieses Buch wurde auf chlor- und säurefreiem Papier gedruckt.

Besuchen Sie uns im Internet
www.droemer.de

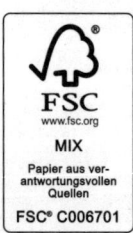

Copyright © 2011 by Droemer Verlag
Ein Unternehmen der Droemerschen Verlagsanstalt
Th. Knaur Nachf. GmbH & Co. KG, München.
Alle Rechte vorbehalten. Das Werk darf – auch teilweise – nur
mit Genehmigung des Verlags wiedergegeben werden.
Satz: Adobe InDesign im Verlag
Druck und Bindung: CPI – Ebner & Spiegel, Ulm
Printed in Germany
ISBN 978-3-426-27517-7

5   4   3   2   1

Inhalt

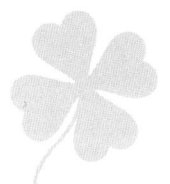

Einleitung 9

Das Leben ist keine Problemzone 13
*Wer ständig vorbeugt, kann sich nie zurücklehnen 14 · Der innere
Schweinehund – warum Änderungen so schwerfallen 18 · Schlechte
Angewohnheit oder gute Lösung? 21*
15 unkomplizierte Tatsachen für ein entspanntes Leben 24

Erfolgsrezepte für den Alltag 27
*Kleines Glück, langes Leben 28 · Vom Nutzen der Familie 30 ·
Lob des Haustiers 31 · Gehen gegen Gedächtnisschwund 32 ·
Musik, die das Herz öffnet 33 · Hilfreiche Bürogymnastik 34*
17 alltagstaugliche Wohlfühltipps 37

Der Spaß am Essen 39
*Essen, worauf man Lust hat 40 · Essen Sie nie mit Leuten, die immer
übers Essen reden 42 · Essen Sie wie ein Allesfresser 42 · Ahmen Sie
keine fremden Essgewohnheiten nach 43*
11 lustvolle Tatsachen über sorgenfreie Mahlzeiten 45

Der Streit um jeden Tropfen –
wie viel Alkohol darf's sein? 47
*Ein Schluck fürs Herz 47 · Mäßiger Alkohol – mäßiger Blutdruck 50 ·
Alkohol mit Köpfchen 52 · Im Wein liegt Zeugungskraft 53 ·
Täglich ein Gläschen statt Gelage am Wochenende 54 · Das Glas
zu viel 56 · Der Preis des Rausches 58*
18 hochgeistige Tatsachen über Alkohol 60

Die richtigen Lebensmittel 63
*Vermeiden Sie Nahrungsmittel, die sich als gesund anpreisen 64 ·
Ungesundes Essen? Kommt drauf an 65 · Das Salz in der
Suppe 67 · Brokkoli gegen Krebs? Glauben Sie nicht den Versprechen*

6

der Industrie 70 · Keine Lust auf Fisch? 72 · Der Terror der Gesund-
esser – wie »Low-Fat«-Empfehlungen krank machen 73 · Fit trotz
Fett – Magerkost ist kein Garant für Gesundheit 75
26 gesunde Tatsachen über gesunde Ernährung –
Wohl bekomm's 77

Abnehmen, aber richtig 81
Nüchterne Wahrheiten 82 · Wie die Baumringe – jedes Jahr mehr
auf den Hüften 83 · Halten Sie sich nicht an Diätpläne 85 · Entschlackung? Es gibt kein Abfluss-Frei für den Körper 87 · Quälen Sie
sich nicht mit Fastenkuren 89 · Entgiften – Raus mit dem Dreck 90
16 schlanke Tatsachen über Diäten,
Fasten, Entschlacken und Entgiftung 92

Das passende Gewicht finden 95
Leichtes Übergewicht müsste Idealgewicht heißen 95 · Ein bisschen
rund ist gesund 97 · Von fitten Dicken und schlappen Schlanken 99 ·
Mollige leben länger 101 · Dick und doof – wenn Vorurteile als
Vorsorge kaschiert werden 103 · Schlank und diszipliniert – die feinen
Unterschiede 105
18 pfundige Tatsachen über das passende Gewicht 107

Vitamine als Zauberformel 109
Der Irrglaube an die Heilkraft der Vitamine 109 · Leiden an der
Überdosis 110 · Der Unterschied zwischen Brausepulver und einem
Apfel 114 · Die Legende vom Mangel 116
15 prickelnde Tatsachen über Vitaminzusätze 119

No sports – oder turne bis zur Urne? 123
Wie viel Bewegung darf's denn sein? 124 · Höchstleistung mit dem
richtigen Maß an Erregung 125 · Das Gedächtnis der Kicker 127 · Zu
viel fürs Herz: wenn Sport und Sex zum Risiko werden 128 · Spitzensport ist nicht gesund 131 · Tod aus vollem Lauf 134
20 sportliche Wahrheiten über Bewegung 139

Gemeinsam stark werden und bleiben 143

*Gute Freunde halten gesund 143 · Gemeinsamkeit ist die beste
Medizin 145 · Die Macht des Kollektivs 146*
16 freundschaftliche Wahrheiten über gute Beziehungen 148

Wie sich Männer und Frauen guttun 151

*Massieren und schweigen 151 · Zusammen bleiben – und das vierte
Jahr überstehen 152 · Freundlich streiten 153 · Sich gut riechen
können 154 · Gute Figur füreinander machen 155*
16 Tatsachen über gesundes Paarverhalten 157

Ja, es gibt noch Sex in der Ehe 159

*Ein Traumpaar: unsicherer Mann und sichere Frau 160 · Zueinander
passen 161 · Sex nach Plan? 162 · Lust und Leidenschaft 163*
17 prickelnde Wahrheiten über Sex in der Ehe 165

Überfordert im Alltagstrubel 169

*Der Mensch versteht sich in harten Zeiten kaum auf Gelassen-
heit 170 · Die Pille für jede Lebenslage 171 · Wege aus der Krise 175 ·
Erholung ist verdammt anstrengend 176 · Wohlfühlen auf Knopf-
druck 177 · Wellness als Religionsersatz 179 · Problemzonengymnastik für das fragile Ego 180*
28 Durchhalteparolen zum Wohlfühlen 183

Erholsam schlafen 187

*Die Normierung des Schlafes 187 · Krank im Schlaf 190 · Kurze
Nächte, dickes Ende 191 · Wer wenig schläft, erkältet sich
leichter 194 · Raus aus den Federn 195*
18 ausgeschlafene Tatsachen über gesunden Schlaf 201

Wie gute Gefühle gesund machen 205

*Die Heilkraft der Liebe 207 · Schlechte Gefühle vermeiden 210 ·
Gefühle, die unter die Haut gehen 211 · Der Glaube an die
Wirkung 212 · Die Größe zählt 216*
18 pudelwohle Wahrheiten über gute und gesunde Gefühle 219

Strategien gegen den Schmerz 223

*Mit Phantasie gegen Bauchweh 223 · Bessere Laune, weniger
Leid 224 · Angst macht Pein – die Erwartung bestimmt den
Schmerz 226 · Den Schmerz im Blick 227 · Bewegung gegen
Schmerz 229*

11 lindernde Tatschen gegen den Schmerz 231

Zufrieden alt werden 233

*In den besten Jahren: die Best Ager 233 · Erfolgreich und alt 235 ·
Die Männer holen auf 236 · Jahrhundert-Babys – die Hälfte der heute
Neugeborenen wird 100 238 · Durchhalten bis 110 239 · Die fitten
Greise 242 · Inseln des Überlebens 245 · Alte Menschen leiden
anders 246*

23 weise Tatsachen über ein langes Leben 248

Der Kampf gegen die Vergesslichkeit 253

*Wenn Alzheimer droht 254 · Die Suche nach der Schutzformel 256 ·
Der Vergesslichkeit vorbeugen 257 · Das Beamtenhirn – wenig im
Kopf, erstaunliche Leistung 259*

15 erinnerungswerte Tatsachen gegen das Vergessen 261

Schonprogramm für die Organe 263

*Reden für den Rücken 263 · Glück fürs Herz – wer optimistisch und
zufrieden ist, bekommt seltener Infarkte 265 · Den Infarkt der Seele
vermeiden 266*

13 Pflegehinweise für Ihre Organe 269

Dank 271

Literaturverzeichnis 273

Anmerkungen 291

Register 309

Einleitung

>»Eigentlich bin ich ganz anders,
ich komme nur so selten dazu.«
>*Ödön von Horvath*

Zur Vorsorge gegangen. Trennkost gegessen. Beim Arzt zum Durchchecken vorbeigeschaut. Feldenkrais-Kurs gebucht. Wellness-Wochenende arrangiert. Das Atem-Seminar nachbereitet. Die Fastenkur vorbereitet. Laborwerte überprüft. Heilerde gekauft, dabei Osteopathie-Buch an der Kasse mitgenommen. Haus gegen Elektrosmog abgeschirmt. Nach dem Fitness-Studio auf dem Wochenmarkt eingekauft. Endlich wieder etwas für die Blutreinigung getan. Entschlackungstee getrunken. Darmsanierung beendet. Den Body-Mass-Index berechnet und dann mit der Frau lange über Diätpläne geredet.

Das Leben kann so anstrengend sein, besonders das gesunde Leben.

Dabei könnten die Menschen zufrieden sein. Haben Antibiotika, Schlüssellochoperationen und Hörgeräte erfunden, Pocken und Pest besiegt. Die vielen Schritte in der Therapie von Krebs, Diabetes und Depressionen sind beeindruckend, auch wenn der Durchbruch bei diesen Volksleiden noch aussteht. Die Menschen, zumindest die Menschen in den wohlhabenden Ländern, wurden noch sie so alt, und sie waren noch nie so gesund wie heute. Eigentlich. Denn zugleich haben sich noch nie so viele Menschen krank, ausgelaugt und überfordert gefühlt.

Der aus Indien stammende Harvard-Professor Amartya Sen, der 1998 den Wirtschaftsnobelpreis erhielt, hat gezeigt, dass sich US-Bürger weniger gesund fühlen als die Bewohner des ärmsten indischen Bundesstaates Bihar – obwohl Amerikaner ein Vielfaches für ihre Gesundheit aufwenden, deutlich mehr verdienen und die weitaus höhere Lebenserwartung haben.[1]

In anderen wohlhabenden Ländern ist das vermutlich nicht viel

anders. Der Psychiater Klaus Dörner hat den grassierenden
Diagnosewahn in Deutschland berechnet und ermittelt, dass
allein an Angststörungen, Süchten, Demenzen, Depressionen,
Panikattacken und Schizophrenie absurde 210 Prozent der
Menschen leiden würden, wenn man nur die offiziellen Schätzungen dieser Psycho-Leiden addiert.[2] Eine groteske Vorstellung – auch wenn natürlich manche besonders mitleidenswerte
Zeitgenossen von mehreren Störungen gleichzeitig betroffen sein
könnten.

Viel zu viele Menschen fühlen sich unwohl in ihrer Haut. Nun
ist Homo sapiens zwar das einzige Lebewesen, das sich freiwillig
Schlaf entzieht, den Tag-Nacht-Rhythmus missachtet, sich mit
Reizen überfordert und Kleidung trägt, die drückt oder Ekzeme
aufblühen lässt. Das geht nicht spurlos an ihm vorbei, manche
Menschen sehen tatsächlich chronisch überarbeitet und übersehen aus. Doch wer mit dem falschen Partner lebt, im Beruf
kreuzunglücklich ist und vor Angst kaum geradeaus laufen kann,
dem hilft weder Sanddornsaft noch Kieser-Training weiter und
auch nicht die große Darmreinigung.

Immer soll man an sich arbeiten, die Blutwerte verbessern, den
Ruhepuls senken, die Atemtechnik vertiefen. Immer muss man
etwas für seine Gesundheit tun oder zumindest verhindern, dass
sie sich verschlechtert. Der Imperativ zur permanenten Vorsorge
ist zur Maxime des bewussten und informierten Mittelmenschen
geworden. Gesund ist das alles nicht. Dabei geht es auch anders.
In diesem Buch ist zusammengetragen, was hilft, was gesund
ist und gesünder machen kann, ohne dass alles anders werden
muss.

Leichtes Übergewicht ist beispielsweise gesünder als das ach
so vielgepriesene Idealgewicht. Das lässt sich belegen, die Ergebnisse wissenschaftlicher Studien sind hier ziemlich eindeutig. Gesunde Ernährung? Gesund ist, vereinfacht gesagt, was
schmeckt und worauf man Lust hat. Eine gute Mischung ist einer
der hilfreichsten Ernährungsratgeber. Bisher ist wissenschaftlich
nicht nachgewiesen, dass Obst und Gemüse oder Vollkornpro-

dukte das Leben verlängern oder vor schweren Krankheiten wie Krebs schützen.

In diesem Buch finden Sie, was gesund ist und hilft – und was krank machen kann. Ob es nützlich ist oder schadet, ist bei vielen Dingen und so auch beim Alkohol und beim Sport eine Frage der Dosis und der Häufigkeit. Zu *wenig* Alkohol kann manchmal entscheidende Nachteile im Leben haben – genauso wie zu *viel* Sport.

Es gibt viele kleine nützliche Hinweise darauf, wie Sie mit Stress besser umgehen können und widerstandsfähiger gegenüber Widrigkeiten des Alltags werden. Das gilt für das Berufsleben wie für die Partnerschaft und die Freizeit. Entspannung, guter Schlaf und Ausgeglichenheit sind möglich, auch wenn man sich nicht entschließen möchte, der Welt den Rücken zu kehren und für die nächsten Jahre in einem Zen-Kloster im nepalesischen Hochland unterzutauchen. Und es gibt Hoffnung: Auch Männer und Frauen können sich verstehen, miteinander auskommen und mit Freude Sex haben, obwohl sie schon jahrelang zusammen sind. Es geht – und es ist gar nicht so schwer.

Die Hinweise, Erklärungen und Empfehlungen in diesem Buch beruhen nicht auf einer zusammengeschusterten Privatlehre. Ich habe mir keine neue Heilmethode ausgedacht und mit asiatischen Weisheiten und esoterischem Hokuspokus zu einer neuen Behandlung zusammengerührt. Ich berufe mich vielmehr auf das, was wissenschaftlich erforscht, belegt und bewiesen ist und sich in Fachbüchern und Fachartikeln verstreut finden – und daher auch nachweisen und nachlesen lässt. Ich habe deshalb für Interessierte etliche Anmerkungen und ein Literaturverzeichnis beigefügt. Es geht nicht um die Verkündigungen selbsternannter Gurus oder die Versprechungen der Pharmaindustrie und anderer vermeintlicher Gesundheitshersteller, sondern um das, was tatsächlich wirken und helfen kann – und oft einfach und praktisch und billig ist.

PS: Was sind Ihre Erfahrungen? Welche Methoden und Ver-
haltensweisen helfen Ihnen am besten? Bitte schreiben Sie mir
unter www.waswirklichwirkt.de.

Werner Bartens
Mai 2011

Das Leben
ist keine Problemzone

Fast die Hälfte der Menschen, die zum Arzt gehen, leidet an funktionellen Störungen. Oder an idiopathischen Erkrankungen. Oder an essenziellen Symptomen. Alle diese Begriffe umschreiben die Verlegenheit der Ärzte, die gleich sagen könnten: Wir wissen auch nicht, woher es kommt. Das Herz stolpert, der Kopf schwirrt, der Magen drückt und dieser Ganzkörperschmerz! Die Menschen haben zweifellos Symptome. Sie leiden, aber ein organischer Grund ist nicht zu finden.[1] Mediziner wissen, dass sich Seelennot oft körperlich ausdrückt. Doch nur wenige Ärzte entwirren das Geflecht aus miesen Beziehungen und frustrierendem Alltag.[2] Sechs Jahre dauert es im Mittel, bis Patienten in der Psychosomatik oder bei anderen verständigen Ärzten die Hilfe finden, die sie brauchen.

Vorher haben sie viele Untersuchungen überlebt. Ihre Organe sind vermessen und ausgeleuchtet. Immer wird etwas gefunden. Es gibt keine Gesunden, nur Menschen, die nicht gründlich genug untersucht worden sind. Dieses Motto ist nicht zynisch, sondern ein Grundpfeiler unseres Gesundheitswesens. Das Motto kennt jeder Arzt, mancher macht es sogar zu seiner Geschäftsidee. In der Neurologie kennt man längst die UBOs – Unidentified Bright Objects. Das sind unklare Aufhellungen im Kernspinbild des Gehirns. Sie haben fast nie krankhafte Bedeutung, rechtfertigen aber den baldigen Kontrolltermin.

Der Gesundheitsmarkt profitiert von einer Dreifaltigkeit der Bedürfnisse: Einer therapiesüchtigen Gesellschaft bietet eine boomende Befindlichkeitsindustrie Leiden und Leidensablass für jede Lebenslage. Geschäftstüchtige Ärzte helfen, Lebensläufe von der Wiege bis zur Bahre zu pathologisieren und die Menschen krank zu reden. Diagnosen sind für alle da. Was früher als normal galt, wird von der Medizin nun für kontroll- und behandlungsbedürftig erklärt:

- Der Kopf des Fötus ist zu groß.
- Das wird eine Risikoschwangerschaft.
- Wollen Sie den Stillkurs besuchen?
- Wir beraten Eltern mit Schreikindern.
- Kennen Sie den Kinderarzt mit Spezialgebiet »Ein- und Durchschlafstörungen«?
- Lernt er noch oder hat er schon ADHS?
- Ist es Sozialphobie, Multiple Persönlichkeit oder Asperger, eine milde Form von Autismus?
- Schon auf Prä-Diabetes getestet oder stummen Bluthochdruck?
- Ihre Tumormarker sind erhöht.
- Neu: Die Wechseljahre jetzt auch als Krankheit für den Mann. Noch zu wenig nachgefragt: die Glatze für die Frau.

Den Sex nicht zu vergessen. Sie hat zu wenig Lust? Gegen die Hypoactive Sexual Desire Disorder der Frau helfen keine Pillen und keine kalten Umschläge. Aber das Leiden ist benannt und in den Reigen der überflüssigen Krankheiten eingemeindet.[3]

Wer ständig vorbeugt, kann sich nie zurücklehnen

Damit keine Missverständnisse aufkommen: Es sind nicht nur Ärzte, die Menschen krank reden und mit teils gefährlicher Diagnostik und Therapie krank machen. Patienten machen auch viel zu oft viel zu viel Gewese und haben zu hohe Ansprüche. Schmerzt das Knie beim Sport, rennen gesunde Menschen zur Arthroskopie, und diese Spiegelung ist oft ebenso überflüssig wie riskant. Fünfzigjährige lassen sich eine neue Hüfte einpflanzen, weil sie Marathon laufen wollen. Kein chirurgischer Eingriff hat einen solchen Boom und Imagewandel hinter sich wie die einst als Greisen-OP verhöhnte Erneuerung des Oberschenkelkopfes. Der Körper funktioniert aber nicht wie eine Maschine, bei der ein Ersatzteil alte Fähigkeiten wiederherstellt.

Die süße Sorge um das Selbst und ein unaufhaltsamer Vorsorge-wahn führen dazu, dass Vorbeugung auch die Lebensbereiche erfasst, die von der Medizin noch nicht vereinnahmt wurden. Dabei ist Gesundheit wie Liebe und Glück vor allem ein Zustand der Selbstvergessenheit.[4] Wird er ständig in Frage gestellt, ist er weg. Entspannend ist das nicht. Anders gesagt: Wer permanent vorbeugt, kann sich nie zurücklehnen.

Und so hetzen sich die Menschen auf der Suche nach innerer Ruhe auch in der Freizeit ab. Kein Tier treibt Sport. Millionen Hobbysportler setzen sich hingegen diversen Risiken aus. Bewegung ist die natürlichste Sache der Welt, doch sogar diejenigen, die regelmäßig Sport treiben, verhalten sich oft unvernünftig. Sportärzte haben ermittelt, dass 60 Prozent der Hobbyläufer zu schnell rennen. Weil sie nicht genügend oft zum Joggen kommen, spornen sie sich zu Exzessen an: Wer Sport übertreibt, bringt sich jedoch um den Trainingseffekt und riskiert schnellen Verschleiß, chronische Erschöpfung und Schäden am Herzen.

Dabei ist unbestritten, dass Ausdauersport die Gesundheit fördern und das Leben verlängern kann – allerdings nur, wenn er richtig und regelmäßig betrieben wird. Bis zu acht Jahre Lebens-zeit können durch maßvolles Laufen, Schwimmen oder Radfahren gewonnen werden, wenn man es immer wieder tut. Man sollte den Sport allerdings wirklich mögen, denn die zusätzliche Lebenszeit geht für das Training drauf.

Nicht jeder kann Risiken so nüchtern abwägen wie Niklas Luhmann. »Man jagt sich Tag für Tag durch den Wald, um gesund zu bleiben, und stürzt schließlich mit dem Flugzeug ab«, schrieb der Soziologe in seiner, nun ja, »Soziologie des Risikos«.[5] Es geht gar nicht um nüchterne Abwägung, sondern um Glauben. Die Kirchen sind leer, die Wartezimmer voll. Längst ist Arbeit am Wohlbefinden zum Religionsersatz geworden. Unklar ist, ob Fitness-Center oder Ambulanzen als Kathedralen der Moderne dienen. Crosstrainer, Blutgruppen-Diät und Power-Fasten sind auf jeden Fall ziemlich geeignete Trimm-dich-Stationen auf dem Vorsorgeparcours zwischen Himmel und Hölle.

Auch das Körpergewicht wird längst als Fetisch verehrt. Mit Rationalität hat das nichts mehr zu tun. Dabei ist die Botschaft von Ärzten und Wissenschaftlern in den letzten Jahren eindeutig: Menschen mit leichtem bis mittlerem Übergewicht leben länger und werden seltener krank als ihre dürren Zeitgenossen.[6] Leichtes Übergewicht ist aus medizinischer Sicht sogar ideal. Daher sollte man es in Idealgewicht umbenennen oder den irritierenden Begriff – ebenso wie Normalgewicht – endlich streichen.

Doch trotz fehlender wissenschaftlicher Beweise werden Gefahren durch erhöhtes Gewicht von Laien wie Ärzten immer wieder beschworen. Eine gigantische Diät- und Lebensmittelindustrie lebt davon, Menschen ein schlechtes Gewissen und vielfältige Gesundheitsgefahren einzureden. Dabei ist die Sterblichkeit eher bei Untergewicht und starker Fettleibigkeit erhöht. Unter leicht bis mäßig Übergewichtigen gibt es hingegen sogar weniger Todesfälle als unter Normalgewichtigen. Etwas mollige Menschen erholen sich schneller von Operationen und sind wenig anfällig für Infektionen.

Verdienstvoll wäre es auch, den Glauben an das ehrenwerte Gewerbe der Installateure und Kanalarbeiter zu untersuchen. Millionen Euro werden jährlich mit Tees, Säften und Pulvern zur Entschlackung verdient. Mittel zur Darm- und Gefäßreinigung sind Bestseller. Nun hat der Hang zur Sauberkeit schon viel Unheil in Deutschland angerichtet. Im Körper wäre er gefährlich, manchmal gar tödlich.[7] Es gibt, außer in der Erzverhüttung, keine Schlacken – niemand hat sie je gesehen oder anderweitig dingfest gemacht. Den Darm zu reinigen wäre sogar gefährlich, weil Milliarden Bakterien die Verdauung regeln und wir ohne sie nicht leben könnten. Man kann Adern und Gekröse auch nicht durchpusten wie ein verstopftes Abflussrohr. So simpel ist das nicht. Auch das Gerede von der Übersäuerung ist Quatsch. Unsere Zellen und Organe schnurren bei ziemlich konstantem pH-Wert vor sich hin. Da muss nichts basisch abgepuffert werden. Einzig die Beutelschneiderei kann einen sauer machen.

Was hilft? Jedenfalls helfen nicht Regalmeter an Ratgeberliteratur, sondern genug Schlaf und Ruhepausen, erfreuliche Beziehungen und ein Job, der zufrieden macht. Bewegung nach Lust und Laune. Und immer alles durcheinander essen. Das ist wahrscheinlich zu bekannt und zu banal, so dass jeder selbsternannte »Mister Gesundheit« mit den abstrusesten Ernährungs- und Lebensempfehlungen neuen Rat anbieten kann. Besser wäre: Leute, lasst das, macht euch nicht verrückt – sondern entspannt euch. Wer nicht zum Arzt will, für den gibt es Vorsorge in Pillenform. Man muss sich nur die überteuerten Vitamin- und Nährstoffkartons in der Apotheke anschauen. 50 Euro für die Dreißiger-Packung »Granulat« mit Zitrusnote. Granulat ist gut. Wahrscheinlich könnte man auch sauberen Straßenbelag klein reiben und mit Fruchtaroma versetzen, denn ein medizinischer Nutzen der Tabletten, Pulver und Säfte ist nicht erwiesen. Aber jedes Zivilisationsopfer wird sich von der Packungsbeilage angesprochen fühlen – zur diätetischen Behandlung bei chronischer Erschöpfung, Burn-out und stressbedingten Erkrankungen mit metabolischer Störung, steht darauf. Diät ist immer gut, chronisch erschöpft sind wir alle. Und wer fühlt sich nicht irgendwie metabolisch gestört?

Als durchschnittlich ernährter Mitteleuropäer braucht man so etwas nicht. Gesunden hat es in Studien nie genutzt, Vitaminpräparate einzunehmen. Wir sind in Europa mit Vitaminen und Mineralien so überversorgt, dass Ärzte schon Hypervitaminosen beschreiben – Leiden an der Überdosis. Betacarotin erhöht bei Rauchern das Krebsrisiko.[8] Zu viel Vitamin A kann zu Gelbsucht führen, zu viel Vitamin B_6 zu Nervenstörungen. Zu viel Vitamin C zu Nierensteinen und Durchfall. Übersichtsstudien haben ergeben, dass Präparate mit Betacarotin, Vitamin A und E nicht nur nichts nützen, sondern das Leben sogar verkürzen können.[9]

Ähnlich wie Entschlackungsfreunde eine Art Abfluss-Frei für den Körper feiern, glauben Freunde der Vitaminzusätze an die allein seligmachende Substanz zur Gesundung.[10] Dabei enthält ein Apfel mehr als tausend Substanzen, man kennt erst ungefähr die Hälfte davon. Das Vitamin ist aber nur ein einziger Stoff, in einem Multivitaminpräparat sind vielleicht ein Dutzend Stoffe enthalten. Der Körper braucht jedoch das Zusammenspiel aller Substanzen, damit ein Apfel zur sinnvollen Ernährung wird. Deswegen passen Obst und Gemüse auch ganz gut auf jeden Speiseplan, Ergänzungspräparate haben dort hingegen nichts zu suchen.

Hartnäckig hält sich auch die Mär, dass unsere Lebensmittel immer weniger Nährstoffe und Vitamine enthalten. Weil angeblich die Böden ausgelaugt und die neuen Züchtungen weniger gehaltvoll sind. Alles gelogen, alles erfunden. Die moderne Nahrungsmittelproduktion führt im Gegenteil dazu, dass Lebensmittel sogar zu viele Vitamine mit sich führen. Sie dienen nämlich als Konservierungsmittel. Seit Jahren nimmt jeder Deutsche mehr Vitamin C auf, als die Fachverbände empfehlen.

Hoffentlich fühlen sich die Menschen wenigstens besser – wenn es schon keinen medizinischen Nutzen für ihr Treiben gibt. Immerhin bleibt die gute Botschaft: Wer sein Wohlbefinden zu verbessern versucht, lebt zwar nicht länger, stirbt aber gesünder.

Der innere Schweinehund – warum Änderungen so schwerfallen

Das Leben ist ein einziger Wunschzettel. Die meisten Wünsche wollen wir allerdings von uns selbst erfüllt bekommen, nicht von anderen. Nicht nur zu Silvester und im Januar, wenn die »Brigitte«-Diät und andere Schlankheitskuren angepriesen werden, boomt der Selbstverbesserungswahn. Das ganze Jahr über soll alles anders und vor allem besser werden. Nicht irgendwann, sondern sofort. Nicht in einem langwierigen Programm, sondern mit Instantlösungen als Rundumsorglospaket. Am besten allinclusive nach dem Motto: Gesund und glücklich aus der Dose. Der Wendepunkt, endlich. Schluss mit den schlechten Angewohnheiten und Marotten. Dass dies nicht gleich und vor allem nicht umfassend und meistens überhaupt nicht funktioniert, ah-

nen zwar viele Menschen – ihrem Wunsch nach Rundumerneue-
rung tut dies aber kaum einen Abbruch.

Eine gigantische Industrie lebt davon, dass wir immer wieder
dieselben Wünsche und Ansprüche erheben – und daran immer
wieder scheitern und es immer wieder von neuem versuchen.
Diätratgeber und Anbieter von Schlankheitskuren versprechen
die Traumfigur. Dem Anspruch, sich gesund zu ernähren, verdan-
ken die Hersteller von Vitamin- und Ergänzungspräparaten allein
in Deutschland jährlich Milliardenumsätze. Menschen engagieren Personal Trainer für 150 Euro in der Stunde, weil es ihnen
alleine nicht gelingt, den inneren Schweinehund zu überlisten
und endlich in die Schweinehundehütte zu sperren, um sich zu
regelmäßiger Bewegung zu motivieren. Neben Hypothekendar-
lehen wird kaum eine finanzielle Verpflichtung so langfristig eingegangen wie die Mitgliedschaft in Fitness-Studios.

Dabei muss man gar kein anderer Mensch werden, um ein anderer Mensch zu werden. Es ist nicht nötig, seine Diät nach
Blutgruppen oder Mondphasen auszurichten, Alkohol komplett
zu vermeiden, zweimal jährlich eine Fastenkur anzutreten, in
einem halben Jahr 25 Kilo abnehmen zu wollen und viermal in
der Woche morgens um sechs zu einem Halbmarathon aufzu-
brechen. Das schafft sowieso keiner. Diese Ziele sind zu groß, zu
gewaltig und daher unerreichbar.

Bei solchen Vorsätzen ist Frustration programmiert, da man
höchstwahrscheinlich nicht mal in die Nähe des Gelingens
kommt. Meditationsseminare und Schweigewochen im Kloster
mögen manchen Menschen zwar einen wichtigen Impuls geben,
um zu erkennen, was ihnen wirklich wichtig ist. Man kann seine
Ruhe-Oase jedoch auch finden, ohne mit einsilbigen Tibetern
oder Franziskanermönchen die Matte zu teilen und sich wochenlang nichts als Früchtetee und ein paar Krumen Trockenbrot
einzuverleiben.

Viele Appelle zur Lebensänderung setzen bei einer kompletten
Lebensänderung an. Es ist wie im Räumungsverkauf: Alles neu,
alles muss raus. Diese Devise mag für Teppichlager oder Beklei-

dungsgeschäfte gelten, die nicht mehr den Geschmack treffen – aber nicht für Menschen. Alles ändern zu wollen ist erstens Quatsch, und zweitens klappt es in den wenigsten Fällen. Und auf Dauer schon mal gar nicht.[11] Von den vielen guten Vorsätzen, die immerhin mehr als die Hälfte der Menschen zu Silvester fassen, werden nur etwa acht Prozent umgesetzt. 80 Prozent der Menschen scheitern daran, nur einen einzigen guten Vorsatz in die Tat umzusetzen. 23 Prozent gaben sogar schon in der ersten Woche auf. Auch in der Not gelingt der Verhaltensumschwung selten: Sogar nach einem Herzinfarkt behalten 90 Prozent der Patienten ihren bisherigen Lebenswandel bei – trotz vielfältiger Beschwörungen, ab sofort alles anders zu machen, und mahnender Appelle der Ärzte.

Es ist völlig egal, auf welche Weise den Menschen nahegebracht wird, ihr Verhalten zu ändern. Dies gilt auch, wenn nicht der Arzt sie ermahnt, sondern sie am heimischen Computer mit der Auswertung eines Gentests eröffnet bekommen, dass ihr Risiko für Infarkt, Diabetes, Alzheimer oder Krebs erhöht ist. Sogar wenn sie mit einer kleinen Änderung der Lebensgewohnheiten das Risiko senken könnten, führt dies nicht dazu, dass die Menschen ihren Alltag umwerfen und mehr Sport treiben, sich bewusster ernähren oder ihren Stress reduzieren.[12]

Der Mensch ist zudem ein Meister der Ausreden. Irgendetwas kommt immer dazwischen. Joggen? Noch zu kalt, schon zu heiß, zu spät am Abend, zu früh nach dem Essen und in dieser Mittagshitze! Zu erschöpft nach der Arbeit, noch nicht munter genug am Morgen. Die falschen Schuhe. Die falsche Kleidung. Und erst die Hunde unterwegs![13]

Abnehmen? Ab morgen. Man muss sich ja nicht gleich alles versagen. Und langsam anfangen. Es gibt auch Diätformen, bei denen fast alles erlaubt ist. Erst im Sommer beginnen, dann kann man sich parallel zur Diät auch mehr bewegen; das bringt dann mehr. Und außerdem gilt: Ich brauche einfach die kleinen Leckereien zwischendurch, sonst ist man ja kein Mensch mehr.

Dabei muss man gar nicht alles ändern. Vieles ist schon richtig, so wie Sie es machen. Schließlich sind wir alle und auch Sie persönlich ein Erfolgsprodukt der Evolution. Es gibt die Menschen schon ziemlich lange, und auch Sie leben schon eine ganze Weile auf dieser Erde vor sich hin. Es kann also nicht alles falsch gewesen sein, was Sie bisher so getan und gelassen haben. Und da alle Veränderungen so schwerfallen, lohnt es, sich die bisherigen Erfolgsrezepte etwas genauer anzuschauen. Häufig taugen sie nämlich etwas.

Schlechte Angewohnheit oder gute Lösung?

Es gibt alltägliche Gewohnheiten und kleine Korrekturen im Alltag, die bereits zu einer erstaunlichen Verbesserung der Gesundheit und des Wohlbefindens führen. Manche davon werden Sie wahrscheinlich kennen und immer wieder einsetzen, ohne davon zu wissen oder sich bewusstzumachen, wie hilfreich sie sind. Andere Gewohnheiten oder Alltagsrituale mögen Sie für unwichtig, nebensächlich oder gar schädlich halten. Doch auch hier gibt es überraschende Befunde aus der medizinischen und psychologischen Forschung, die Sie für sich nutzen können. Manchmal sind die vermeintlich schlechten Angewohnheiten in Wirklichkeit gute Lösungen.

Oder sie bieten zumindest Erste Hilfe. Schokolade ist eben manchmal tatsächlich die Erste Hilfe gegen Stress und Ärger und wird dann zu einer sinnvollen und befriedigenden Belohnung für die Erniedrigungen des Alltags. Erstaunlicherweise nehmen Menschen, die zu einer depressiven Verstimmung neigen, mehr Schokolade zu sich als andere.[14] Wahrscheinlich aus Gründen der Vorbeugung oder um bei den ersten Anzeichen mit der Therapie zu beginnen.

Ein Glas Wein beruhigt in bestimmten Momenten tatsächlich – und damit ist nicht der narkotisierende Effekt gemeint, der sich mit höherer Dosis einstellt. Eine Stunde vor dem Fernsehapparat zu sitzen dämpft die Aufregung womöglich, auch wenn das in vielen Kreisen als verwerflich gilt. Eine Vollkornschnitte oder ein verbissener Lauf durch den Stadtpark wären wahrscheinlich politisch korrekter, aber das hätte wohl nicht denselben positiven Effekt, damit würde nur das schlechte Gewissen beruhigt.

Was wann am besten hilft, ist Erfahrungssache. Man muss es für sich ausprobieren, erkennen, es zur Gewohnheit machen und – ganz wichtig – sich dabei trotzdem mögen. Oder gerade deswegen. Weil man sich etwas gönnt und gut zu sich ist, ohne sich sofort an den Marterpfahl seines schlechten Gewissens zu stellen. Stattdessen verachten sich viele Menschen für ihren Wankelmut, wenn sie mal wieder ihre Meditationsübungen nicht eingehalten, sich vor dem Sport gedrückt, zu viel getrunken oder beim Essen hemmungslos zugeschlagen haben.

Tätigkeiten, die Sie bisher kaum mit Ihrer Gesundheit in Verbindung gebracht haben, können ebenfalls segensreich wirken. Wer sich beispielsweise um einen Hund oder eine Katze kümmert, bekommt statistisch gesehen später und seltener einen Herzinfarkt als jene Menschen, die allein sind und kein Haustier haben. Dazu muss man mit dem Hund keinen Dauerlauf machen, sondern einfach regelmäßig für ihn da sein. Sogar ein paar Topfpflanzen in der Wohnung verlängern das Leben, weil die regelmäßige Aufgabe, sie zu gießen, das Herz erfreut und auf diese Weise dazu beiträgt, Herz und Adern zu schonen.[15]

Eine gigantische Industrie lebt davon, Menschen ein schlechtes Gewissen zu machen und ihnen einzureden, sie führten ein falsches Leben. Pharmafirmen verkaufen Schlaftabletten, Beruhigungsmittel, Stimmungsdämpfer und Appetitzügler. Psychotherapeuten geben Hilfestellung, wenn Menschen endlich so sein wollen, wie sie sind. Kein Besuch in der Apotheke, ohne ein Dutzend Gesundheitshefte aufgezwungen zu bekommen, die vom Weg zum besseren Leben künden.

Verspannt, erschöpft, überfordert und zu wenig geliebt – und das bei schlechten Eisenwerten. Overworked and underfucked. So sehen sich viele Deutsche, füllen ihre Mineralienspeicher auf und denken, dass sich mit der Selen-Tablette und dem Wellness-Wochenende tatsächlich auf einmal das lang ersehnte Wohlbefinden einstellt und sie ein anderer Mensch werden. Dabei müssen sie gar kein anderer Mensch werden.

15 unkomplizierte Tatsachen für ein entspanntes Leben

1. Wer permanent vorbeugt, kann sich nie zurücklehnen.

2. Alles ändern zu wollen bringt nichts. Es klappt in den seltensten Fällen, große Ziele zu erreichen, und das demotiviert dann umso mehr. Es ist viel erfolgversprechender, mit kleinen Änderungen anzufangen – wenn man denn etwas ändern will.

3. Leichtes Übergewicht ist gesünder als Idealgewicht – warum das so ist, erfahren Sie später.

4. Die Sterblichkeit ist bei Untergewicht und starker Fettleibigkeit erhöht. Unter leicht bis mäßig Übergewichtigen gibt es sogar weniger Tote als unter Normalgewichtigen.

5. Mollige erholen sich schneller von Operationen und sind wenig anfällig für Infektionen.

6. 60 Prozent der Hobbyläufer rennen zu schnell. Damit bringen sie sich um den Trainingseffekt und riskieren Schäden an Herz, Knochen und Gelenken.

7. Bis zu acht Jahre Lebenszeit können durch maßvollen Ausdauersport gewonnen werden. Die zusätzliche Lebenszeit geht allerdings für das Training drauf.

8. Arbeit am Wohlbefinden ist zum Religionsersatz geworden. Es lohnt sich, an andere Dinge zu glauben.

9. Es gibt – außer in der Erzverhüttung – keine Schlacken. Den Darm zu reinigen wäre gefährlich, weil Milliarden Bakterien die Verdauung regeln und wir ohne sie nicht leben könnten. Man kann Adern und Gekröse auch nicht durchpusten wie ein verstopftes Abflussrohr.

10. Auch das Gerede von der Übersäuerung ist Quatsch. Unsere Zellen und Organe schnurren bei ziemlich konstantem pH-Wert vor sich hin. Da muss nichts basisch abgepuffert werden.

11. Ein medizinischer Nutzen von Vitaminzusätzen ist nicht erwiesen, der Schaden kann überwiegen. Wir sind in Europa mit Vitaminen und Mineralien so überversorgt, dass Ärzte Hypervitaminosen beschreiben. Präparate mit Betacarotin, Vitamin A und E nützen nichts, sie können sogar das Leben verkürzen. Das Vitamin ist nur ein einziger Stoff, in einem Multivitaminpräparat sind höchstens ein Dutzend Stoffe enthalten. Ein Apfel hat mehr als tausend Inhaltsstoffe, bisher sind nicht mal die Hälfte bekannt. Der Körper braucht das Zusammenspiel aller Substanzen, damit ein Apfel zur sinnvollen Ernährung wird. Deswegen passen Obst und Gemüse auf jeden Speiseplan, Ergänzungspräparate hingegen nicht.

12. Die moderne Nahrungsmittelproduktion führt dazu, dass Lebensmittel zu viele Vitamine mit sich führen. Sie dienen als Konservierungsmittel. Seit Jahren nimmt jeder Deutsche mehr Vitamin C auf, als Fachverbände empfehlen.

13. Gesunde Ernährung? Gesund ist, was schmeckt und worauf man Lust hat. Eine gute Mischung ist der hilfreichste Ernährungsratgeber. Bisher ist wissenschaftlich nicht erwiesen, dass Obst, Gemüse oder Vollkornprodukte das Leben verlängern oder vor schweren Krankheiten wie Krebs schützen.

14. Wer sich um Hund oder Katze kümmert, bekommt später einen Herzinfarkt als jene Menschen, die alleine sind und kein Haustier haben.

15. Topfpflanzen in der Wohnung verlängern das Leben, weil die regelmäßige Aufgabe, sie zu gießen, Herz und Adern schont.

Erfolgsrezepte für den Alltag

Es gibt viele Gewohnheiten, die einen größeren gesundheitlichen Nutzen haben, als gemeinhin vermutet wird. Dass regelmäßige Spaziergänge und Gartenarbeit sich positiv auf Körper und Geist auswirken, hat sich mittlerweile herumgesprochen. Betätigung an frischer Luft kräftigt den Organismus, gleichzeitig wird die Seele ausgelüftet. Beides geschieht gleichsam nebenbei, ohne besondere Vorsätze für gesundheitliches Verhalten.

Es gibt kein allgemeingültiges Verhalten, welches dazu führt, dass man sich besser fühlt oder gar gesünder und glücklicher wird. Es gibt allenfalls individuelle Rezepte. Jeder muss für sich erkennen, herausfinden und ausprobieren, was ihm guttut. Dafür ist es allerdings notwendig, besser auf sich zu hören, um zu spüren, was Körper und Seele gerade brauchen können. Nicht jeder weiß, was er tun muss, um sich besser zu fühlen.

Viele Erwachsene haben diese Fähigkeit verloren und können nicht auf ebenso eingeübte wie hilfreiche Mechanismen zurückgreifen, wenn sie unzufrieden, unruhig oder nervös sind. Wenn sie Stress haben, erschöpft und überanstrengt sind, stopfen sie einfach Pizza oder andere rasch verfügbare Nahrung in sich hinein. In der schnellen Gier nach Bedürfnisbefriedigung wird alles hineingeschaufelt, was man kriegen kann.

Bloß welches Bedürfnis wird hier befriedigt? Der Mensch spürt zwar: Ich bin bedürftig – aber er erkennt nicht immer, wonach. Womöglich ist das Bedürfnis gerade ein bisschen Ruhe, Ablenkung, ein Gespräch mit anderen Leuten als den üblichen Arbeitskollegen, vielleicht ein Spaziergang allein. Viele Menschen spüren in solchen Momenten der Überlastung aber nicht, was sie eigentlich wollen und was ihnen guttun würde. Deswegen essen sie, obwohl sie jetzt eigentlich lieber eine Joggingrunde drehen, auf einer Bank ziellos ihren Gedanken nachhängen oder einfach nur Spaß haben würden. Das diffuse Körpersignal »Ich brauche« wird fehlgedeutet – der Körper bekommt zwar etwas, doch da nicht das eigentliche Bedürfnis befriedigt wird, ist der Mensch auch nicht zufriedener, sondern immer weiter darauf aus, Befriedigung zu erlangen.

Wer etwas für sich tun will, sollte daher zunächst erkennen, wie es ihm gerade geht und was ihn belastet – wahrscheinlich stehen eher Erschöpfung und Überarbeitung im Vordergrund und nicht der Hunger. Anschließend käme es darauf an, die eigentlichen Bedürfnisse zu erkennen und zu befriedigen, sofern das möglich ist. Hat man sich gut um sich gekümmert, merkt man, wie sich Entspannung einstellt, beispielsweise während man es sich gedankenverloren auf einer Parkbank gemütlich macht.

Sich für etwas zu engagieren, an etwas zu glauben tut ebenfalls gut. Es verschafft bessere Stimmung und vielleicht sogar Begeisterung – beides wirkt sich positiv auf die Gesundheit aus. Zudem wird der Blutdruck mittelfristig gesenkt. Wofür man sich einsetzt und woran man glaubt, ist offenbar nicht so entscheidend. Eine Untersuchung von Harvard-Medizinern an fast 1200 Senioren zeigte, dass der regelmäßige Gottesdienstbesuch dazu beiträgt, befreiter atmen zu können.[1] Bei den Kirchenbesuchern verschlechterte sich die Lungenfunktion mit den Jahren deutlich geringer als bei jenen Altersgenossen, die weniger religiöse Bindungen hatten.

Kleines Glück, langes Leben

Es klingt immer so blöd nach der rosaroten Brille, die sich alle aufsetzen müssen. Wer über Glück schreibt und es erforscht, setzt sich schnell dem Verdacht aus, ein oberflächlicher Gute-Laune-Onkel zu sein. Die Wissenschaft hat auch lange einen Bogen um alltagsnahe Themen wie Glück, Zufriedenheit und Wohlbefinden gemacht und erst in den vergangenen fünf bis zehn Jahren angefangen, diese Phänomene genauer zu untersuchen. Die Ergebnisse sind jedoch ebenso überraschend wie deutlich: Wer glücklich ist, lebt nicht nur zufriedener, sondern auch gesünder und länger.[2]

Klare Hinweise auf diesen Zusammenhang hat bereits die sogenannte Nonnen-Studie 2001 ergeben.[3] Forscher hatten die Tagebuchaufzeichnungen von 180 Nonnen ausgewertet, die mit Anfang zwanzig ins Kloster eintraten. Die katholischen Ordensfrauen wurden sehr alt – zwischen 70 und 95 Jahre. Im Kloster lebten sie sechs Jahrzehnte oder länger unter ähnlichen Umständen, so dass sie sich aus wissenschaftlicher Sicht gut vergleichen ließen. Ein Unterschied ließ sich jedoch erkennen: Die Nonnen, die sich in jungen Jahren in ihren Notizen als zufrieden und optimistisch geäußert hatten, wurden im Mittel 93,5 Jahre alt. Wer sich jedoch als unglücklich und pessimistisch bezeichnete, starb im Durchschnitt mit 86,6 Jahren.

Weitere Analysen kamen zu dem Schluss, dass glückliche Menschen um 14 Prozent länger leben als jene, die sich als unglücklich bezeichnen. Andere Studien berechneten die gewonnenen Lebensjahre konkret und vermuteten, dass glückliche Menschen siebeneinhalb bis zehn Jahre älter werden als unglückliche Zeitgenossen.[4] Zudem sind glücklichere Menschen weniger oft in Unfälle verwickelt und begehen – naheliegenderweise – seltener Suizid.

Eine 2011 erschienene Auswertung von 160 Fachartikeln kam zu diesem Ergebnis: Es gibt »klare und überzeugende Beweise« dafür, dass glückliche Menschen länger und gesünder leben.[5] »Ich war fast schockiert und überrascht, wie einheitlich die Ergebnisse sind«, sagt der Psychologe Ed Diener, der die Daten ausgewertet hat. »Gesundheitsempfehlungen konzentrieren sich immer darauf, gesund zu essen, das Gewicht zu halten, Sport zu treiben und nicht zu rauchen – vielleicht sollte man hinzufügen: Seid glücklich und vermeidet chronischen Ärger und Depressionen.« Denn das Ausmaß des persönlichen Glücksgefühls ist kein unveränderliches Schicksal, sondern lässt sich durchaus beeinflussen. Die Wahrnehmung des Alltags und der Umgang mit anderen tragen erheblich dazu bei, wie zufrieden und glücklich man sich fühlt.

Wer feindselig anderen gegenüber eingestellt ist, besonders ehrgeizig und aggressiv und immer nur um seinen eigenen Vorteil bedacht ist, tut sich beispielsweise nichts Gutes. Eine Untersuchung an mehr als 5600 Sarden ergab, dass bei denjenigen, die sich negativ und unangenehm im Umgang zeigten, die Wände der Halsschlagadern stärker verdickt waren.[6] Diejenigen Inselbewohner, die oft aufbrausend und ärgerlich reagierten, erleiden wahrscheinlich früher einen Herzinfarkt oder Schlaganfall, denn die Wanddicke der Halsschlagader zeigt das Risiko für diese Herz-Kreislauf-Gefahren an.

Die Beweise werden immer eindeutiger, dass Unglück, Unzufriedenheit und Aggressionen das Leben verkürzen können. In dem Monat nach dem Tod ihrer Frau sterben doppelt so viele Männer, wie sonst im gleichen Alter üblich wären.[7] Bei Frauen ist die Sterblichkeit in den Monaten nach dem Tod ihres Partners sogar verdreifacht. Vor diesen persönlichen Schicksalsschlägen ist niemand gefeit. Wie man mit anderen umgeht und in die Welt blickt, hat man hingegen selbst in der Hand, auch wenn es für einen Grantler und Misanthropen schwer sein kann, sich zu ändern und seine Mitmenschen plötzlich liebevoll zu betrachten.

Vom Nutzen der Familie

Auch wenn sie manchmal anstrengend sind und nerven: Familienmitglieder schmutzen zwar, aber sie halten gesund. Längst ist erwiesen, dass verheiratete Menschen länger leben und gesünder bleiben als Singles. Dies gilt für Männer wie Frauen, und diese Statistik wird nicht mal dadurch getrübt, dass es etliche Familien gibt, die sich gegenseitig zerfleischen und alles andere als guttun. Offenbar wirkt es sich positiv auf Herz, Gefäße und andere Organe aus, miteinander Freud und Leid zu teilen.

Der gesundheitliche Nutzen ist dabei anscheinend nicht nur auf das Miteinander zurückzuführen. Gesellschaft und sozialer Austausch allein reichen nicht. Denn offenbar ist der gesundheitliche Zustand von Paaren mit Kindern besser als der von Paaren ohne Kinder.[8] Psychologen aus Utah haben bei 100 verheirateten

Paaren den Blutdruck gemessen. Diejenigen, die Kinder hatten, wiesen einen geringeren Blutdruck auf als jene, die keinen Nachwuchs hatten. Erhöhter Blutdruck ist ein bekannter Risikofaktor für Herz-Kreislauf-Leiden, der die Gefahr für Herzinfarkt und Schlaganfall erhöht. Besonders ausgeprägt war der Unterschied bei den Frauen. Das Blut der Mütter floss in weitaus ruhigeren Bahnen als das der Frauen, die zwar verheiratet waren, aber keine Kinder hatten.

Natürlich spielt die Qualität der Ehe eine große Rolle dafür, ob das Miteinander nicht nur als befriedigend empfunden wird, sondern auch gesund ist. Paare, die ihre Ehe als glücklich und bereichernd beschreiben, haben auch günstige Blutdruckwerte und niedrige Konzentrationen an Stresshormonen.[9] Auch ein großer Freundeskreis und ein gutes soziales Netz können da nicht mithalten und die negativen Effekte auf die Gesundheit aufwiegen, wenn man unglücklich verheiratet oder Single ist.

Lob des Haustiers

Ich bin zwar kein Tierfreund. Tiere machen Dreck, und wenn man in Urlaub fahren möchte, weiß man nicht, wohin mit ihnen. Trotzdem muss man die wissenschaftlich erdrückenden Beweise anerkennen, dass Haustiere gesund sind – wenn sie einen nicht beißen oder mit fiesen Krankheiten anstecken. Wer sich täglich um Hund oder Katze kümmert, senkt damit sein Risiko, einen Herzinfarkt, einen Schlaganfall und andere Zivilisationskrankheiten zu bekommen.[10] Die Fürsorge um ein anderes Lebewesen stärkt offenbar die eigene Gesundheit. Schon länger ist bekannt, dass Hunde und Katzen das Wohlbefinden der Menschen steigern und die sozialen Kontakte fördern, was sich wiederum positiv auf den Gesundheitszustand auswirkt.

Haustiere tragen aber nicht nur als soziale Faktoren dazu bei, dass die Halter körperlich aktiver sind und damit ihren Kreislauf stärken und seltener erkranken: Besonders Hundehalter kommen durch die regelmäßigen Spaziergänge mit ihren Tieren auch häufiger auf die medizinisch empfohlene Bewegungszeit von zweieinhalb Stunden oder mehr in der Woche.[11] Wer täglich mit seinem tierischen Begleiter raus muss, ist zwangsläufig aktiver. Einer Untersuchung der Universität Buffalo im Staat New York zufolge sind Haustiere sogar gesünder für Herz und Kreislauf als viele Ehepartner.[12] Wahrscheinlich liegt das daran, dass man sich mit dem Wellensittich wie mit dem Golden Retriever nur schlecht streiten kann. Haustiere widersprechen auch seltener, und man wird sich kaum von ihnen gekränkt fühlen.

Trost gibt es auch für jene Menschen, die partout keine tierischen Mitbewohner mögen: Sogar die Hege und Pflege von Zimmerpflanzen kann sich segensreich auf die Gesundheit auswirken. Wer regelmäßig danach schaut, ob die Pflanzen genug Wasser bekommen, genießt allein durch diese Betreuung der Blumen und Topfpflanzen einen gewissen Schutz vor Herz-Kreislauf-Leiden.[13] Gießen ist gesund – wer seine Primeln und Wasserlilien eingehen lässt, sollte sich hingegen nicht nur um seine Pflanzen Sorgen machen.

Gehen gegen Gedächtnisschwund

Es müssen gar nicht ehrgeizige Trainingsprogramme sein. Es geht nur um ein paar Schritte um den Block. Aber die haben es bereits in sich. Wenn sich ältere Menschen regelmäßig bewegen, tun sie nicht nur Herz und Kreislauf etwas Gutes, sondern auch ihren grauen Zellen. Offenbar trägt die regelmäßige körperliche Aktivität dazu bei, mehr Nervenzellen zu erhalten und damit das Denk- und Erinnerungsvermögen länger zu bewahren.[14] Psychologen um Kirk Erickson von der Universität Pittsburgh hatten 300 freiwillige Probanden mehr als 13 Jahre lang begleitet. Sie untersuchten das Hirnvolumen, testeten die Erinnerung und erfassten den Grad der körperlichen Aktivität bei den Teilnehmern, die im Durchschnitt 78 Jahre alt waren. Dabei zeigte sich nach Jahren: Gehen bewahrt das Gedächtnis. Wer viel zu Fuß geht, behält auch im Alter eher einen klaren Kopf. Wer zwischen zehn und 15 Kilometer in der Woche zu Fuß zurücklegte, dessen Gehirn war eine Dekade später größer und besser erhalten. Eine längere Strecke zu Fuß war gar nicht nötig. Wer sich mehr bewegte, verbesserte seine Denkleistungen nicht zusätzlich.»Im fortgeschrittenen Erwachsenenalter schrumpft das Gehirn, und das kann Gedächtnisprobleme verursachen«, sagt Erickson.»Regelmäßiges Training kann das verhindern und Denken und Gedächtnis sogar verbessern.«

Zehn bis 15 Kilometer in der Woche lassen sich auch für ältere Menschen oft noch gut bewältigen. Ein täglicher Spaziergang zu einem nur einen Kilometer entfernten Geschäft und zurück, zu Freunden oder im Wald – und schon ist das Pensum erreicht, das einen gewissen Schutz vor Alzheimer und anderen Demenzformen bietet, ohne dass es als Sportprogramm aufgefasst werden müsste.

Zudem kann durch ein solches Maß an Bewegung auch die Mobilität erhalten und sogar gesteigert werden.[15]»60 Prozent der Menschen jenseits der 65 gehen weniger als eineinhalb Kilometer in der Woche zu Fuß«, sagt Jack Rejeski von der Wake Forest University in Winston-Salem. Er hat ein Programm in Gemeinden erfolgreich etabliert, das Senioren zu mehr Bewegung ermutigt. Der Mediziner vergleicht den zunehmenden Verlust der Mobilität im Alter mit einem Kanu, das auf einen Wasserfall zusteuert.»Wenn man es merkt und von der Strömung ergriffen wird, kann man die Konsequenzen kaum noch vermeiden.«

Musik, die das Herz öffnet

Dass Musik schon im Mutterleib die geistigen Fähigkeiten des Nachwuchses stärkt, ist immer wieder behauptet worden. Auch die Milchleistung von Kühen wird durch Melodien im Kuhstall angeblich gesteigert, und Patienten nach einem Schlaganfall er-

holen sich offenbar besser mit Musiktherapie.[16] Kein Wunder
also, dass Musik nicht nur die Lebensqualität erhöhen, sondern
auch Herz und Gefäße schonen und damit zur Gesundheit beitragen kann.[17] Musik wirkt sich demnach günstig auf die Herzfrequenz und die Schwankungen des Herzrhythmus aus – es kommt
allerdings darauf an, die richtige Musik zu hören, wie Hans-Joachim Trappe von der Universität Bochum beobachtet hat.[18]
Besonders gesundheitsfördernd, beruhigend und Angst lösend
scheinen demnach die Werke von Bach, Mozart und die von
italienischen Komponisten wie Verdi zu sein. Heavy Metal,
Hardrock und Techno haben hingegen nicht diese günstigen Auswirkungen, sie können im Extremfall sogar gefährliche Rhythmusstörungen auslösen.

Auch mit Belastungen lässt sich leichter umgehen, wenn die
richtige Musik gehört wird. Bei Patienten nach einer Herzope-
ration lag die Konzentration des Stresshormons Kortisol mit
484,4 Millimol pro Liter deutlich niedriger als bei jenen Kranken, die nach der Operation im Krankenhausbett keine Musik
hörten (618,8 Millimol pro Liter). Gesang und Orchestermusik
erwiesen sich als hilfreicher im Vergleich mit uniformen Rhythmen. Den günstigsten Effekt auf die Gesundheit übten klassische
Musik und Meditationsmusik aus.

Hilfreiche Bürogymnastik

Mit Bürogymnastik ist nicht der alte Witz vom Beamten-Mikado
gemeint: Wer sich zuerst bewegt, hat verloren. Bürogymnastik
soll auch nicht bedeuten, dass sich zu festgelegten Zeiten alle
Angestellten neben ihren Schreibtisch stellen und mit isometri-
schen Übungen die geraden Rückenmuskeln kräftigen oder sich
im Innenhof zur Turnstunde treffen. Vielmehr geht es darum,
kleine Unterbrechungen der Tätigkeit sinnvoll zu nutzen. Oft
lässt sich das schon durch minimale Umstellungen der Arbeits-
routine erreichen.

Pausen während der Arbeit und in der Freizeit können nämlich erstaunlich gesund sein. Damit sind nicht Zigarettenpausen gemeint, zu der sich Nikotinsüchtige vor der Tür oder in extra dafür eingerichteten Abstellkammern treffen. Es geht auch nicht um den Schokoriegel zwischendurch. Hilfreich und gesund ist es vielmehr, eine sitzende Tätigkeit am Schreibtisch oder auf dem Sofa öfter zu unterbrechen. Zahlreiche Pausen – sogar wenn sie nur eine Minute dauern – stärken das Herz und begrenzen den Hüftumfang.[19]

»Der Nutzen regelmäßiger Bewegung ist zwar schon länger bekannt«, sagt Genevieve Healy von der University of Queensland. »Wie schädlich ständiges Herumsitzen ist, womit die meisten Menschen immerhin mehr als den halben Tag verbringen, wird aber erst langsam klar.« Die australischen Herz- und Diabetesexperten hatten mehr als 4700 Erwachsene untersucht, die mit einem Aktivitätsmesser an der Hüfte ausgestattet wurden, der wie ein Schrittzähler funktionierte. Auf diese Weise ließ sich erfassen, wie oft die Teilnehmer aufstanden, sich bewegten und ihre sitzende Tätigkeit unterbrachen. Im Extremfall verbrachten Probanden 21,2 Stunden am Tag sitzend oder liegend – die aktivsten Teilnehmer saßen hingegen nur 1,8 Stunden täglich und waren sonst nur während des Schlafs inaktiv.

Jene Teilnehmer, die am häufigsten aufstanden, wiesen die günstigsten Blutfettwerte, den niedrigsten Blutzuckerspiegel und den geringsten Hüftumfang auf. Sind diese Werte niedrig, deutet das auf ein geringeres Risiko für Herz- und Gefäßkrankheiten sowie Diabetes hin. Wer hingegen ausdauernd saß und sich kaum von seinem Platz erhob, hatte schlechtere Werte. »Vermutlich könnte man Herz-Kreislauf-Leiden in erheblichem Maß vorbeugen, wenn die ganze Bevölkerung weniger sitzen würde«, sagt Healy. Besonders überraschte die Forscher, dass sich schon geringfügige Tätigkeiten positiv ausgewirkt haben – beim Telefongespräch aufzustehen, zum Kollegen ins Nachbarzimmer zu gehen, statt anzurufen, oder zum Beispiel die Toilette ein Stockwerk höher zu benutzen. Für den Büroalltag haben die Forscher weitere praktische Empfehlungen: Konferenzen können auch im Stehen abgehalten werden; wenn nicht, sollten die Teilnehmer ermutigt werden, zwischendurch aufzustehen. Zudem ist es gesund, Drucker und Papierkörbe zentral in einer Abteilung aufzustellen, so dass der Gang dorthin immer wieder nötig ist.

»Schon kleine Veränderungen senken die Risiken für die Gesundheit«, sagt Healy. »Mehr kurze Pausen ließen sich leicht in jeden Arbeitsalltag integrieren, ohne dass die Produktivität darunter leiden würde.« Erst langsam werde klar, welche vermeidbaren Risiken der träge Büroalltag mit sich bringt.

Mehrere Untersuchungen hatten in jüngster Zeit gezeigt, dass mit der Dauer der vor dem Fernseher oder am Computer verbrachten Zeit auch die Wahrscheinlichkeit steigt, herzkrank zu werden, Diabetes zu bekommen und sein Leben zu verkürzen.[20] Wer in der Freizeit mehr als zwei Stunden vor der Kiste saß, hatte bereits ein mehr als doppelt so großes Risiko, einen Infarkt zu erleiden. »Es ist eine Frage der Gewöhnung«, sagt der Wissenschaftler Emmanuel Stamatakis vom University College London. »Viele von uns kommen nach Hause, machen gleich den Fernseher an und setzen sich stundenlang hin. Das ist einfach, das ist bequem – und schlecht für das Herz.« Dabei würde es bereits helfen, zwischendurch immer wieder mal aufzustehen.

17 alltagstaugliche Wohlfühltipps

1. Wer glücklich ist, lebt nicht nur zufriedener, sondern auch gesünder und länger, und zwar um 14 Prozent der durchschnittlichen Lebensdauer, also siebeneinhalb bis zehn Jahre.

2. Glückliche Menschen haben mehr vom Leben: Zufriedene und optimistische Nonnen wurden im Schnitt 93,5 Jahre alt, unglückliche und pessimistische 86,6 Jahre.

3. In dem Monat nach dem Tod ihrer Frau sterben doppelt so viele Männer, als sonst im gleichen Alter üblich wären. Bei Frauen ist die Sterblichkeit nach dem Tod ihres Partners sogar verdreifacht.

4. Verheiratete Menschen leben länger und gesünder als Singles. Dies gilt für Männer wie Frauen. Herz, Gefäße und andere Organe profitieren davon, miteinander Freud und Leid zu teilen.

5. Der gesundheitliche Zustand von Paaren mit Kindern ist besser als der von Paaren, die keine Kinder haben. Sie weisen einen geringeren Blutdruck auf. Besonders ausgeprägt ist der Unterschied bei Frauen. Das Blut der Mütter fließt weitaus ruhiger als das der Frauen, die zwar verheiratet waren, aber keine Kinder hatten.

6. Paare, die ihre Ehe als glücklich beschreiben, haben günstige Blutdruckwerte und niedrige Konzentrationen an Stresshormonen.

7. Es ist gesund, sich um seine Haustiere zu kümmern, und erhöht die Lebenserwartung.

8. Egal ob Ratte, Sittich, Hund oder Katze, allein die Verantwortung für ein Tier erhöht das körperliche wie seelische Wohlbefinden und senkt die Risikofaktoren für diverse Krankheiten.

9. Brauchen die Tiere – wie etwa Hunde – besonders viel Auslauf, verstärkt die regelmäßige Bewegung den gesundheitlichen Nutzen der Tiere für den Menschen.

10. Blumen und Topfpflanzen zu pflegen und regelmäßig zu gießen ist ebenfalls gut für die Gesundheit.

11. Ein regelmäßiger Spaziergang stärkt das Gedächtnis. Durch die Bewegung werden weniger Nervenzellen abgebaut; das Erinnerungsvermögen bleibt länger erhalten.

12. Durch Spaziergänge bleibt im Alter die Mobilität länger erhalten. Auf Herz und Kreislauf wirkt sich die Bewegung auch positiv aus.

13. Schon kleine Veränderungen des Büroalltags beugen Herz-Kreislauf-Leiden vor. Aktive Pausen von nur einer Minute sind bereits förderlich für die Gesundheit.

14. Gesunde Umstellungen bei der Arbeit könnten sein: Ein weiterer Weg zum Drucker oder Papierkorb. Der Gang zum Kollegen zwei Zimmer entfernt, statt ein Telefonat mit ihm zu führen, das häufigere Aufstehen zwischendurch, etwa während eines Telefonats. Treppe statt Aufzug nehmen oder die Benutzung der Toilette ein Stockwerk höher.

15. Der Betriebsablauf könnte gesundheitsfördernd verändert werden, indem etwa kurze Konferenzen im Stehen abgehalten werden.

16. Je mehr Zeit vor dem Fernseher verbracht wird, desto größer ist die Wahrscheinlichkeit für Infarkt, Schlaganfall und Diabetes.

17. Musik beruhigt nicht nur, sie vermindert auch den Ärger und das Risiko für Herzinfarkt und andere Gefäßleiden.

Der Spaß am Essen

Es gab eine Zeit, als das Essen noch Spaß gemacht hat. Die Älteren werden sich erinnern: Damals prahlten die Joghurts, Softdrinks, Chips und Brotaufstriche im Supermarktregal noch nicht damit, wie cholesterinreduziert, fettarm oder vitamingeschwängert sie seien. Gekauft wurde, wozu man Geld und Lust hatte. Gegessen wurde, was auf den Tisch kam, auch fette Braten, schwere Saucen, Sahnetorten und andere Kalorienbomben.

Irgendwann gegen Ende der siebziger Jahre hat sich die Wissenschaft des Essens bemächtigt: Heerscharen von Lebensmittelchemikern und Haushalts- und Ernährungswissenschaftlern zerlegten das Essen, bis es ungenießbar wurde. Aus Essen wurden Nahrungsmittel, aus Nahrungsmitteln Eiweiße, Fette und Kohlenhydrate. Daraus bastelten Ernährungswissenschaftler lustige Pyramiden, in die sie Essenssymbole packten. Das sah ganz nett aus, wenn sie Brot und Getreide, Milch und Wurst, Gemüse und Obst neben- und übereinandertürmten.

Doch das Essen wurde weiter zerlegt. Plötzlich wimmelte es auf dem Teller von Transfetten, Acrylamiden, Isoflavonoiden, Polysacchariden, Carotinoiden und Tausenden anderen, bedrohlich klingenden Substanzen, die meist auf -iden endeten. Die Wissenschaft hat unser Essen in seine molekularen Einzelheiten aufgespalten – und das ist uns nicht gut bekommen.

Ein australischer Soziologe hat den Siegeszug der Ernährungswissenschaften über Nahrung und Konsumenten als Nutritionismus bezeichnet. Wie alle Ismen verheißt der Begriff nichts Gutes. Seither belästigen uns Laien wie professionelle Gesundbeter ungefragt mit Empfehlungen zu gesundem Essen und wollen uns weismachen, dass Brokkoli Krebs verhindert, Algen den Haarausfall stoppen und Olivenöl aus einer bestimmten apulischen Südlage die Koronarien freipustet.

Es gibt spekulative Theorien, warum Essen nach Blutgruppen, Trennkost, Glyx-Diäten oder Low Carb den effektivsten Gewichtsverlust verspricht. Wer Fatburner nimmt, braucht inzwischen ein pharmazeutisches oder ethnologisches Aufbaustudium – sonst ist nicht zu verstehen, was es mit Appetitzüglern aus Ephedrakraut, Yohimbin oder Sibutramin auf sich hat. Oder was Hoodia genau ist, eine kakteenähnliche Pflanze, der in Afrika seit Generationen nachgesagt wird, dass sie den Hunger besänftige. Kein Apothekenheftchen ohne Ernährungstipps, kein Ferienhotel ohne Wellness-Menü nach Dr. Saftlmoser oder einem anderen alpenländischen Scharlatan, keine Buchhandlung ohne übergewichtige Regale mit Diätratgebern. Nachdem jahrelang versucht wurde, uns mit wissenschaftlichen Erkenntnissen den Appetit zu verderben, sollte die Ernährungsforschung endlich zugeben, dass sie kaum weiß, was gesund ist. Tendenziell gilt: Es kann nicht schaden, sich nicht zu fett, nicht zu süß und nicht zu üppig zu ernähren – und mehr Grünzeug als tote Tiere zu essen.

Aber nicht einmal das ist richtig belegt, und auch diese Binsenweisheiten aus der Küche garantieren nicht automatisch ein langes, gesundes Leben. Die einzig gesicherte Erkenntnis lautet: Essen ist tödlich – denn alle, die ihr Leben lang gegessen haben, sind irgendwann auch gestorben. Dabei kann man sein Essen sorgenfrei genießen und trotzdem länger und gesünder leben – wenn man Glück hat.

Essen, worauf man Lust hat

Immer wieder das gleiche Schauspiel in der Kantine: Die Menschen häufen sich Bratwurst, Cordon bleu oder Schweinshaxe auf den Teller und genehmigen sich zu der Sättigungsbeilage Nudeln eine Portion Pommes extra. Dann meinen sie schuldbewusst, sich rechtfertigen zu müssen: »Ich weiß, es ist nicht gesund.«

»Doch, es ist gesund«, sollte man ihnen zurufen. Wenn du Lust darauf hast und dich darauf freust, beim Essen mit den Kollegen nicht über den Ärger im Büro, sondern über das vergangene Wochenende zu reden oder über das Konzert, das du dir anhören willst. Wer hingegen aus Frust isst, in Hektik oder voller Zorn, für den kann ein Eisbein oder die Bulette zur gesundheitlichen Bedrohung werden. Ein Soja-Burger oder das Schollenfilet allerdings auch.

Ganz anders geben sich hingegen die Besseresser. Sie gehören zu einer neuen urbanen Elite. Ihr Lieblingswort ist »nachhaltig«, sie trinken Bionade, versuchen durch Verzicht auf Fleisch und Milchprodukte den weltweiten CO_2-Ausstoß zu reduzieren, benutzen Fleur de Sel, halten Al Gore für einen bedeutenden Mann und fühlen sich gut. Sie gehören schließlich nicht zu den Ignoranten, die mehr für Motorenöl als für Olivenöl ausgeben.

Solche Menschen gibt es, wenn auch in der Minderheit. In den USA ist der Begriff »Lohas« für diese neue Klasse der Jungen, Gesundheitsbewussten und Reichen geprägt worden – eine Abkürzung für »Lifestyle of health and sustainability«. Mit müslikauenden Ökozauseln der Achtziger wollen diese Menschen nichts gemein haben, sie setzen auf überlegenes Bewusstsein statt linksdrehende Schrotmühlen.

Es ist zwar mehr als fraglich, ob eine Bio-Limonade aus Unterfranken, Salz von ölverpesteten Stränden und andere Ernährungsmoden, auf ihren Kern reduziert, irgendeinen gesundheitlichen Vorteil bieten. Macht nichts, denn allein das beruhigte Gewissen und die Überzeugung, mit der richtigen Gesinnung etwas für den Weltfrieden, gegen globale Agrarmultis und für das eigene Immunsystem zu tun, setzt ungeahnte Placeboeffekte frei. Eine Placebowirkung kann Beschwerden übrigens um bis zu 30 Prozent lindern – oder das Wohlbefinden um bis zu 30 Prozent steigern.[1] Ergebnis: Wer glaubt, dass er etwas für seine Gesundheit tut, fühlt sich besser. Wer glaubt, dass er gesund isst, ist auch gesünder.

Essen Sie nie mit Leuten, die immer übers Essen reden

Noch schlimmer ist das Essen nur mit Menschen, bei denen sich alles nur um das Essen dreht. Allerdings nicht um die Frage nach dem passenden Restaurant für den Abend oder die Speisefolge, sondern um Nährwert, Kalorientabellen und Vitamingehalt. Sie kennen jeden Speisefisch beim Vornamen und wissen ganz genau, welchen Anteil an ungesättigten Fettsäuren er enthält und auf welchem Stand die radioaktive Abklingrate böhmischer Pfifferlinge im Jahr 25 nach Tschernobyl und die Strahlung japanischer Algen nach Fukushima gerade ist.

Solche Menschen sind die offensichtlichsten Opfer der Ernährungswissenschaftler und ihrer Epigonen in Industrie und Werbung. Ihr Hauptsymptom: Sie sind besessen vom gesunden Essen – als Orthorexie bezeichnen Ärzte und Psychologen das Beschwerdebild, wenn alle Gedanken nur noch auf eine möglichst gesunde und schadstoffarme Nahrungsauswahl gerichtet sind.[2] Hier hilft nur eins: Gehen Sie solchen Menschen aus dem Weg.

Essen Sie wie ein Allesfresser

Die einfachste und gesündeste Regel für sorgenfreie Mahlzeiten lautet: Essen, wozu man Lust hat – und am besten alles durcheinander. Denn wenn es darauf ankommt, können Wissenschaftler fast jedes Gericht zum Allheilmittel deklarieren und als gesund anpreisen. Deshalb: Essen Sie alles und möglichst vielseitig, dann können Sie wenig falsch machen.

Sogar Pizza kann man sich schönforschen. Mailänder (!) Wissenschaftler haben 1000 Patienten zu ihren Ernährungsgewohnheiten befragt – 500 hatten einen Infarkt, die anderen 500 waren aus anderen Gründen in der Klinik.[3] Dabei zeigte sich, dass das Herzinfarktrisiko bereits bei gelegentlichem Pizzaverzehr um

22 Prozent sank, bei regelmäßigem Genuss sogar um 38 Prozent. Die Fachwelt weiß, dass die Verteilung der Herz-Kreislauf-Leiden in Europa unregelmäßigen Gesetzen folgt. Während in Schottland mehr als 300 von 100 000 Einwohnern jedes Jahr einen Infarkt erleiden, sind es in Südfrankreich nur 50. »Französisches Paradox« heißt dieses Phänomen, denn auch die Franzosen ernähren sich cholesterinreich und fettig. Jetzt also das »italienische Rätsel«.

Für Ernährungswissenschaftler war die Pizza-Studie ein gefundenes Fressen. Jorge Gómez-Aracena von der Universität Málaga fand das Ergebnis »nicht überraschend«, schließlich seien in der Pizza – wie auch im spanischen Nationalgericht Gazpacho – viele Tomaten enthalten, in denen hohe Konzentrationen an Lycopenen vorkämen. Diese hätten antioxidative Eigenschaften und würden deshalb vor Herzinfarkt schützen. Andere Forscher betonten, dass es eher darauf ankomme, wie gegessen wird. Das heitere Mahl in beschwingter Runde, so wie in Italien eben häufig Pizza gegessen werde, habe günstigere Auswirkungen auf die Gesundheit als mancher Vitamin- und Rohkostcocktail. Bei einem entspannten Essen sei die Konzentration der Stresshormone niedriger. Kein Wunder, dass sowohl in Frankreich als auch in Italien, wo das Essen einen zentralen Stellenwert im Alltag einnimmt (die Menschen aber nicht zur Orthorexie neigen), die Herz-Kreislauf-Erkrankungen seltener seien als in nördlicheren Ländern.

Ahmen Sie keine fremden Essgewohnheiten nach

Wenn Sie auf der Schwäbischen Alb oder im Münsterland wohnen, müssen Sie nicht die Rituale der Inuit nachahmen und rohes Seehundfleisch verzehren – auch wenn Sie aufgeschnappt haben, dass dieses reichlich Omega-3-Fettsäuren enthält. Sie müssen auch nicht Kefir trinken wie die Bulgaren, Maniok essen wie die

Buschmänner oder auf einer Yamswurzel kauen. Auch wenn Sie
in einer Frauenzeitschrift gelesen haben, dass eine Schauspiele-
rin auf diese Ernährungsweise schwört – es bringt nichts. Denn
egal, ob die Diät aus Kreta, den transsilvanischen Alpen oder aus
dem ewigen Eis stammt: Es kommt nicht darauf an, was gegessen
sen wird – sondern wie.

Bleiben Sie bei Ihrem Schäufele mit Spätzle oder bei Grünkohl
mit Pinkel. Sie haben sehr viel für Ihre Gesundheit getan, wenn
Sie Ihre regionalen Spezialitäten genussvoll wie ein kretischer
Hirte, genügsam wie ein Eskimo nach der Robbenjagd oder aus-
gelassen mit guten Freunden wie am Mittelmeer zu sich nehmen.
Es ist wichtiger, welchen Stellenwert als welchen Nährwert das
Essen hat.

Was nehmen die Franzosen zu sich? Wildschwein, Gänseleber,
Baguette, Rillette, Unmengen von Wein – alles Dinge, die nach
herkömmlicher Ernährungslehre schwer und fett sind und die
Arterien zukleistern müssten. Liegt es womöglich an den Frö-
schen und Schnecken auf dem französischen Speiseplan, deren
Wirkung als Gefäßöffner bislang noch nicht ausreichend erforscht wurde?

Nein, es ist vielmehr die Bedeutung, die dem Essen und dem
gemeinsamen Mahl zugeteilt wird, die französische Herzen und
Adern schont. Es wird zelebriert, gemeinsam am Tisch zu sitzen
und Speisefolgen aufzutragen. In vielen Kliniken wird verfette-
ten, vereinsamten Menschen mit verkalkten Gefäßen stereotyp
»mediterrane Ernährung« empfohlen. Wer sich jeden Tag missmutig ein paar Löffel kaltgepresstes Olivenöl einflößt, der wird
davon gewiss keinen gesundheitlichen Nutzen haben. Besser
würde auf dem ärztlichen Rezept stehen: »Laden Sie ein paar
Freunde zu Schweinebraten, Nudelauflauf oder Eintopf zu sich
nach Hause ein.«

11 lustvolle Tatsachen über sorgenfreie Mahlzeiten

1. Es ist am gesündesten, das zu essen, worauf man Lust hat und was Spaß macht.

2. Laien wie professionelle Gesundbeter belästigen uns ungefragt mit Empfehlungen zu gesundem Essen und wollen uns weismachen, dass Brokkoli Krebs verhindert, Algen den Haarausfall stoppen und Olivenöl aus einer bestimmten apulischen Südlage die Koronarien freipustet. Bewiesen ist nichts davon.

3. Wissenschaftler können fast jedes Essen schönforschen und für gesund erklären. Essen Sie am besten alles durcheinander, dann können Sie wenig falsch machen.

4. Nachdem jahrelang versucht wurde, uns mit wissenschaftlichen Erkenntnissen den Appetit zu verderben, sollte die Ernährungsforschung zugeben, dass sie kaum weiß, was gesund ist. Tendenziell gilt: Es kann nicht schaden, sich nicht zu fett, nicht zu süß und nicht zu üppig zu ernähren – und mehr Grünzeug als tote Tiere zu essen. Aber nicht einmal das ist richtig belegt.

5. Die einzig gesicherte Erkenntnis lautet: Essen ist tödlich – denn alle, die ihr Leben lang gegessen haben, sind irgendwann auch gestorben.

6. Wer glaubt, dass er etwas für seine Gesundheit tut, fühlt sich besser. Wer glaubt, dass er gesund isst, ist auch gesünder.

7. Vermeiden Sie anstrengende Mitesser. Weder Menschen, die bei jedem Schnitzel ein schlechtes Gewissen haben, noch Besserwisser und Besseresser sind eine angenehme Gesellschaft bei Tisch.

8. Gehen Sie Menschen aus dem Weg, die besessen sind vom gesunden Essen.

9. Es kommt nicht so sehr darauf an, was gegessen wird, sondern wie.

10. Franzosen essen Wildschwein, Gänseleber, Baguette, Rillette – nach der reinen Ernährungslehre ist das alles nicht gesund. Trotzdem haben die Franzosen die niedrigste Herzinfarktrate. Weil es wichtiger für sie ist, welchen Stellenwert als welchen Nährwert das Essen hat.

11. Ahmen Sie keine fremden Essgewohnheiten nach. Ein munteres Mahl in froher Runde ist gesünder, als sich missmutig ein paar Löffel kaltgepressten Olivenöls einzuverleiben.

Der Streit um jeden Tropfen – wie viel Alkohol darf's sein?

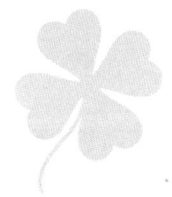

Alkohol kann gesund erhalten – und krank machen. Alkoholische Getränke sind äußerst wohlschmeckend – bei manchen Leuten löst der Alkohol jedoch Übelkeit und Brechreiz aus. Von einer bestimmten Dosis an trifft das sogar für alle Menschen zu. Alkohol erleichtert bei Familienfeiern und steifen Betriebsfesten die Kommunikation, bei anderen Gelegenheiten fungiert er ebenfalls als soziales Schmier- und Bindemittel. Einige Menschen macht Alkohol aber auch dauerhaft einsam, stürzt sie in die Isolation und zerrüttet Freundschaften und Familien, weil die Sucht und die Folgen der Abhängigkeit alles andere in den Hintergrund drängen.

Alkohol kann viel im Körper und mit und zwischen den Menschen anrichten, im Positiven wie im Negativen. Aus diesem Grund wird zwischen Befürwortern, Gegnern und Abstinenzlern erbittert darüber gestritten, welche Dosis gerade noch toleriert werden kann, welches geistige Getränk die segensreichsten Wirkungen entfaltet und zu welchen Tages- und Wochenzeiten Alkohol am bekömmlichsten und am besten für die Gesundheit ist. Und wann immer eine Studie zu dem Ergebnis kommt, dass Alkohol gesund ist, kommt sogleich der warnende Hinweis, dies nicht als Freibrief für ungehemmten Konsum falsch zu verstehen.

Ein Schluck fürs Herz

Dass Alkohol gut für Herz und Kreislauf sein soll, gehört mittlerweile zum Allgemeinwissen, das gerne in fröhlicher Runde zitiert wird. Die Hypothese von den herzschmeichelnden Eigenschaften des Alkohols hat sich seit 1979 rasend schnell verbreitet. Damals erschien – im angesehenen Fachblatt »Lancet« – ein Artikel, der die lebensverlängernden Eigenschaften des Alkohols eindeutig zu belegen schien. »Es gibt einen Zusammenhang zwischen Alkoholkonsum und weniger Herzinfarkten«, schrieben die Autoren seinerzeit begeistert.[1] »Die schützende Substanz wird bald isoliert werden.« Ein heißer Kandidat ist Resveratrol, der Stoff ist besonders in Wein, aber auch in etlichen anderen Alkoholika zu finden und wird seit Jahren von Wissenschaftlern auf seine Schutzwirkung hin untersucht.

Es folgten Hunderte Artikel von Forschern, die segensreiche und lebensverlängernde Wirkungen von Alkoholika beschrieben.[2] Nicht nur Rotwein, sondern auch Weißwein, Bier und sogar Schnaps hielten angeblich die Gefäße geschmeidig. Beiträge in Fachmagazinen wurden mit »Cheers!« betitelt,[3] und die Mediziner waren froh, endlich mal positive Nachrichten für den Alltag verkünden zu können; nicht nur Krankmeldungen und Warnhinweise. Als Standardempfehlung galt, dass Männer von zwei 0,3-Gläsern Bier, einem Viertel Rotwein oder einem kleinen harten Drink am Tag gesundheitlich profitieren konnten. Die Dosis für Frauen war geringer, sie betrug aber immerhin noch etwas mehr als die Hälfte der optimalen Menge für Männer.

Der Nutzen einer ebenso regelmäßigen wie dezenten Dosis Alkohol ist zwar kaum zu leugnen. Kürzlich beschrieben britische Ärzte sogar, dass mäßiger Alkoholgenuss das Risiko wie auch die Symptome bei chronischem Rheuma verringert.[4] Dennoch haben Gesundheitswissenschaftler wie der Neuseeländer Rod Jackson auf den Pferdefuß mancher Untersuchungen hingewiesen.[5] In einigen Studien gingen die Forscher offenbar so sehr von einer positiven Wirkung des Alkohols aus, dass sie darüber übliche wissenschaftliche Standards vernachlässigten. So seien beim Vergleich des Gesundheitszustands von gemäßigten Trinkern und Abstinenzlern gelegentlich auch ehemalige Trinker zu den Abstinenzlern gezählt worden. Dass viele von ihnen das Trinken aus gesundheitlichen Gründen aufgegeben hatten und mittlerweile über etliche Krankheiten klagten, erwähnten die Forscher nicht.

Dabei ist bekannt, dass sich Alkohol sogar in extremen Mengen noch günstig auf die Blutgefäße auswirken kann. Autopsien von Alkoholikern zeigen oft erstaunlich unbescholtene Adern. Die Schäden an anderen Stellen des Körpers infolge solcher Alkoholdosen sind aber überwältigend.

Mediziner aus Atlanta haben auf weitere Fehlerquellen in Studien hingewiesen, die allzu positiv über Alkohol berichtet haben.[6] Rod Jackson vergleicht die verzerrte Haltung zur Wirkung von Alkohol sogar mit der Einstellung zur Hormonbehandlung von Frauen in den Wechseljahren.[7] In beiden Fällen wollten Ärzte wie Laien jahrzehntelang an die günstigen Wirkungen glauben. In beiden Fällen gab es zwar Hinweise aus fragwürdigen Laborversuchen und Studien, aber keine sicheren Beweise, dass der angenommene Nutzen stimmte. Doch offenbar kann auch der Blick nüchterner Mediziner manchmal getrübt sein. Dass nicht wenige Studien von Wissenschaftlern stammen, die unweit von Bordeaux, dem Chianti oder nahe des Napa Valley forschen, ist allerdings das schwächste Argument dafür, dass die beschriebenen segensreichen Effekte des Alkohols falsch sind.

Um letzte Zweifel zu zerstreuen, haben Ärzte aus Calgary im Jahre 2011 alle bisher verfügbaren hochwertigen Untersuchungen zu Alkohol und Herzgesundheit einer ebenso gründlichen wie kritischen Prüfung unterzogen. Ihr Fazit ist eindeutig, trotz der teilweise berechtigten Einwände gegen einige ältere Studien: Regelmäßig, aber mäßig Alkohol zu trinken ist gesund für Herz und Kreislauf.[8] Wer ein bis zwei Glas Bier oder Wein (oder ein kleines Glas Schnaps) am Tag zu sich nimmt, erleidet seltener – und wenn, dann später – einen Herzinfarkt oder Schlaganfall, stirbt seltener an Herz-Kreislauf-Komplikationen und wird älter als die totalen Abstinenzler.

Mäßiger Alkohol – mäßiger Blutdruck

Männer, die an Bluthochdruck leiden, aber gerne Wein, Bier oder Schnaps trinken, werden sich über diese Forschungsergebnisse vermutlich freuen: Ihr Blutdruck wird durch moderaten Alkoholkonsum nicht erhöht. Im Gegenteil. Untersuchungen von Ärzten der Harvard-Universität an 12 000 Männern haben ergeben, dass die Wahrscheinlichkeit eines Herzinfarktes durch regelmäßiges Trinken sogar etwas gemindert wird, weil sich der Griff zum Glas mäßigend auf den Blutdruck auswirkt.[9]

Die Grenze für gemäßigtes Trinken wird für Männer in der Fachliteratur mit maximal zwei Drinks angegeben – das entspricht ungefähr 0,6 Litern Bier, einem Viertel Wein oder einem Schnaps. Für Frauen liegt die Höchstmenge, ab der es gesundheitlich gefährlich werden kann, halb so hoch. »Da exzessiver Alkoholkonsum den Blutdruck definitiv erhöht, wird Hochdruckpatienten häufig geraten, überhaupt nichts mehr zu trinken«, sagt Joline Beulens, die Leiterin der Studie. »Unsere Ergebnisse zeigen hingegen, dass diese Einschränkung nicht nötig ist, wenn die Männer kontrolliert und verantwortungsbewusst trinken.« In der Untersuchung wurde das erste Mal speziell bei Männern mit Bluthochdruck analysiert, wie sich moderater Alkoholgenuss auf ihr Risiko für Herz-Kreislauf-Leiden auswirkte.

Die Ärzte aus Harvard werteten die Daten von Männern aus, die von 1986 bis 2002 ihre Trinkgewohnheiten und Lebensumstände dokumentierten. Insgesamt erlitten 653 der Männer in diesem Zeitraum einen Infarkt. In der Gruppe derjenigen, die täglich ein oder zwei Drinks zu sich genommen hatten, traten jedoch weniger Infarkte auf als bei denjenigen, die mehr tranken. Gelegentliche Trinker, die nur zwei- oder dreimal in der Woche Alkohol zu sich nahmen, hatten kein geringeres Risiko für Herzerkrankungen als diejenigen, die abstinent blieben.

Gleich nachdem die Studie erschienen war, wurde die übliche Warnung ausgesprochen – als ob die Menschen nur darauf warten, von der Wissenschaft endlich entlastende Beweise für ihr liederliches Verhalten zu bekommen. »Beim Thema Alkohol gibt es einen schmalen Grat zwischen Nutzen und Schaden«, sagte beispielsweise Judy O'Sullivan von der britischen Herz-Stiftung. »Deshalb sollten die Ergebnisse der Untersuchung nicht dazu verleiten, Alkohol als eine Art Medizin zu betrachten.« Wer bisher abstinent gelebt habe, müsse nicht anfangen zu trinken, um seiner Gesundheit Gutes zu tun. (Für wie blöd halten manche Wissenschaftler eigentlich die Menschen?) Joline Beulens warnt ebenfalls davor, ihre Studie als einen Freibrief für Alkoholiker misszuverstehen. »Auch für Männer mit Bluthochdruck besteht kein Anlass, es jetzt zu übertreiben.« Dass es die Dosis macht, ob Alkohol zum Linderungstrank oder zum Gift wird, dürfte sich inzwischen herumgesprochen haben. Bereits wenn Männer drei oder mehr Drinks am Tag zu sich nehmen, steigen ihr Blutdruck und das Risiko für andere alkoholbedingte Krankheiten deutlich an. Bluthochdruck betrifft allein in den USA 65 Millionen Menschen, fast 20 Millionen sind es in Deutschland. Wer an Hochdruck leidet, hat ein doppelt so hohes Risiko für Gefäßverkalkung mit den möglichen Folgen Herzinfarkt und Schlaganfall.

Verschiedene Erklärungen werden diskutiert, wie mäßiger Alkoholkonsum das Risiko für Herz-Kreislauf-Leiden vermindern kann. Einerseits erhöht Alkohol die Konzentration des »guten« HDL-Cholesterins im Blut, das für den Abstransport von Fetten aus dem Kreislauf zuständig ist. Zudem gibt es Hinweise darauf, dass Alkohol das Blut ein wenig verdünnt und die Wände der Blutgefäße elastischer bleiben, wenn mäßig, aber regelmäßig Alkohol getrunken wird. All dies könnte dazu beitragen, dass die Adern nicht so schnell verkalken und sich zusetzen.

Alkohol mit Köpfchen

Ist die Dosis hoch genug, kann man sich mit Alkohol die grauen Zellen wegsaufen. Es dauert ein paar Jahre, aber es funktioniert. In mäßiger Dosierung scheinen geistige Getränke hingegen das Risiko für Demenz und andere Denkstörungen im Alter verringern zu können, zumindest bei Frauen. Der schützende Effekt wird erzielt, egal ob Bier oder Wein das bevorzugte Getränk ist.

Wissenschaftler aus Harvard und Nashville hatten die Denkleistung und andere kognitive Funktionen von mehr als 11 000 Frauen im Alter zwischen 70 und 81 Jahren untersucht, deren Alkoholkonsum in den zurückliegenden 20 Jahren mehrmals bestimmt worden war.[10] Um 23 Prozent sank ihr Risiko für altersbedingte Gedächtnisstörungen. Die Frauen sollten beispielsweise innerhalb einer Minute so viele Tiere aufzählen, wie ihnen einfielen. Oder sie mussten Zahlenkolonnen rückwärts wiederholen.

Die Auswertung ergab zudem, dass Frauen, die regelmäßig etwa 15 Gramm Alkohol am Tag zu sich nahmen, bessere Denk- und Logikleistungen erbrachten als diejenigen, die nichts tranken. 15 Gramm Alkohol entsprechen etwa einem 0,3-Liter-Glas Bier, einem 0,2-Liter-Glas Wein oder einem kleinen Drink. Auch das Risiko, in den kommenden Jahren an einer Demenz zu erkranken oder in der Denkleistung nachzulassen, war unter den gemäßigten Trinkerinnen geringer als unter Abstinenzlerinnen.

Es gibt verschiedene mögliche Erklärungen für dieses Phänomen, von denen eine allerdings am meisten überzeugt: Alkohol in Maßen wirkt sich bekanntermaßen positiv auf Herz und Kreislauf aus, verbessert den Blutfluss und kann daher Gefäßschädigungen der Adern im Gehirn bis hin zu Schlaganfällen verhindern helfen. Das Risiko für Alzheimer wird durch mäßigen Alkoholkonsum ebenfalls vermindert, wobei unklar ist, welcher Mechanismus dafür verantwortlich sein könnte.

Im Wein liegt Zeugungskraft

Im Frühjahr 2011 war in einer englischen Zeitungsserie eine Charakterisierung der Deutschen zu lesen. In einem der Beiträge wunderte sich das britische Autorenteam über viele Eigenheiten der Germanen, aber offenbar besonders über die Tatsache, dass Deutsche keinen oder nur wenig Alkohol brauchen, bevor sie das erste Mal miteinander ins Bett gehen.[11] Engländer schaffen das wohl nur im angeheiterten oder gar volltrunkenen Zustand. Wie wichtig Alkohol für das Zusammenfinden der Geschlechter ist, hat aber auch die Wissenschaft schon untersucht. Frauen, die gelegentlich Alkohol trinken, werden demnach deutlich schneller schwanger als abstinente Damen – besonders bei regelmäßigem Weinkonsum, aber auch wenn sie gelegentlich Bier oder hochprozentige Getränke zu sich nehmen.[12]

Epidemiologen aus Kopenhagen hatten fast 30 000 Frauen nach ihren Trinkgewohnheiten befragt und die Zeit ermittelt, bis sie ohne Verhütung schwanger wurden.[13] Die Hälfte der Frauen wurde innerhalb von zwei Monaten schwanger, bei 15 Prozent dauerte es bis zu einem Jahr. Wurden die Gruppen nach ihrem bevorzugten Alkohol unterteilt, zeigte sich, dass die Weintrinkerinnen am schnellsten schwanger wurden, wobei der Konsum zwischen einem halben Glas und sieben Gläsern wöchentlich variierte. Wer nur Bier oder nur Schnaps zu sich nahm, musste länger auf eine Schwangerschaft warten. Am raschesten wurden die Frauen schwanger, die alle drei Arten Alkohol zu sich nahmen.

Eine Erklärung für die erhöhte Fruchtbarkeit durch mäßigen, aber regelmäßigen Alkoholkonsum ist vermutlich nicht in den Inhaltsstoffen von Wein oder Bier zu suchen. Es gibt keine Substanz, die direkt die Fruchtbarkeit steigert. Wahrscheinlich sind Wein trinkende Frauen insgesamt gesünder und geselliger, lernen mehr Männer kennen und haben deshalb auch häufiger sexuelle Kontakte. Vielleicht haben sie aber auch – Wein trinkende? – Partner mit einer besseren Spermienqualität, so dass sie aus diesem Grund schneller schwanger werden.

Als Reaktion auf die dänische Untersuchung wurde in Leserbriefen an die Fachzeitschrift angemerkt, dass man ähnliche Ergebnisse wohl auch erhalten könne, wenn man den Einfluss von Schokolade auf die Wartezeit bis zur Schwangerschaft untersuchen würde – wobei sich eine der Leserbriefschreiberinnen sofort als freiwillige Teilnehmerin und Schokoladentesterin für die entsprechende Studie anbot.

Täglich ein Gläschen statt Gelage am Wochenende

Wer gerne Alkohol trinkt, stellt sich diese Frage womöglich öfter: Ist der tägliche Alkoholkonsum in Maßen aus gesundheitlichen Gründen besser oder sollte man lieber unter der Woche abstinent bleiben und dafür am Wochenende über die Stränge schlagen? Auch wenn zweifelhaft ist, ob Trinkgewohnheiten von medizinischen Erwägungen beeinflusst werden, ist zumindest aus Sicht von Kardiologen die Sache klar: Das Infarktrisiko steigt stärker bei jenen an, die zum samstäglichen Trinkgelage neigen – auch wenn sie in der Summe die gleiche Alkoholmenge zu sich nehmen wie jene Menschen, die täglich zum Glas greifen. Die regelmäßigen Besäufnisse am Wochenende verdoppeln gar das Risiko für einen tödlichen Infarkt.

Fast 10 000 Männer im Alter zwischen 50 und 60 Jahren aus Frankreich und Nordirland wurden zehn Jahre lang von Wissenschaftlern beobachtet. Die Forscher um Jean-Bernard Ruidavets von der Universität Toulouse erkannten, dass die Herzinfarktrate in Belfast, wo sich das Trinken auf das Wochenende konzentrierte, fast doppelt so hoch war wie jene in den französischen Städten Lille und Straßburg.[14] In beiden Ländern wird während einer Woche zwar ungefähr die gleiche Menge an Alkohol getrunken. Doch in Nordirland fällt der Alkoholkonsum fast ausschließlich auf den Samstag, das Ende der Arbeitswoche wird ausführlich begossen – oder versucht, sich den Frust wegzusaufen. Die Franzosen sind hingegen Künstler des Alltags und nehmen jeden Tag ein, zwei Gläschen zu sich. Trinkgelage mit mindestens vier oder fünf 0,3-Liter-Gläsern Bier (oder vier oder fünf Achtelliter-Gläsern Wein) finden in Nordirland nach Auswertung der Forscher 20-mal häufiger statt als in Frankreich.

Untersuchungen aus Finnland, Großbritannien und von anderen trinkfesten Nationen hatten immer wieder ergeben, dass Trinkgelage (neudeutsch: Komasaufen) schädlicher für den Körper sind als regelmäßige Zufuhr.[15] Kampftrinker aus Finnland, die sechs Flaschen Bier oder mehr auf einmal zu sich nahmen, starben früher und litten häufiger und schwerer an Krankheiten als ihre Landsleute, die maximal drei Bier auf einmal tranken.

Die Art des Alkohols könnte ein weiterer Grund dafür sein, dass Nordmänner öfter einen Infarkt bekommen als Franzosen, Spanier, Italiener oder Portugiesen. Männer in Skandinavien und Großbritannien trinken vor allem Bier, Whiskey, Schnaps und andere harte Getränke. Die Bewohner der romanischen Länder greifen hingegen – dem Klischee entsprechend – fast ausschließlich zum Wein.

Trinkgelage können nicht nur das Herz schädigen. Auch andere Leiden wie Krebs kommen häufiger vor, wenn immer wieder große Alkoholmengen auf einmal konsumiert werden, warnt Annie Britton vom University College London. Bekannt ist, dass Alkohol nicht nur das Risiko für Leberzirrhose verstärkt, sondern auch Tumore von Kehlkopf, Mundhöhle, Magen und Speiseröhre häufiger auftreten.

Um Verzerrungen in der öffentlichen Wahrnehmung zu vermeiden, ist es den Forschern vor allem wichtig, nicht immer nur die positiven Effekte des Alkohols zu betonen. Aber auch ihr Blick ist getrübt. Sie sehen schließlich hauptsächlich die negativen Folgen des Alkohols bei den Patienten, die zerstört von der Sucht in die Klinik müssen. Der zufriedene Zecher ist hingegen seltener beim Arzt.

Das Glas zu viel

Ein bisschen Alkohol gilt als harmlos und gesundheitsfördernd. Wer Wein aus ausgewählten Lagen zu sich nimmt, steht im Ruf des Genießers, der zudem etwas für sein Herz tut. Immer wieder zweifeln Forscher jedoch an den segensreichen Wirkungen mäßigen Alkoholkonsums. Krebsmediziner um Naomi Allen von der Universität Oxford zeigten etwa, dass Alkohol das Krebsrisiko erhöhen kann.[16] Das Bild ist jedoch uneinheitlich: Zwar könnten 13 Prozent der Tumore in Brust, Enddarm, Leber, Speiseröhre und Rachen auf Alkohol zurückgehen. Mit zunehmendem Alkoholkonsum sind allerdings auch weniger Tumore der Schilddrüse, weniger Nierenkrebs und Non-Hodgkin-Lymphome zu verzeichnen.

Die Belege für die Krebsgefahr durch Alkohol gehen auf eine der größten Studien weltweit zurück. In der Million Women Study wurden mehr als 1,28 Millionen britische Frauen untersucht. Während der siebenjährigen Nachbeobachtungszeit erkrankten fast 70 000 Frauen an Krebs.

Das Risiko für Krebs der Speiseröhre und des Kehlkopfs durch Alkohol stieg überproportional, wenn die Frauen rauchten. Das Risiko durch Alkohol bestand unabhängig davon, ob die Frauen Wein, Bier oder andere Spirituosen tranken. Obwohl Männer in der Studie nicht untersucht wurden, spricht wenig dagegen, die Ergebnisse auf sie zu übertragen.

Alkohol könnte mittels verschiedener Mechanismen Krebs auslösen. Leberzellen schädigt er direkt. Er erhöht die Konzentration der Geschlechtshormone im Blut, wodurch Brustkrebs gefördert werden kann. Wenn Raucher trinken, dient Alkohol als Lösungsmittel für Karzinogene im Tabak.

Dass bei jedem Vollrausch Zehntausende Nervenzellen verloren gehen, wissen zwar auch geübte Zecher, selbst wenn sie es nicht mehr bemerken. An ihrem Verhalten ändert das aber wenig. Entweder haben sie sich bereits um den Verstand getrunken, so dass sie die Folgen nicht mehr beunruhigen – oder sie halten den Verlust für nicht gravierend. Schließlich verfügt sogar ein wenig gebrauchtes Gehirn über mehr als 100 Milliarden Nervenzellen.

Dass Schäden durch exzessiven Alkoholkonsum schlimmer sein könnten als bisher vermutet, legen Untersuchungen aus Großbritannien nahe. Die Psychiater Susham Gupta und James Warner warnen davor, dass Alkohol zu weitaus mehr Demenz-Erkrankungen führen könnte, als Forscher bisher angenommen haben.[17] »Kommende Generationen werden einen übermäßigen Anstieg alkoholbedingter Demenz-Erkrankungen erleben«, sind Gupta und Warner überzeugt. »Man muss nur die neurotoxischen Effekte des Alkohols berücksichtigen und den Anstieg des Pro-Kopf-Verbrauchs betrachten.« Allein seit dem Jahr 2000 sei er von sechs Liter reinen Alkohols auf 11,5 Liter gestiegen.

Demenz-Erkrankungen sind gekennzeichnet durch Gedächtnisverlust, Denkstörungen und Spracheinbußen. Das bekannteste und mit mehr als 50 Prozent häufigste Demenz-Leiden ist die Alzheimer-Erkrankung. Die zweithäufigste Ursache für Demenzen geht auf Gefäßschäden zurück, etwa wenn Hirngewebe durch Bluthochdruck oder kleine Schlaganfälle geschädigt wird. Nach Berechnungen der britischen Forscher sind mindestens zehn Prozent der Demenzen auf Alkohol zurückzuführen. Durch Auswirkungen exzessiver Trinkgelage könnte sich der Anteil an den Demenz-Erkrankungen bald auf 25 Prozent erhöhen.

»Da sich das Trinkverhalten verändert, müssen wir mehr über den Zusammenhang zwischen Alkohol und der verheerenden Demenz-Erkrankung erfahren«, sagt Susanne Sorensen von der britischen Alzheimer-Gesellschaft. Der direkte Nachweis lässt sich nur durch Untersuchung des Gehirns erbringen. Typische Symptome sind alkoholbedingte Gedächtnislücken, Zittern, Nervenschäden bis hin zu epileptischen Anfällen und dem Delirium tremens.

Hochprozentiges wirkt nicht nur toxisch auf Nervenzellen, sondern greift das Gehirn auch mittelbar an, indem Blutdruck und Blutfette erhöht werden. In Deutschland gelten vier Millionen Menschen als alkoholabhängig. Weitere fünf Millionen Menschen trinken so oft oder so viel, dass sie als stark suchtgefährdet gelten. Die Alkoholwirkung kann durch regelmäßiges Üben übrigens nicht gedämpft werden. Leber, Herz und Gehirn reagieren zwar irgendwann nicht mehr so empfindlich auf Hochprozentiges. Die Entgiftung im Körper ist jedoch bei fast allen Menschen einer Volksgruppe ähnlich und lässt sich nicht beschleunigen: Pro Stunde werden etwa 0,1 Promille abgebaut – nur Asiaten und Indianer brauchen etwas länger. Das Enzym, das den Alkohol unschädlich macht, ist bei ihnen weniger aktiv, weswegen sie schon nach wenigen Schlucken angeheitert sind und das Feuerwasser im Wilden Westen schnell verheerende Wirkung entfaltete.

Der Preis des Rausches

Jeder 25. Todesfall weltweit geht auf Alkohol zurück[18] – in Europa ist es sogar jeder zehnte, in Russland jeder siebte. Mehr als dreimal so viele Männer wie Frauen sterben an den Folgen des Alkoholkonsums. Auch viele Erkrankungen und Behinderungen sind auf zu viel Alkohol zurückzuführen. Neben Leber- und Herzleiden werden auch Tumore von Mund und Rachen, Enddarm und Brust durch Alkohol begünstigt. Zudem steigt mit zunehmendem Alkoholkonsum von einer gewissen Dosis an das Risiko für Depression, Demenz, Schlaganfall, Gewalt, Vergiftungen und andere Zwischenfälle.[19]

Weltweit beläuft sich der durchschnittliche Pro-Kopf-Konsum auf 6,2 Liter reinen Alkohol im Jahr, haben Forscher um Jürgen Rehm vom Suchtzentrum Toronto ermittelt. Spitzenreiter sind die Europäer, die durchschnittlich 11,9 Liter puren Alkohol jährlich zu sich nehmen – das entspricht 21 Schnäpsen pro Woche. In Nordamerika werden 9,4 Liter jährlich konsumiert. In Südamerika, Asien und Afrika wird weitaus weniger getrunken. Am wenigsten Alkohol trinken mit 0,7 Litern im Jahr die Bewohner des östlichen Mittelmeerraums. »Betrachtet man diese Zahlen, muss man sich zusätzlich klarmachen, dass 45 Prozent der Männer und 66 Prozent der Frauen ihr Leben lang gar keinen Alkohol trinken«, sagt Suchtforscher Rehm. Besonders dramatisch ist die Situation in Russland. Dort geht jeder siebte Todesfall auf Alkohol zurück. Unter jüngeren Menschen fordern Wodka und Co. noch mehr Opfer: Mehr als die Hälfte aller Todesfälle im Alter zwischen 15 und 54 ist auf Alkohol zurückzuführen, hat ein Team um David Zaridze vom Krebsforschungszentrum Moskau ermittelt.[20] Unter jenen, die am meisten Alkohol zu sich nahmen, starben besonders viele Menschen durch Unfälle, Gewalttaten und Alkoholvergiftung. Seit 1990 kam es in Russland zu einem massiven Anstieg der Todesfälle bei Erwachsenen in allen Altersgruppen − fast ausschließlich Folge des Alkohols.

18 hochgeistige Tatsachen über Alkohol

1. Alkohol erleichtert bei Familienfeiern und Betriebsfesten die Kommunikation und fungiert als soziales Schmiermittel. Einige Menschen macht Alkohol aber dauerhaft einsam, stürzt sie in die Isolation und zerrüttet Freundschaften und Familien, weil die Sucht und die Folgen der Abhängigkeit alles in den Hintergrund drängen.

2. Alkohol schützt offenbar in geringer Dosis das Herz und hält die Adern elastisch. Wer regelmäßig ein, zwei Gläser Bier oder ein Viertel Wein zu sich nimmt, senkt sein Risiko für Herzinfarkt und Schlaganfall und wird älter.

3. Alkohol kann in mäßiger, aber regelmäßiger Dosis den Blutdruck vermindern und die Gefahr für einen Herzinfarkt senken.

4. Alkohol erhöht die Konzentration des »guten« HDL-Cholesterins im Blut, das für den Abtransport von Fetten aus dem Kreislauf zuständig ist. Zudem verdünnt Alkohol das Blut, und die Wände der Blutgefäße bleiben elastischer. All dies trägt dazu bei, dass die Adern nicht so schnell verkalken und sich zusetzen.

5. Männer können von zwei 0,3-Gläsern Bier, einem Viertel Rotwein oder einem harten Drink am Tag gesundheitlich profitieren. Die Dosis für Frauen liegt bei etwa der Hälfte.

6. Alkohol in mäßiger Dosis könnte sogar das Risiko für und die Beschwerden bei chronischem Gelenkrheuma verringern.

7. In mäßiger Dosierung scheinen geistige Getränke das Risiko für Demenz und andere Denkstörungen im Alter verringern zu können, zumindest bei Frauen. Der schützende Effekt wird erzielt, egal ob Bier oder Wein bevorzugt wird.

8. Auch in Gedächtnistests schneiden Frauen besser ab, die regelmäßig ein wenig Alkohol trinken.

9. Frauen, die regelmäßig, aber mäßig trinken, haben häufiger einen Partner und bekommen mehr Kinder.

10. Frauen, die gelegentlich Alkohol trinken, werden schneller schwanger als abstinente Damen – besonders bei regelmäßigem Weinkonsum, aber auch wenn sie gelegentlich Bier oder hochprozentige Getränke zu sich nehmen. Vermutlich, weil sie mit Alkohol eher Kontakte knüpfen und Männer kennenlernen.

11. Erste Hilfe gegen Kater: Nehmen Sie eine Kopfschmerztablette, egal welche. Die Schmerzen verschwinden sofort, weil man glaubt, dass sie verschwinden – dabei kann pharmakologisch noch gar nichts im Hirn und in den Schmerzzentren angekommen sein.

12. Trinkgelage sind schädlicher für den Körper als die regelmäßige Zufuhr geringerer Mengen. Regelmäßige Besäufnisse am Wochenende verdoppeln das Risiko für einen tödlichen Infarkt. Wer sechs Flaschen Bier oder mehr auf einmal zu sich nimmt, stirbt früher und leidet häufiger und schwerer an Krankheiten als jene Menschen, die maximal drei Bier auf einmal trinken.

13. Alkohol erhöht das Krebsrisiko. Demnach könnten 13 Prozent der Tumore in Brust, Enddarm, Leber, Speiseröhre und Rachen auf Alkohol zurückgehen.

14. Alkohol verstärkt nicht nur das Risiko für Leberzirrhose, sondern auch Tumore von Kehlkopf, Mundhöhle, Magen und Speiseröhre treten häufiger auf, besonders wenn zusätzlich geraucht wird.

15. Das Krebsrisiko durch Alkohol besteht unabhängig davon, ob Wein, Bier oder andere Spirituosen getrunken werden.

16. Mindestens zehn Prozent der Demenzen sind auf ein Übermaß an Alkohol zurückzuführen. Durch Auswirkungen exzessiver Trinkgelage könnte sich der Anteil an den Demenz-Erkrankungen auf 25 Prozent erhöhen.

17. Wenn Raucher trinken, steigt ihr Krebsrisiko überproportional an. Alkohol dient als Lösungsmittel für krebserregende Stoffe im Tabak.

18. Jeder 25. Todesfall weltweit geht auf Alkohol zurück; in Europa ist es sogar jeder zehnte, in Russland jeder siebte. Mehr als dreimal so viele Männer wie Frauen sterben am Alkoholkonsum.

Die richtigen Lebensmittel

Vor Jahren erschien eine Studie im angesehenen Fachblatt »New England Journal of Medicine«, die Walnüssen einen immensen gesundheitlichen Nutzen bescheinigte. Die Forscher beschrieben, dass die Früchte Blutdruck und Cholesterinspiegel und damit das Infarktrisiko senkten.[1] Der einzige Haken an der Sache: Man hätte immerhin 20 Prozent seiner täglichen Kalorienmenge mit Walnüssen abdecken und dazu täglich fast 100 Gramm zu sich nehmen müssen, um die gefäßschonende Wirkung zu erreichen. Die Untersuchung war von der kalifornischen Walnuss-Industrie unterstützt worden.

Neben solchen Studien, deren Ergebnisse sich nicht auf den Alltag übertragen lassen, sind Untersuchungen beliebt, in denen ein einziger Stoff genauer unter die Lupe genommen wird. Gern in einer Dosis, die der zehnfachen Menge entspricht, die üblicherweise verzehrt wird, gern im Tierversuch mit gentechnisch veränderten Mäusen, die besonders empfindlich auf die Substanz reagieren. »Mice tell lies« – Mäuseversuche führen in die Irre, um es freundlich zu übersetzen.

Aus alldem folgt: Die Ernährungswissenschaften haben ein großes Problem. Kaum eine Forschungsrichtung ist so vielen Störfaktoren ausgesetzt – in erster Linie dem Störfaktor Mensch. Wenn beispielsweise in einer Studie untersucht wird, wie sich der Salz-, Kaffee- oder Marmeladenbrotkonsum auf Blutdruck oder Hormonspiegel auswirkt, spielt es für das Ergebnis nicht nur eine Rolle, wie viel Salz, Kaffee oder Marmelade die Teilnehmer zu sich nehmen. Schließlich kann es ja sein, dass diejenigen, die viel Marmelade essen, auch größere Genießer, sportlichere Menschen, bessere Schläfer und überhaupt glücklicher sind und deswegen ausgeglichene Hormonspiegel und einen milderen Blutdruck aufweisen. Das liegt dann nicht an der Marmelade, sondern an anderen Einflüssen, von denen man einige erfassen und etliche nur ahnen kann. Berücksichtigen Forscher die vielen Störfeuer nicht, setzen sie immer wieder abstruse Meldungen in die Welt, wonach Käsekuchen dumm macht, Brokkoli Krebs verhindert oder der Wein die Koronarien freipustet.

Vermeiden Sie Nahrungsmittel, die sich als gesund anpreisen

Die Kartoffeln, die auf dem Marktstand oder am Eingang des Supermarktes herumliegen, sind stumm. Sie können sich nicht anpreisen – ebenso wenig wie der Wirsingkohl, die Karotten, Kohlrabi oder Äpfel. Auf ihnen findet sich kein Etikett, das ihren hohen Vitamin-, Mineral- oder Ballaststoffgehalt verkündet. Ein paar Regale weiter schreit es dem Käufer hingegen entgegen: Bonbons, die den Vitaminbedarf einer kompletten Fußballmannschaft decken, Fruchtjoghurt, der alles Wichtige aus einem Liter Milch enthält, Chips, die fett- und salzreduziert sind und trotzdem Unmengen an Kalzium, Magnesium und ein paar unaussprechliche Wohltaten beinhalten.

Durch diesen Parcours der Selbstanpreisungen kommen Sie ganz einfach: Kaufen Sie nichts, was Sie nicht aussprechen können, was Ihnen unbekannt vorkommt oder was laut Verpackung mehr als drei gesunde Inhaltsstoffe enthält. Angeblich gesunde Zutaten und Inhaltsstoffe braucht ihr Körper nicht, auch nicht »die fünf lebenswichtigen Bausteine in Nutella«.

Lebensmittelchemiker, Produktdesigner und Geschmacksentwickler haben es geschafft, aus Getreide, Gemüse, Fisch, Fleisch und Milch Mischprodukte zu fabrizieren, deren Inhalt nach Bedarf kombiniert werden kann. Sie stammen nicht vom Feld oder aus dem Stall, sondern aus dem Labor. Wer im Supermarkt kauft, hat sich gewöhnt an Obstsäfte ohne Obst, Müsliriegel ohne Getreide und Kaffeesahne ohne Milch.

Wenn, wie bei Fischstäbchen oder Fertigsuppen, nicht mehr zu erkennen ist, worum es sich handelt, zeigt die Verpackung, was drin sein soll. Als Faustregel kann gelten: Je weiter das ange-

botene Erzeugnis von dem Nahrungsmittel entfernt ist, das es
sein soll, desto größer die Wahrscheinlichkeit, dass es industriell
bearbeitet ist und Geschmacksverstärker, Aromastoffe, Konservierungsmittel und einen Mix an Vitaminzusätzen und anderem
Unfug enthält. Überlegen Sie, ob Ihre Ururoma vor achtzig Jahren diese Erzeugnisse für etwas Essbares oder für ein Produkt der
chemischen Industrie gehalten hätte.

Ungesundes Essen? Kommt drauf an

Man kann nicht genau sagen, welches Essen ungesund ist und
welches nicht. Sogar die viel geschmähten Hamburger sind besser als ihr Ruf. Diese Einschätzung stammt nicht von industrie-
abhängigen Wissenschaftlern, sondern von der Stiftung Warentest: Die strengen Prüfer haben Burger aus Fast-Food-Restaurants
und Supermärkten untersucht, und ihre Testergebnisse sind erstaunlich positiv ausgefallen: Acht von 19 Frikadellenbrötchen
wurden als »gut« eingestuft, zehn als »befriedigend« und nur
eines erhielt die Note »ausreichend«.[2] Wenn sie nicht täglich verzehrt werden oder gleich mehrere auf einmal, seien die Burger
»ordentliche Produkte, auf keinen Fall schlechte Lebensmittel«,
so Birgit Rehlender von der Stiftung Warentest seinerzeit.
Für viele Menschen sind McDonald's, Burger King & Co. das
Feindbild Nummer eins und hauptverantwortlich für etliche
Zivilisationsleiden. Aber drohen wirklich früher Herzinfarkt,
Übergewicht und Zuckerkrankheit, wenn man regelmäßig zu
den Pappbrötchen mit dem eingeklemmten Fleischbrät greift?
Und was heißt überhaupt regelmäßig?
Die Warentester schränkten ihre positive Burger-Wertung selbst
ein. Sie soll kein Persilschein für die Branche der Schnellbräter
sein. Die gute Einschätzung einzelner Hamburger gelte nur, so-
lange auf die üblichen Beilagen verzichtet wird. »Burger mit
Pommes sind kein gutes Menü. Wer sich dazu noch eine Extra-
portion Majo bestellt, isst zu viel«, hieß es im Heft.

Doch das, was die Stiftung Warentest empfiehlt, befolgen nur die wenigsten Esser: Wer wählt zum Burger schon Apfelschorle und Salat? Die meisten Kunden entscheiden sich für Menüangebote: Der Burger mit Pommes frites und einem Softdrink ist kaum teurer als der Burger allein. Gerade diese Kombination hat es in sich und lässt den Besuch im Schnellrestaurant zur Völlerei werden. Super-Size-Portionen machen zweifelsohne dick. Ein doppelter Burger mit großer Cola und Pommes liefert mehr als 1200 Kilokalorien. Das ist der halbe Tagesbedarf eines 14-Jährigen. Eine Hauptmahlzeit in diesem Alter sollte 600 bis 700 Kilokalorien nicht übersteigen.

Deshalb ist es wichtig, gerade Kinder vor den Riesenportionen zu bewahren, die als Schnäppchen beworben werden. Die Selbstbeschränkung der Esser ist schwierig.»Wir Menschen sind leider nur schlecht dazu in der Lage, Nahrung mit einem sehr hohen Energiegehalt zu erkennen und unsere Essensmenge entsprechend zu reduzieren«, sagt Arne Astrup, Ernährungsexperte an der Universität Kopenhagen.

Kein Wunder, dass die Restaurantketten das Prinzip größer, fetter, energiereicher ausgebaut haben. Zwar kann man bei den meisten Schnellrestaurants Tabellen mit Kalorien- und Nährwertangaben auf der Rückseite der Tablettauflage einsehen. In den vergangenen 50 Jahren ist die Größe der Portionen in den Schnellrestaurants aber um das Zwei- bis Fünffache gestiegen. Auch der Energiegehalt der Mahlzeiten nahm zu: Mittlerweile liegt er in einem Fast-Food-Restaurant bei durchschnittlich 263 Kilokalorien pro 100 Gramm, die aufs Tablett kommen. Die Nahrung, die der durchschnittliche Mitteleuropäer zu sich nimmt, hat im Mittel nur einen Energiegehalt von 160 Kilokalorien pro 100 Gramm. Empfohlen wird sogar nur ein Nährwert von 125 Kilokalorien pro 100 Gramm.

Dass positiv bewertete Hamburger kein Freibrief für die Ernährung in Fast-Food-Ketten sind, bestätigt auch eine Langzeitstudie.[3] Amerikanische Wissenschaftler hatten dafür 15 Jahre lang Daten von 3000 jungen Erwachsenen in den USA gesammelt.

Das Ergebnis bestätigte die Erfahrungen aus kürzeren Untersuchungen: Wer mehr als zweimal in der Woche ein Fast-Food-Restaurant aufsuchte, nahm vier bis fünf Kilo mehr zu als Gleichaltrige, die nur selten dort aßen. Die Liebhaber der Big Macs hatten außerdem eine um das Zweifache erhöhte Insulinresistenz. Diese ist ein Maß für die Zuckerverwertung im Körper. Erhöhte Werte gehen mit einem erhöhten Risiko für Diabetes einher. »Es ist aber nicht das Essen von Fast Food allein, das zur Gewichtserhöhung beiträgt«, sagt Ernährungsexperte Astrup. Schließlich wisse man, dass regelmäßige Besucher von Schnellrestaurants weniger auf ihre Gesundheit achten. Sie trinken mehr Alkohol, essen fetter und süßer, nehmen seltener Obst, Gemüse und Vollkornprodukte zu sich und bewegen sich weniger. »Dauergast bei Burger-Anbietern zu sein ist ein generelles Zeichen für ungesunden Lebensstil«, so Astrup.

Das Salz in der Suppe

Zur Vorspeise gab es Salz und Öl. Die Gäste konnten zwischen verschiedenen Körnungen und Herkunftsregionen wählen, der Hausherr erläuterte Details. Die Öle kamen aus kretischen und apulischen Lagen, das Salz aus dem Himalaja und aus Norwegen. Zudem war Fleur de Sel im Angebot, die abgeschöpfte Sole von verdampftem Meerwasser, die sieben Euro pro 100 Gramm kosten kann. Man tropfte sich einen Klecks Öl auf übergroße weiße Teller, tunkte italienisches Brot hinein und nahm damit ein paar Salzkörner auf.

Seit Jahrzehnten warnen Ärzte wie Laien vor einem zu hohen Salzkonsum, weil dadurch angeblich der Blutdruck steigen würde. Doch kaum einer nimmt diese Orakel noch ernst, und nur noch selten wird mit skeptischen Blicken und mahnenden Worten an mögliche Gesundheitsgefahren erinnert, wenn beim Essen heftig mit dem Salzstreuer nachgewürzt wird. Es ist unbestritten, dass erhöhter Blutdruck die Wahrscheinlichkeit für Herzkrank-

heiten, Schlaganfälle und andere Leiden erhöht. Doch ob die
Menge des Salzes im Essen dazu beiträgt, wird auch von vielen
Forschern bezweifelt. In der Wissenschaft ist um Schaden und Nutzen des Salzkon-
sums eine Art Glaubenskrieg entbrannt. Auf den ersten Blick
wirken die Veränderungen minimal: In verschiedenen Studien
zeigt sich, dass selbst starker Salzkonsum den Blutdruck nur
gering erhöht, oft wird der Effekt mit nur 1 bis 2 Millimeter auf
der Quecksilbersäule (mm Hg) Blutdruckanstieg angegeben.[4]
Bei älteren Menschen verändert sich der Blutdruck zwar etwas
stärker, er steigt bei massivem Salzkonsum um rund 5 mm Hg –
was allerdings immer noch nicht sehr viel ist. Zudem gibt es
Hinweise dafür, dass der Blutdruck bei körperlich kaum aktiven
Menschen etwas stärker mit erhöhtem Salzkonsum ansteigt als
bei Menschen, die sich viel bewegen.

Umgekehrt zeigt sich der gleiche geringe Effekt: Wird das Salz
in der Suppe und in der übrigen Nahrung beschränkt, lässt sich
der Blutdruck nur geringfügig senken. Eine Cochrane-Analyse –
diese Überblicksstudien sind dafür bekannt, dass sie besonders
gründlich sind – kam sogar zu dem Schluss, dass der Blutdruck
nur um 1 mm Hg fällt, wenn die tägliche Kochsalzaufnahme um
durchschnittlich zwei Gramm vermindert wurde.[5] Für die Forscher, die mehr als 3500 Erwachsene untersucht hatten, ist das zu
wenig, um sich in irgendeiner Form günstig auf Herz oder Kreislauf auszuwirken. Sie sehen auch keine Beweise dafür, dass die
Menschen länger oder besser leben, wenn sie ihren Salzkonsum
in der Nahrung einschränken.

Manche Kardiologen sagen zwar, dass selbst eine geringe Senkung des Blutdrucks die Zahl der Herzkrankheiten und Schlaganfälle weltweit vermindern könnte. Hochdruckpatienten wird
daher eine Salz-Beschränkung empfohlen.[6] Doch andere Wissenschaftler argumentieren, dass weniger Salz und geringerer
Blutdruck auch schädliche Nebenwirkungen nach sich ziehen
könnten: Dazu zählen etwa die vermehrte Ausschüttung von
Stresshormonen, erhöhte Blutzuckerwerte und die Aktivierung

des sympathischen Nervensystems, das den Körper in Alarm-
bereitschaft versetzt. All dies kann wiederum dazu führen, dass
mehr Herz-Kreislauf-Zwischenfälle und sogar mehr Todesfälle
auftreten.

Aufgeschreckt wurde die Forschergemeinde auch durch bereits
Ende der neunziger Jahre publizierte Langzeitstudien mit mehr
als 11 000 Erwachsenen, in der die Sterblichkeit in der Gruppe
mit dem höchsten Salzkonsum am niedrigsten war.[7] Dabei wurde
über Jahrzehnte behauptet, dass Salz gerade auf Herz und Kreislauf einen negativen Einfluss ausübe. Später zeigten zwar mehrere Untersuchungen aus verschiedenen Teilen der Welt, dass mit
einer verringerten Salzaufnahme auch die Zahl der Herz-Kreislauf-Erkrankungen zurückging. Doch dies ließ sich nie eindeutig
auf weniger Salz zurückführen, die Menschen veränderten im
Untersuchungszeitraum auch andere Ernährungs- und sonstige
Lebensgewohnheiten, was sich günstig auf den Blutdruck und
das Herz ausgewirkt haben könnte.

In den Industrieländern nehmen die Menschen im Durchschnitt
acht bis zwölf Gramm Salz täglich auf. Fünf Gramm würden
nach Einschätzung von Experten vollkommen reichen. Doch
selbst wenn jemand seinen Konsum einschränken wollte, würde
ihm das nicht leichtfallen. Etwa 80 Prozent des aufgenommenen
Kochsalzes sind in den Lebensmitteln bereits enthalten – besonders in Wurst, Käse und Konserven, aber auch in Fertiggerichten,
Restaurant- und Kantinenessen. Das Nachsalzen am Tisch oder
beim Kochen macht daher nur einen kleinen Anteil der aufgenommenen Salzmenge aus.

Es gibt zwar medizinische Fachgesellschaften, die auch für Gesunde weniger Salz empfehlen. Doch die praktische Umsetzung
ist schwer und müsste vor allem die Lebensmittelindustrie ein-
beziehen. Da der gesundheitliche Nutzen zudem fraglich ist, gibt
es bisher keinen Grund, seinen Mitessern mit strafenden Blicken
zu begegnen, wenn sie beherzt zum Salzstreuer greifen.

Brokkoli gegen Krebs? Glauben Sie nicht den Versprechen der Industrie

Es gibt »5 am Tag«-Rezepte, die Aktion »5 am Tag«-in-der-Schule und »5 am Tag«-am-Arbeitsplatz. Witzeonkel Atze Schröder unterstützt die Kampagne ebenso wie TV-Koch Johann Lafer. Gemeint ist mit der Formal, fünfmal am Tag Obst oder Gemüse zu essen – am besten jedes Mal eine Handvoll, um sich vor vielen Krankheiten bis hin zu Krebs zu schützen. Der Ratschlag geht zurück auf das Jahr 1990, als die Weltgesundheitsorganisation den Menschen mindestens 400 Gramm Grünzeug am Tag nahelegte, um Tumoren vorzubeugen. Krebs- und Ernährungsgesellschaften weltweit schlossen sich der Empfehlung an.

Doch was so frisch, sympathisch und gesund klingt, lässt sich kaum halten. Dass Obst und Gemüse vor Krebs schützen, klingt zwar gut – ist aber allenfalls Wunschdenken. Die Belege dafür sind äußerst dünn, wie ein Forscherteam 2010 zeigte.[8] Leider ist Grünzeug kein Quell ewiger Gesundheit: Gemüse hat zwar ebenso wie Obst eine positive Wirkung auf die Blutgefäße, doch der oft zitierte Schutz vor Krebs ist eine Mär.

Die Wissenschaftler hatten die Lebens- und Ernährungsgewohnheiten von mehr als 470 000 Menschen aus zehn europäischen Ländern prospektiv untersucht – darunter auch Deutschland. Nach neun Jahren waren mehr als 30 000 der Teilnehmer an einem Tumor erkrankt. Jene Probanden, die täglich viel frisches Obst und Gemüse zu sich nahmen, erkrankten allerdings fast genauso häufig an Krebs wie die Menschen, die kaum Frisches aßen. »Der statistische Unterschied von vier Prozent ist bestenfalls als gering einzustufen – sofern er überhaupt auf die Ernährung zurückgeht«, erkannten die Autoren um den New Yorker Krebsforscher Paolo Boffetta. »Denn Menschen, die viel Obst und Gemüse essen, treiben meist auch mehr Sport, rauchen und trinken weniger, so dass ihr Krebsrisiko auch aus diesen Gründen niedriger ausfallen kann.«

In jüngster Zeit wurde immer wieder angezweifelt, dass sich

Krebs mit einer bestimmten Ernährung verhindern oder hinauszögern lässt. Die Idee von den gesunden Früchten schien jedoch so überzeugend zu sein, dass die Kritik lange nicht gegen die von Lebensmittelkonzernen unterstützten Ernährungskampagnen ankam. Einige Forscher hielten gar eine Senkung des Tumorrisikos um die Hälfte für möglich. Diverse Forschungsgruppen wurden gegründet, um Antioxidanzien, Phytochemikalien und andere vermeintlich Krebszellen bekämpfende Substanzen in den Pflanzen zu identifizieren.

Dabei hatte die Internationale Krebsforschungsagentur IARC die Beweiskraft dafür, dass Obst und Gemüse Tumore verhindern können, schon 2003 als »begrenzt« bewertet. Der World Cancer Research Fund, ein weltweites Netz der nationalen Krebsgesellschaften, hatte 1997 die Beweislage für die schützende Wirkung noch als »überzeugend« bezeichnet. 2007 stufte jedoch auch diese Organisation ihre Einschätzung zurück, weil es keine wissenschaftlichen Belege dafür gab.

»Die Ergebnisse aus den frühen, methodisch oft schwachen Untersuchungen wurden viel zu optimistisch interpretiert«, sagt Ernährungsexperte Walter Willett von der Universität Harvard. »Die marginalen Effekte auf die Krebsvorbeugung, die wir in gründlichen Studien sehen, würden allein keinen Aufruf zu einer Ernährung mit mehr Obst und Gemüse rechtfertigen.« So habe sich in der Vielzahl der Untersuchungen auch kein Obst und Gemüse besonders hervorgetan.

Dass es dennoch tendenziell gesünder ist, mehr Obst und Gemüse als fettes Fleisch zu essen, bezweifeln Wissenschaftler indes nicht. Diese Form der Ernährung schont das weltweite Klima und die Blutgefäße, zögert die Erderwärmung wie den Herztod hinaus. In der Untersuchung von 2010 erlitten aus der Gruppe derjenigen, die mindestens fünfmal am Tag Obst oder Gemüse aßen, 30 Prozent weniger Teilnehmer einen Herzinfarkt oder Schlaganfall als jene, die nur ein- oder zweimal am Tag Frisches zu sich nahmen.

Den Blutdruck senkt eine Kost mit vielen pflanzlichen Anteilen

ebenfalls. Dick wird man mit einer hauptsächlich auf Obst und
Gemüse beruhenden Diät auch nicht so schnell. Wer aber damit
rechnet, mit Äpfeln, Brokkoli, Rot- oder Rosenkohl einen Tu-
morschutz zu sich zu nehmen, hat sich getäuscht. »Wer Krebs
verhindern will, sollte lieber das Rauchen aufhören und starkes
Übergewicht vermeiden«, rät Walter Willett.

Keine Lust auf Fisch?

Manche Menschen zwingen sich dazu, regelmäßig Fisch zu
essen, auch wenn sie den Geschmack nicht schätzen und Gräten
hassen. Sie haben allerdings das gute Gefühl, etwas für ihre Gesundheit zu tun, wenn sie die Flossentiere verspeisen. Besonders
Herz und Gefäße sollen durch den Verzehr von Fisch länger offen
und elastisch bleiben, was auf den hohen Gehalt der Tiere an
langkettigen Fettsäuren zurückgeführt wird. Den verbreiteten
Volksglauben an die segensreichen Wirkungen von Fisch beschä-
digten allerdings niederländische Forscher.[9] Ihren Untersuchungen zufolge sind Menschen, die regelmäßig Fisch essen, dadurch
nicht vor einer Herzschwäche geschützt.
»Wissenschaftler und Gesundheitsbehörden sind zunehmend
davon überzeugt, dass Fisch – auch in geringen Mengen – vor
Infarkten schützt«, sagt Marianne Geleinjse, Hauptautorin der
Studie. »Es gibt aber keine harten wissenschaftlichen Beweise
dafür, und die Hinweise aus früheren Studien konnten wir nicht
bestätigen.« Das niederländische Forscherteam hatte 5000 ältere
Bewohner eines Vororts von Rotterdam zwölf Jahre lang beobachtet. In diesem Zeitraum entwickelten 669 Teilnehmer der
Untersuchung eine Herzschwäche. Es machte allerdings keinen
Unterschied, ob und wie viel Fisch die Probanden zu sich nahmen. Unter den Probanden, die keinen Fisch aßen, litten 11 von
1000 an Herzschwäche, unter denen, die gelegentlich Fisch zu
sich nahmen, waren es 12 von 1000. Selbst unter den Teilnehmern, die täglich Fisch aßen, bekamen 10 von 1000 Herzschwä-

che. Diese Unterschiede können auf Zufall beruhen und sind statistisch nicht aussagekräftig.

»Zweimal Fisch in der Woche zu essen wird ja von vielen Ärzten und Gesundheitsinstitutionen zur Vorbeugung von Infarkten empfohlen, besonders fetter Fisch wie Lachs, Makrele und Hering stehen auf solchen Speisekarten«, sagt Geleinjse. »Auch wenn wir keinen Schutz für das Herz entdecken konnten, würde ich an dem Ernährungsratschlag festhalten, da Fisch nicht nur Fettsäuren, sondern auch Vitamin D und Selen enthält und als gute Eiweißquelle dient. Gesünder als rotes Fleisch sei Fisch allemal, sagt Geleinjse.

Der Terror der Gesundesser – wie »Low-Fat«-Empfehlungen krank machen

Wahrscheinlich müsste man die Ernährungswissenschaften abschaffen und die Menschen endlich in Ruhe essen lassen, worauf sie Lust haben. Denn die permanenten Empfehlungen, sich gesünder zu ernähren, machen die Menschen nur kränker. Dies behaupten – und belegen – Gesundheitswissenschaftler vom Albert Einstein College of Medicine in New York.[10] »Viele Empfehlungen zur öffentlichen Gesundheitsvorsorge und gesunden Ernährung sind nicht wissenschaftlich fundiert«, bemängeln die Forscher. »Solange man keine Beweise dafür hat, dass etwas schädlich oder nützlich ist, besteht der beste Ernährungsratschlag darin, keine Ernährungsratschläge zu befolgen.«

In den USA werden vom Gesundheits- und Landwirtschaftsministerium Ernährungsrichtlinien veröffentlicht. In Deutschland gibt es ebenfalls zahlreiche Empfehlungen von Ministerien, Fachgesellschaften und anderen Institutionen, wie man gesünder isst. Nach Ansicht der New Yorker Forscher haben sich die Ernährungsempfehlungen vor allem deswegen verbreitet, weil sie – wenn sie auch nichts nützen – nach allgemeiner Einschätzung wenigstens nicht schaden. »Das ist ein Irrtum«, sagt Paul Marantz, der Hauptautor der Studie. »Denn ironischerweise scheint sich die Botschaft dieser Empfehlungen negativ auf unsere Gesundheit auszuwirken – sie ist für das epidemische Übergewicht in unserer Gesellschaft mitverantwortlich.« Ein Beweis dafür, dass ihre Vermutung richtig ist, sei der ständig wiederholte Ratschlag, dass fettarme Ernährung gesünder sei.

Seit den siebziger Jahren war in den nationalen Richtlinien der USA immer wieder zu lesen, dass der Fettanteil in der Nahrung reduziert werden müsse, um länger und gesünder zu leben. Im Jahr 2000 korrigierte sich das Komitee dann selbst und gab zu, dass die Empfehlungen »wohl unklug« waren. Die Low-Fat-Doktrin habe die Menschen glauben lassen, dass sie sich bereits gesund ernähren, wenn sie auf fettarme Produkte achten. In der Folge sei der Kohlenhydratanteil in der Nahrung immer weiter gestiegen, und die US-Amerikaner wie auch die Bewohner anderer Industrieländer wären immer dicker geworden – typische Krankheiten waren die Folge. So leiden seit den siebziger Jahren immer mehr Menschen an Diabetes und Bluthochdruck, was mittelfristig auch wieder zu mehr Herzinfarkten und Schlaganfällen führen würde.

Marantz und seine Kollegen beklagen, dass Ernährungsempfehlungen selten wissenschaftlich belegt seien – und dass Ernährungsforscher oft viel zu wenig über das wissen, was sie zu untersuchen vorgeben. Sie zitieren aus der US-Richtlinie von 1990, wonach weniger als 30 Prozent der Kalorienmenge mit Fett bestritten werden sollten. Nach der Empfehlung folgt jedoch sofort die Einschränkung: »Es gibt unterschiedliche Einschätzungen darüber, welche Empfehlungen die richtigen sind, damit Amerikaner gesund bleiben.«

Tatsächlich sind Ernährungsempfehlungen oft widersprüchlich. Auf der Homepage der Deutschen Gesellschaft für Ernährung (DGE) wird dazu geraten, viel Obst und Gemüse zu essen, wie es die »5 am Tag«-Kampagne propagiert. »Für konkrete Zufuhrempfehlungen oder Bedarfsangaben fehlen derzeit noch die wissenschaftlichen Grundlagen«, ist jedoch ein paar Zeilen weiter zu lesen. 2005 hatten Ernährungsforscher eingestehen müssen, dass der behauptete Schutz vor manchen Krebserkrankungen durch Obst und Gemüse nicht so ausgeprägt sei, wie zuvor behauptet wurde. Es zeigte sich, dass Menschen, die mehr Obst und Gemüse aßen, sich auch gesundheitsbewusster verhielten, so dass der Einfluss der Ernährung kaum abgeschätzt werden konnte. Und spätestens seit 2007 ist bekannt, dass auch das »Idealgewicht« aus medizinischer Sicht Unsinn ist. Wer geringes bis mittleres Übergewicht auf die Waage bringt, lebt am längsten und gesündesten.

»Die Ernährungswissenschaften sind in einer bemitleidenswerten Lage«, sagt Gerd Antes vom Deutschen Cochrane-Zentrum in Freiburg, das die Qualität wissenschaftlicher Untersuchungen bewertet. »Studien in diesem Bereich sind von vielen unbekannten oder kaum messbaren Einflüssen abhängig. Deswegen gibt es immer wieder völlig widersprüchliche Ergebnisse in der Ernährungsforschung.«

Fit trotz Fett – Magerkost ist kein Garant für Gesundheit

Gesundheitsapostel wird es irritieren. Wer schon zum Frühstück gerne Speckeier isst und deftige Hausmannskost bevorzugt, wird sich hingegen bestätigt fühlen: Weniger Fett im Essen führt nicht zu weniger Krankheiten. Offenbar ist es für die Gesundheit gleichgültig, ob der Fettanteil in der Nahrung satte 40 oder doch nur magere 20 Prozent beträgt. Zu diesem Ergebnis kamen amerikanische Mediziner und Ernährungsexperten 2006.[11]

»Das ist schon überraschend spektakulär«, sagt Gerd Assmann, Experte für Fettstoffwechselstörungen an der Universität Münster. »Man hätte einen deutlich größeren positiven Effekt bei dieser Ernährungsumstellung erwartet.« Immerhin haben die Wissenschaftler fast 50 000 Frauen acht Jahre lang beobachtet. Demnach verringerte sich ihr Risiko, Krankheiten wie Herzinfarkt, Schlaganfall, Brustkrebs und Dickdarmkrebs zu erleiden, nicht, wenn der Fettanteil in der Nahrung dauerhaft gesenkt wurde. Einziger positiver Effekt der verordneten Magerkost: Das Gewicht der korpulenten Teilnehmerinnen sank um durchschnittlich zwei Kilogramm.

Die Frauen waren im Alter zwischen 50 und 79 Jahren. 40 Prozent von ihnen sollten eine fettarme Diät befolgen. Zudem standen mehr Obst, mehr Gemüse und mehr Getreideprodukte auf ihrem Speiseplan. Die anderen 60 Prozent hielten hingegen ihre von keinerlei Enthaltsamkeit getrübten Ernährungsgewohnheiten bei. Während der Studie gelang es den Teilnehmerinnen in der Diätgruppe tatsächlich, zunächst nur 24 Prozent, später 29 Prozent ihres täglichen Energiebedarfs durch Fett zu decken. Die Frauen in der Vergleichsgruppe nahmen hingegen Nahrung mit einem durchschnittlichen Fettanteil von 40 Prozent zu sich.

Die jahrelange fettarme Fron zahlte sich nicht aus. Der weitgehende Verzicht auf Sahne, Schmalz und Schweinefleisch zugunsten von Obst, Müsli und anderen angeblich gesunden Nahrungsmitteln führte nicht dazu, dass Frauen, die Diät hielten, öfter von Krankheiten verschont blieben. Herzinfarkt, Schlaganfall, Gefäßverkalkung, Brustkrebs, Dickdarmkrebs – alles Leiden, die mit fettreicher Ernährung in Verbindung gebracht werden – traten in den beiden Gruppen ähnlich häufig auf.

26 gesunde Tatsachen über gesunde Ernährung – Wohl bekomm's

1. Die Ernährungsforschung behauptet zwar das Gegenteil. Doch sie weiß kaum, was gesund ist. Tendenziell gilt: Es kann nicht schaden, sich nicht zu fett, nicht zu süß und nicht zu üppig zu ernähren – und mehr Grünzeug als tote Tiere zu essen.

2. Die beste und gesündeste Ernährungsempfehlung lautet: Essen Sie, was Ihnen Spaß macht.

3. Vermeiden Sie Essen mit Nahrungszusätzen. Durchschnittlich gesunde Menschen, die sich durchschnittlich ernähren, müssen nicht fürchten, mit Vitaminen unterversorgt zu sein.

4. Misstrauen Sie Slogans wie »Schokolade macht glücklich« oder Versprechungen zur segensreichen Wirkung des Weins. Es gibt keine fünf lebenswichtigen Bausteine in Nutella.

5. Kaufen Sie nichts im Supermakt, was Ihre Uroma nicht für etwas Essbares, sondern ein Produkt der chemischen Industrie gehalten hätte.

6. Kaufen Sie auf dem Markt ein statt im Supermarkt und kochen Sie selbst. Zwei einfache Empfehlungen, mit denen sich die größten Dummheiten bei der Nahrungssuche vermeiden lassen. Wer selbst kauft und zubereitet, was er zu sich nimmt, der achtet stärker auf Abwechslung und gute Produkte.

7. Halten Sie sich nicht an Diätpläne, denn es gibt keine Diät, die hält, was sie verspricht. Mit Ausnahme von FdH (für jüngere Leser: »Friss die Hälfte«) – oder einer dauerhaften Ernährungsumstellung. Dazu gehört: Wer vernünftig abnehmen will, sollte sich ausgewogen ernähren und körperlich aktiv sein – und weniger Energie zu sich nehmen, als er verbraucht.

8. Der Versuch, immer wieder abzunehmen, ist auf Dauer ungesünder, als wenn Übergewichtige ihr Gewicht halten oder sogar noch zulegen.

9. Hungern muss zwar nicht sein. Aber manchmal erhöht es den Genuss und ist gesünder, mehr zu zahlen und weniger zu essen.

10. Essen Sie wie ein Allesfresser.

11. Essen Sie nie mit Leuten, die ständig über gesundes Essen reden. Das nervt und ist ungesund, wenn andere besessen sind vom gesunden Essen.

12. Wer sich jeden Tag missmutig einen Löffel kaltgepresstes Olivenöl einflößt, lebt nicht gesund. Besser würde auf dem ärztlichen Rezept stehen: Laden Sie ein paar Freunde zu Schweinebraten, Nudelauflauf oder Eintopf zu sich nach Hause ein.

13. Sie müssen nicht Kefir trinken wie die Bulgaren, Maniok essen wie die Buschmänner oder an einer Yamswurzel herumkauen. Es kommt nicht darauf an, was gegessen wird – sondern wie.

14. Weniger Salz im Essen senkt zwar den Blutdruck, doch die Auswirkungen sind nur minimal. Zudem sind sich die Forscher uneinig, ob die geringe Blutdrucksenkung auch dazu führt, dass die Menschen weniger Infarkte erleiden und länger leben.

15. Salzverzicht ist schwer: Etwa 80 Prozent des aufgenommenen Kochsalzes sind in den Lebensmitteln bereits enthalten – besonders in Wurst, Käse und Konserven, aber auch in Fertiggerichten, Restaurant- und Kantinenessen.

16. Gemüse ist zwar ebenso wie Obst gut für die Blutgefäße, doch vor Krebs schützt es nicht.

17. Es gibt keine harten wissenschaftlichen Beweise dafür, dass Fisch vor Herzschwäche (und Infarkten) schützt.

18. Im Stoffwechsel und in den Zellen fallen keine Schlacken an. Keinem Forscher ist es bisher gelungen, Schlacken im Körper oder im Labor nachzuweisen – es gibt sie nur in der Erzverhüttung.

19. Weder Darm noch Blutgefäße lassen sich durchpusten oder reinigen wie ein Abflussrohr.

20. Fasten kann gefährlich werden: Nieren sind stärker belastet; Nierensteine bilden sich schneller. Es kommt leichter zu Herzrhythmusstörungen, Schwindel und Gichtanfall. Unterzuckerungen sind häufiger, die sich als Zittern, Schwitzen oder Unruhe zeigen. Muskelkrämpfe, Sehstörungen und ein Hexenschuss sind bei komplettem Nahrungsentzug ebenfalls häufiger.

21. Fasten ist nicht geeignet, um abzunehmen. Es stimuliert den Jo-Jo-Effekt. Die starke Gegenregulation des Körpers führt dazu, dass die Kilos schneller wieder drauf sind.

22. Die permanenten Empfehlungen, sich gesünder zu ernähren, machen die Menschen nur kränker.

23. Solange es keine Beweise dafür gibt, dass etwas schädlich oder nützlich ist, besteht der beste Ernährungsratschlag darin, keine Ernährungsratschläge zu befolgen.

24. Low-Fat-Empfehlungen sind für das epidemische Übergewicht in der Gesellschaft mitverantwortlich.

25. Die Low-Fat-Doktrin hat Menschen glauben lassen, dass sie sich gesund ernähren, wenn sie auf fettarme Produkte achten. In der Folge stieg der Kohlenhydratanteil in der Nahrung – typische Krankheiten waren die Folge. Seit den siebziger Jahren leiden immer mehr Menschen an Diabetes und

Bluthochdruck, was mittelfristig auch zu mehr Herzinfarkten und Schlaganfällen führt.

26. Auch wer durch die Speisenauswahl seinen Fettanteil in der Nahrung reduziert, lebt deshalb nicht länger oder bekommt weniger Krankheiten

Abnehmen, aber richtig

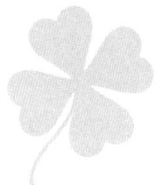

Vorweg eine Durchsage, die hoffentlich viele diätgeplagte Menschen entlastet: Es gibt keine Diät, die tatsächlich hält, was sie verspricht. Keine. Außerdem leben nicht die Menschen mit vermeintlichem Idealgewicht am längsten und gesündesten, sondern jene mit leichtem Übergewicht. Mehr muss man dazu eigentlich nicht sagen.

Wer trotzdem abnehmen möchte, kommt um die Erkenntnis nicht herum, dass nur mit zwei Methoden das Gewicht dauerhaft reduziert werden kann: weniger essen oder mehr Energie verbrauchen; am besten wirkt beides. Es ist die gute alte »Friss die Hälfte«-Regel oder, wer es vornehmer will, »Hara Hachi Bu«. Das ist japanisch, wird von den langlebigen Inselbewohnern Okinawas praktiziert und bedeutet: Iss nur so viel, bis du dich zu 80 Prozent satt fühlst.

Es ist auch völlig egal, wann am Tag die Kalorien aufgenommen werden. Entscheidend ist die Gesamtmenge. Es gibt keine Tages- oder Nachtzeit, zu der das Essen besonders ansetzt. Abends aufs Essen zu verzichten (»Dinner cancelling«) bringt nicht etwas, weil am Abend keine Nahrung zugeführt wird, sondern nur wenn die tägliche Energiezufuhr dadurch reduziert wird. Man kann genauso gut das Mittagessen weglassen. Sinnvoller wäre es allerdings, die Menge aller Mahlzeiten etwas zu reduzieren, wenn man abnehmen möchte. Dass die abendliche Askese nichts bringt außer sozialen Spannungen mit seinen Liebsten, zeigt auch das Essverhalten in den Mittelmeerländern. Die Menschen in Italien, Spanien und Frankreich essen abends besonders viel und frühstücken kaum. Und dennoch sind sie im Durchschnitt schlanker als die Deutschen.

Nüchterne Wahrheiten

Wer immer wieder erfolglos abnimmt und seine mühsam ab-
gehungerten Kilos schnell wieder draufhat, muss nicht nur mit
der Frustration, sondern auch mit einem anderen Phänomen
kämpfen. Der Jo-Jo-Effekt ist deutlich ungesünder, als dauerhaft
zu viele Kilos auf den Rippen herumzutragen oder sogar noch
zuzulegen. Zudem nehmen Menschen, die mehrmals derartige
Schwankungen ihres Gewichts durchgemacht haben, in der Folge immer schneller zu.[1]
Finnische Forscher haben die Daten von fast 3000 Landsleuten
untersucht, die in einem Zeitraum von 25 Jahren immer wieder
zu ihrem Gesundheitsverhalten und etwaigen Diätabsichten befragt wurden und ihre Körpermaße angaben. Langfristig zeigte
sich, dass unter den Dicken, die abnehmen wollten, mehr Menschen starben als unter den Übergewichtigen, denen ihr Gewicht
egal war. Selbst in der Gruppe, die kein Gewicht abnehmen wollte, hatten diejenigen, die abnahmen, ein höheres Risiko, früher
zu sterben. Die Forscher schlossen daraus, dass der Körper während einer Diät auch Schaden nehmen kann.
Erfolgreiches Abnehmen gelingt nur mit einer dauerhaften Umstellung des Alltags, bei der weniger Kalorien aufgenommen
oder mehr verbraucht werden. Am besten geht dies, wenn mit der
dezenteren Ernährung auch mehr Bewegung in den Tagesablauf
integriert wird. Allerdings wird sich bei einem neu begonnenen
Sportprogramm fast immer ein paradoxer Gewichtseffekt einstellen: Wer nach langer Pause wieder oder neu mit Sport beginnt, wird zunächst etwas an Gewicht zulegen. Das gilt auch für
Ausdauersportarten, weil in jedem Fall die Masse der Muskulatur zunimmt, auch wenn Fett abgeschmolzen wird. Muskeln sind
nun einmal schwerer als Fett. Also nicht wundern: Bei Sportarten
wie Rudern, Schwimmen oder Radfahren steigt das Gewicht
kurzfristig an – sogar beim Laufen.
Für Kinder, die abnehmen wollen oder sollen, gilt im Prinzip
das Gleiche wie für Erwachsene: Sie nehmen nur ab, wenn sie

weniger aufnehmen, als sie verbrauchen. Es gibt aber auch ein paar Faktoren im familiären Alltagstrott, die Kinder vor Übergewicht bewahren und erst gar keine Diäten erforderlich machen: regelmäßige Mahlzeiten gemeinsam mit der Familie, ausreichend Schlaf zu festen Zeiten und begrenzter Fernsehkonsum. »Diese drei Formen der Routine schützen auch jene Bevölkerungsschichten vor Übergewicht, die besonders anfällig dafür sind«, sagt Sarah Anderson von der Ohio State University.[2]

Wie die Baumringe – jedes Jahr mehr auf den Hüften

Es scheint sich um ein Naturgesetz zu handeln. Jedes Jahr kommt eine weitere Isolierschicht hinzu. Fast alle Erwachsenen legen mit zunehmendem Alter ein paar Pfund zu. Nahezu unbemerkt schmiegt sich jährlich eine zusätzliche Lage an Bauch und Hüften an. Es ist wie mit den Jahresringen der Bäume – je älter, desto massiver wird der Umfang.

Entgegen einer verbreiteten Annahme legen die Menschen jedoch nicht hauptsächlich während der Weihnachtsfeiertage zu. In der Fachliteratur gibt es keinen Beleg dafür. Forscher der Nationalen Gesundheitsinstitute der USA haben diese Alltagsthese untersucht und bestimmten dazu die Gewichtsveränderung bei 195 Erwachsenen.[3] Die Teilnehmer der Studie wurden in verschiedenen Phasen des Jahres regelmäßig gewogen: In der Zeit vor den Feiertagen (Mitte September bis Mitte November), in der Zeit der Feiertage (von Ende November bis Anfang Januar, so dass neben Weihnachten auch Thanksgiving in diese Zeit fiel) und danach (Mitte Januar bis Anfang März). Abschließend wurde das Gewicht im September oder Oktober des Folgejahres gemessen, um den Verlauf beurteilen zu können.

Während der Feiertage erhöhte sich das Gewicht im Durchschnitt nur um 0,37 Kilogramm. Die Gewichtszunahme direkt vor und nach den Festtagen war minimal, so dass es in den sechs Herbst-

und Wintermonaten von September/Oktober bis Februar/März insgesamt zu einer Erhöhung des Gewichts um 0,48 Kilogramm kam. Zwischen März und September des Folgejahres änderte sich das Gewicht der Probanden so gut wie gar nicht – es wurde jedenfalls nicht weniger.

Anders als zumeist angenommen, beträgt die Gewichtszunahme rund um die Feiertage nur mehrere hundert Gramm und nicht ein paar Kilo. Im gesamten Winter beträgt die Zunahme weniger als ein halbes Kilogramm. Da die meisten Menschen im Frühling und im Sommer jedoch kein Gewicht abnehmen, trägt die geringe Gewichtszunahme im Winter dazu bei, dass Erwachsene mit den Jahren immer mehr wiegen.

Forscher haben deswegen versucht herauszufinden, welches Maß an körperlicher Aktivität dazu beitragen könnte, das Gewicht zu halten oder gar abzunehmen. Laut Empfehlungen von Sportärzten und Ernährungsexperten in den USA und Deutschland hat mäßig-intensive Bewegung einen »erheblichen gesundheitlichen Nutzen«, wenn man 150 Minuten in der Woche dazu kommt.[4] Wie sich diese Aktivität auf das Gewicht auswirkt, ist jedoch weniger klar. Andere Fachleute empfehlen sogar täglich eine Stunde Sport – das wären 420 Minuten in der Woche. Um die Auswirkungen regelmäßiger Aktivität auf das Gewicht zu klären, haben Mediziner aus Harvard 34 000 Frauen mittleren Alters mehr als 13 Jahre lang wissenschaftlich begleitet.[5] Die Frauen befolgten keine Diät und änderten auch nichts an ihren Ernährungsgewohnheiten.

Doch auch dieses Mammutprojekt brachte keine eindeutigen Ergebnisse – es kommt eben auch bei sportlich aktiven Menschen darauf an, wie viel sie essen und ob die Energiezufuhr den Verbrauch übersteigt. In der Harvard-Studie nahmen die Teilnehmerinnen im Durchschnitt 2,6 Kilogramm während der 13 Jahre zu. Aber nur die ohnehin schlanken Frauen mit einem Body-Mass-Index unter 25 hielten ihr Gewicht – doch auch nur dann, wenn sie sich im Mittel eine Stunde am Tag, also 420 Minuten in der Woche, mäßig anstrengten, etwa beim zügigen Spaziergang oder einem leichten Dauerlauf. Wer hingegen bereits leicht oder mäßig übergewichtig war, hielt das Gewicht auch dann nicht, wenn regelmäßig Sport getrieben wurde. Wer sein Ernährungsverhalten nicht ändert und die Kalorienmenge einschränkt, wird also sogar dann über die Jahre leicht zunehmen, wenn er 150 Minuten in der Woche Sport treibt.

Auch bei jüngeren Menschen hielten nur die halbwegs ihr Gewicht, die körperlich sehr aktiv waren.[6] Mehr als 20 Jahre lang wurden mehr als 3500 Freiwillige im Alter zwischen 18 und 30 Jahren untersucht und in drei Gruppen eingeteilt – je nachdem, ob sie sich kaum, mäßig oder viel bewegten. Der Unterschied fiel allerdings relativ bescheiden aus: Die sehr aktiven Männer nahmen im Mittel 2,6 Kilogramm weniger in zwei Jahrzehnten zu als Männer, die sich kaum rührten. Bei den Frauen betrug der Unterschied immerhin 6,1 Kilogramm. Dieser Effekt stellte sich aber erst ein, wenn die Teilnehmer mindestens eine halbe Stunde am Tag aus der Puste gerieten. Wer sich mäßig bewegte, nahm ähnlich zu wie die Probanden aus der Gruppe mit dem geringsten Bewegungsradius.

Halten Sie sich nicht an Diätpläne

Bis auf die FdH-Regel und eine dauerhafte Lebensumstellung, bei der mehr Energie verbraucht als aufgenommen wird, haben sich alle anderen Diäten und Schlankheitskuren als unseriös oder unpraktikabel erwiesen – manche sogar als gefährlich, etwa wenn Appetitzügler mit Quellstoffen in der Speiseröhre stecken bleiben oder – weiter unten – zu Darmverschluss führen. Manche Diäten setzen nur auf Fleisch, andere auf Grünzeug. Beide Extreme sind ungesund. Bisher galt kohlenhydratreiche Kost mit geringen Anteilen von Fett und Eiweiß als gesundheitsfördernd. Seriöse Vergleiche gab es kaum. Etliche Studien haben allerdings diese Vorstellung über die optimale Verteilung der Nahrungsbestandteile durcheinandergebracht: Die als ungesund geltende

Protein-Diät und die Fett-Diät schnitten häufig sogar besser ab als die Kohlenhydrat-Mast – und die Low-Fat-Diäten brachten anders als erwartet keine Vorteile für Herz und Kreislauf.[7] Wenn übergewichtige Menschen abnehmen wollen, es nicht schaffen und immer wieder ihr Gewicht zu reduzieren versuchen, verbessern sie damit auch nicht zwangsläufig ihre Gesundheit.

Dass Diäten sogar gefährlich werden können, zeigt ein anderer Fall.[8] Eine 40-Jährige aus New York hatte sich mehrmals täglich übergeben müssen. Zur Übelkeit kam Atemnot, so dass die übergewichtige Frau ins Krankenhaus eingeliefert wurde. Zunächst konnten sich die Ärzte die Beschwerden nicht erklären. Ein Labortest zeigte jedoch die Ursache für den Zustand der Frau: »Unsere Patientin ist wegen der Atkins-Diät lebensbedrohlich erkrankt«, sagte der Mediziner Klaus-Dieter Lessnau. Einen Monat lang hatte sie nur Fleisch, Käse, Salat und Vitaminpräparate zu sich genommen. Die einseitige Kost hat Robert Atkins seit 1972 immer wieder zur raschen Gewichtsabnahme empfohlen.

Der Verzicht auf jegliche Kohlenhydrate in Form von Nudeln, Brot oder Reis ließ den Stoffwechsel der Frau lebensbedrohlich entgleisen, wie es Diabetiker in Notsituationen kennen. Zudem hatte sie durch einen Magen-Darm-Infekt viel Flüssigkeit verloren.

Dass die Atkins-Diät schädlich sein kann, wissen Mediziner schon länger. »Die Komplikationen der Patientin sind zwar extrem«, sagt Hans-Georg Joost vom Deutschen Institut für Ernährungsforschung in Potsdam-Rehbrücke. »Übergewichtige und Diabetiker sind diesen Risiken bei einseitiger Fleischmast aber verstärkt ausgesetzt.«

»Kohlenhydratarme Diäten sind alles andere als gesund«, sagen auch Lyn Steffen und Jennifer Nettleton von der Universität Minnesota. »Sie gehen mit Stoffwechselstörungen, Verstopfung oder Durchfall und Erschöpfung einher – um nur einige Nebenwirkungen zu nennen.«

Wer vernünftig abnehmen will, solle sich ausgewogen ernähren –

das heißt alles essen – und körperlich aktiver sein, empfehlen Steffen und Nettleton. Übergewichtige neigen jedoch zu Radikalkuren: Die Patientin aus New York hatte in einem Monat neun Kilogramm abgenommen, vier Kilogramm Gewichtsverlust gelten in diesem Zeitraum als Obergrenze. Nachdem sie auf der Intensivstation behandelt wurde, konnte die Patientin nach vier Tagen entlassen werden.

Entschlackung?
Es gibt kein Abfluss-Frei für den Körper

Kanalarbeiter und Installateure genießen in Deutschland besonderes Ansehen. Zumindest haben sie einen nicht zu überschätzenden Einfluss. Anders ist kaum zu erklären, warum sich der Glaube daran, dass man seinen Körper »entschlacken« kann, so hartnäckig hält. Vernunftbegabte Erwachsene traktieren sich mit Einläufen, flößen sich grässlich schmeckende Entschlackungstees, Entschlackungssäfte, Entschlackungspillen und andere abführende Mittel ein und bereiten sich auch spirituell auf die ganz große innere Leere vor.

Nur: Was und wie entschlackt werden soll, bleibt völlig unklar. Angeblich sind Schlacken lästige Abfallprodukte des Stoffwechsels, die sich im Körper ablagern und dort alles Übel dieser Welt hervorrufen können – von Übergewicht, Rheuma, Krebs und etlichen Zivilisationsleiden bis hin zu Gicht. Das Konzept hat allerdings einen Schönheitsfehler: Was unter Entschlackung zu verstehen ist, kann niemand beantworten. Keinem Forscher ist es bisher gelungen, Schlacken im Körper oder im Labor nachzuweisen. Schlacken sind bisher nur aus dem Bergbau, genauer: aus der Erzverhüttung bekannt.

»Der Glaube an die Entschlackung ist ein absolutes Steinzeitkonzept«, sagt Martin Reincke, Leiter der Inneren Medizin an der Ludwig-Maximilians-Universität München.»Die einzige Entschlackung, die medizinisch zu empfehlen ist, müsste im Kopf

stattfinden – das heißt, sich von dieser Vorstellung zu lösen.«
Wenn man als Arzt mit dem Schlauch oder bei Operationen in
den Körper sehe, erblicke man ein wunderschönes, funktions-
fähiges Verdauungssystem,»von Schlacken kann da keine Rede
sein«, sagt Reincke. Auch die Deutsche Gesellschaft für Ernährung (DGE) teilt lapidar mit:»Im Stoffwechsel des Menschen
fallen keine Schlackenstoffe an. Der Organismus scheidet End-
produkte des Stoffwechsels über Niere, Darm, Lunge oder Haut
aus.«

Die Propheten und Nutznießer von Entschlackungskuren stört
das kein bisschen. Die bildliche Vorstellung von der Entschlackung scheint so überzeugend zu sein, dass sich damit viel Geld
verdienen lässt. Dabei sind weder Darm noch Blutgefäße wie
starre Rohre oder Abwasserleitungen beschaffen, die sich durchpusten und reinigen lassen. Der Befehl»Abfluss frei!« mag im
heimischen Badezimmer Wirkung zeigen, im Körper funktioniert
er nicht.

Im Gegenteil: Der Darm beinhaltet Abermillionen von Zotten,
die zur Nahrungs- und Flüssigkeitsaufnahme lebensnotwendig
sind. Zudem wird er von Milliarden Bakterien besiedelt, die für
Nahrungsaufnahme und Verdauung unverzichtbar sind. Würden
mittels rabiater Reinigung die Zotten und Keime entfernt werden, hätte das fatale Folgen. Auch die Blutgefäße sind keine starren Rohre, die sich mit der Zeit wie eine Wasserleitung zusetzen
und wieder von innen blank geputzt werden können. Blutgefäße
sind elastisch, können sich weiten und zusammenziehen und so
die Menge des Blutflusses regulieren. Zwar können sich in den
Blutgefäßen sogenannte»Plaques« bilden. Das sind Ablagerungen aus abgestorbenen Blutzellen und Cholesterinkristallen in
den Gefäßen, die verkalken können. Doch auch sie sind nicht mit
einem Entschlackungstee oder anderen»reinigenden« Maßnah-
men zu entfernen.

Entschlackungsfreunden ist das egal. Der Glaube an die körperliche Reinigung erhöht die Entschlackung zu einer quasi-religiö-
sen Läuterung. Die Vorstellung, sich von schädlichem Ballast zu

befreien und sich »von innen heraus« zu säubern, trägt dazu bei, dass sich manche Menschen nach Entschlackungskuren besser und leichter fühlen. Diese seelische Zugabe ist vermutlich das Entscheidende. Leider ist in den meisten Fällen nur der Geldbeutel leichter geworden.

Quälen Sie sich nicht mit Fastenkuren

Auch beim Fasten, das seit Jahrhunderten in vielen Religionen gepflegt wird, ist die innere Reinigung das Wichtigste – das Gefühl, sich vollkommen zu entleeren und damit offen für andere Sinneswahrnehmungen zu sein und gleichzeitig einen gesundheitlichen Generalputz zu veranstalten. Dabei kann Fasten aus medizinischer Sicht sogar schaden. Wenn während des Fastens weiterhin wichtige Nahrungsbestandteile zugeführt werden, sind die Risiken zwar gering. Totales Fasten kann jedoch gefährlich werden: Die Nieren sind dann stärker belastet, und Nierensteine bilden sich schneller. Es kann leichter zu Kreislaufstörungen, Herzrhythmusstörungen und Schwindel kommen.

Wer zuvor schon erhöhte Harnsäurewerte im Blut aufweist, kann durch Fasten einen Gichtanfall auslösen. Unterzuckerungen treten häufiger auf, die sich als Zittern, Schwitzen oder Unruhe zeigen. Muskelkrämpfe, Sehstörungen und ein Hexenschuss sind bei komplettem Nahrungsentzug ebenfalls häufiger. Bei hohen Eiweißverlusten während der ersten Fastentage ist der Herzmuskel in Gefahr. Aus diesen Gründen kann totales Fasten nicht empfohlen werden. »Wenn zu lange gefastet wird oder Kinder, Kranke und Normalgewichtige fasten, kann der Angriff auf die Energiereserven gefährlich werden. Auch bei kurzzeitigem Fasten können Probleme auftreten«, warnt die Deutsche Gesellschaft für Ernährung (DGE). Zudem riechen Fastenfreunde aus dem Mund, weil sich in ihrem Körper übel duftende Ketonkörper bilden, während sie der Nahrung weitgehend entsagen.

Natürlich gibt es Menschen, die sich nach Fastenkuren leichter, reiner und befreiter fühlen. Das liegt dann aber vermutlich eher an den Heilserwartungen, die Fastenfreunde hegen, womöglich auch an durch die Radikalkur bedingten Kreislaufstörungen und Schwindelgefühlen. Eine zeitweise eingeschränkte Gehirndurchblutung kann schon mal euphorische Gefühle auslösen und den Geist trüben, zudem zirkulieren manche Überträgerstoffe länger im Gehirn, weil sich weniger Stoffe bilden können, von denen die Transmitter abgebaut werden. »Fasten ist aber nicht geeignet, um langfristig Gewicht zu verlieren«, sagt Internist und Ernährungsexperte Reincke. »Es hat sogar eine ungünstige Wirkung, den Jo-Jo-Effekt. Die starke Gegenregulation des Körpers führt dazu, dass die Kilos schneller wieder drauf sind.«

Entgiften – Raus mit dem Dreck

Eigentlich machen die Menschen mehrmals täglich Klarschiff mit den überflüssigen Produkten, mit denen ihr Körper nichts mehr anfangen kann. Die Nieren filtern das Blut am Tag mehr als 20-mal durch und lassen dann die Reste abfließen, die der Stoffwechsel nicht mehr gebrauchen kann. Und der Darm walkt und knetet und resorbiert und saugt auf mehr als fünf Metern Länge so viel Nährstoffe aus den festen Nahrungsbestandteilen, dass nur noch wenig übrig bleibt. Trotzdem scheinen Wasserlassen und Stuhlgang vielen Menschen nicht genug der Resteentsorgung zu sein.

Etliche Menschen halten ihren Körper offenbar für einen Haufen Dreck, der permanent entgiftet und entmüllt werden muss. Sie reden von Giften, Schlacken und Übersäuerung – und das muss alles raus. Offenbar sind die Zellen und Organe regelmäßig so verseucht, dass nur drastische Radikalkuren Abhilfe schaffen und das Leben retten können.

Welches Selbstverständnis dies enthüllt, ist ein interessanter Fall für Alltagsarchäologen. Besonders absurd wird es, wenn die vom Körper mühsam abgetrennten Abfallstoffe wieder aufgenommen

werden – viele Menschen sind schließlich Anhänger der obsku-
ren Urintherapie. Das entsprechende Buch von Carmen Thomas
(»Urin – ein ganz besonderer Saft«) hat sich fast eine Million
Mal verkauft. Eine rechtschaffene Niere muss sich allerdings auf
den Arm genommen vorkommen, wenn das, was sie mühsam
abgepresst und ausgefiltert hat, oben mutwillig wieder reinge-
schüttet wird.

16 schlanke Tatsachen über Diäten, Fasten, Entschlacken und Entgiftung

1. Es gibt keine Diät, die tatsächlich hält, was sie verspricht. Keine. Außerdem leben nicht die Menschen mit vermeintlichem Idealgewicht am längsten und gesündesten, sondern jene mit leichtem Übergewicht.

2. Nur mit zwei Methoden kann das Gewicht dauerhaft reduziert werden: weniger essen oder mehr Energie verbrauchen; am besten beides.

3. Es ist egal, wann am Tag die Kalorien aufgenommen werden. Entscheidend ist die Gesamtmenge. Es gibt keine Tages- oder Nachtzeit, zu der das Essen besonders ansetzt. Abends aufs Essen zu verzichten (»Dinner cancelling«) bringt nicht etwas, weil am Abend keine Nahrung zugeführt wird, sondern nur wenn die tägliche Energiezufuhr dadurch reduziert wird.

4. Der Jo-Jo-Effekt ist deutlich ungesünder, als dauerhaft zu viele Kilos auf den Rippen herumzutragen oder sogar noch zuzulegen. Menschen, die mehrmals derartige Schwankungen ihres Gewichts durchgemacht haben, nehmen in der Folge immer schneller zu.

5. Erfolgreiches Abnehmen gelingt nur mit einer dauerhaften Umstellung des Alltags, bei der weniger Kalorien aufgenommen oder mehr verbraucht werden. Am besten gelingt dies, wenn mit der dezenteren Ernährung auch mehr Bewegung in den Tagesablauf integriert wird.

6. Mit dem neu begonnenen Sportprogramm stellt sich oft ein paradoxer Gewichtseffekt ein: Wer nach langer Pause wieder oder neu mit Sport beginnt, wird zunächst etwas an Gewicht zulegen. Die Muskulatur wächst, auch wenn Fett abgeschmolzen wird. Und Muskeln sind nun einmal schwerer als Fett.

7. Kinder können vor Übergewicht bewahrt werden durch: regelmäßige Mahlzeiten gemeinsam mit der Familie, ausreichend Schlaf zu festen Zeiten und begrenzten Fernsehkonsum.

8. Fast alle Erwachsenen legen mit zunehmendem Alter ein paar Pfund zu. Im gesamten Winter beträgt die Zunahme zwar weniger als ein halbes Kilogramm. Da die meisten Menschen im Frühling und Sommer jedoch kein Gewicht abnehmen, wiegen Erwachsene mit den Jahren immer mehr.

9. Erwachsene nehmen nur dann nicht zu, wenn sie sich extrem viel bewegen. 420 Minuten in der Woche, das heißt eine Stunde täglich. Wer sein Ernährungsverhalten nicht ändert und die Kalorienmenge einschränkt, wird also sogar dann über die Jahre leicht zunehmen, wenn er 150 Minuten in der Woche Sport treibt.

10. Die meisten Diäten sind ungesund. Etliche Studien haben die Vorstellung über die optimale Verteilung der Nahrungsbestandteile durcheinandergebracht: Die als ungesund geltende Protein-Diät und die Fett-Diät schnitten häufig sogar besser ab als die Kohlenhydrat-Mast – und die Low-Fat-Diäten brachten anders als erwartet keine Vorteile für Herz und Kreislauf.

11. Allein der Versuch, immer wieder abzunehmen, kann auf Dauer ungesünder sein, als wenn Übergewichtige ihr Gewicht halten oder sogar noch ein wenig zulegen.

12. Im Körper gibt es keine Schlacken. Was unter Entschlackung zu verstehen ist, kann niemand beantworten. Schlacken sind bisher nur aus dem Bergbau, genauer: aus der Erzverhüttung bekannt.

13. Weder Darm noch Blutgefäße sind wie starre Rohre oder Abwasserleitungen beschaffen, die sich durchpusten und reinigen lassen. Der Befehl »Abfluss frei!« mag im Badezimmer Wirkung zeigen, im Körper funktioniert er nicht.

14. Fasten kann schaden. Die Nieren sind stärker belastet, Nierensteine bilden sich schneller. Es kann zu Kreislaufstörungen, Herzrhythmusstörungen und Schwindel kommen. Wer zuvor erhöhte Harnsäurewerte im Blut aufweist, kann durch Fasten einen Gichtanfall auslösen. Unterzuckerungen treten häufiger auf, die sich als Zittern, Schwitzen oder Unruhe zeigen.

Muskelkrämpfe, Sehstörungen und Hexenschuss sind bei Nahrungsentzug ebenfalls häufiger. Bei hohem Eiweißverlust während der Fastentage ist der Herzmuskel in Gefahr.

15. Fasten ist eine Belastungsprobe für das Miteinander, denn bei Nahrungsentzug bildet der Körper Ketonkörper – man müffelt aus dem Mund.

16. Etliche Menschen halten ihren Körper für einen Haufen Dreck, der permanent entgiftet und entmüllt werden muss. Sie reden von Giften, Schlacken und Übersäuerung – und das muss alles raus. Medizinisch ist das Unsinn.

Das passende Gewicht finden

D ie Oberschicht hat sich neue Abgrenzungsrituale zugelegt. Natürlich erzählt man immer noch gern vom aufwühlenden Konzert oder der letzten Vernissage, aber Menüfolgen und kulinarische Vorlieben sind längst genauso beliebt, um sich der Zugehörigkeit zu einer höheren Schicht und Einkommensklasse zu vergewissern. Allein das connaisseurhafte Geschwätz über Wein ist ein wenig in Verruf geraten, seitdem auch Buchhalter und Diplom-Ingenieure Weinseminare buchen. Die gespaltene Gesellschaft zeigt sich aber nicht nur daran, ob jemand Fasan statt Fast Food kauft. Wichtig ist nicht nur, was in den Körper hineinkommt, sondern auch, wie der Körper geformt ist. In der Debatte um dicke Deutsche und die Volkskrankheit »Übergewicht« geht es nicht nur um eine Massen-, sondern auch um eine Klassenfrage. Im Streben nach Schlankheit verbindet sich die protestantische Verzichtsethik einer aufstrebenden Mittelschicht mit dem Genussideal der Toskana-Fraktion. Erlaubt ist, was kulinarisch-kulturell adelt – und auf keinen Fall dick macht. Anfang 2008 hat das Kabinett sogar einen »Nationalen Aktionsplan« vorgestellt, mit dem das Ernährungs- und Bewegungsverhalten der Bundesbürger bis 2020 verbessert werden soll.

Leichtes Übergewicht müsste Idealgewicht heißen

Der Begriff »Übergewicht« müsste aus medizinischer Sicht schleunigst gestrichen werden – oder umbenannt: in Idealgewicht. Was Menschen mit Bauchansatz schon lange ahnen, bestätigt inzwischen auch die Wissenschaft: Wer geringes bis mittleres Übergewicht auf die Waage bringt, lebt am längsten und ist weniger anfällig für verschiedene Krankheiten.[1] Ausreden wie

»schwere Knochen« oder »Veranlagung« sind in Zukunft überflüssig. Die Gefahr, an diversen Leiden zu erkranken, steigt erst mit erheblichem Übergewicht an. Daher sollten Ärzte endlich Schluss machen mit dem Gerede um die Idealfigur. »Wenn Sie sich gut fühlen, sich einigermaßen regelmäßig bewegen und Ihr Doktor mit den Labor- und Untersuchungsergebnissen zufrieden ist, weiß ich nicht, warum Sie Ihr Gewicht ändern sollten«, sagt der amerikanische Arzt Mitchell Gail.

Ärzte suchen schon lange nach der Formel für das »richtige« Gewicht. Ob jemand tatsächlich ein Gewichtsproblem hat, ist äußerst subjektiv. Um die Einschätzung zu objektivieren, wurden immer wieder Grenzwerte festgelegt. Die Einteilung in Normal- und Idealgewicht nach dem Broca-Index gilt inzwischen als veraltet, ist aber immer noch die gebräuchlichste. Dabei werden von der Größe in Zentimetern hundert abgezogen und ergeben das Normalgewicht. Bei 180 Zentimeter Größe entspräche das achtzig Kilogramm. Das Idealgewicht läge um zehn Prozent darunter, in diesem Fall bei 72 Kilogramm.

Mittlerweile wird das Gewicht meist nach dem Body-Mass-Index (BMI) eingeteilt. Der BMI errechnet sich, indem das Gewicht durch die ins Quadrat genommene Körpergröße (in Metern) geteilt wird. Bei 1,80 Meter Größe und 80 Kilogramm Gewicht liegt der BMI bei 24,7 (80 geteilt durch 1,8 x 1,8). Vier Gewichtskategorien unterscheidet die Weltgesundheitsorganisation: Untergewicht liegt bei einem BMI unter 18,5 vor. Ein BMI zwischen 18,5 und 24,9 gilt als sogenanntes Normal- oder Idealgewicht. Als Übergewicht gelten bereits BMI-Werte im Bereich zwischen 25 und 29,9. Ab einem BMI von 30 ist dann von Adipositas, also Fettleibigkeit, die Rede. Die strengen Maßstäbe, nach denen Übergewicht bereits bei einem BMI von 25 beginnt, wurden erst 1996 von der WHO festgelegt – der Wert wurde von 27,5 abgesenkt. Als die Nationalen Gesundheitsinstitute der USA (NIH) die neue Definition im Jahr 1998 übernahmen, wurden auf einen Schlag 35 Millionen beschwerdefreie Amerikaner zu übergewichtigen Risikoträgern.

Seitdem hat sich die Suche nach versteckten Fetten, zu der Ernährungsexperten wie Politiker immer wieder auffordern, weiter verschärft. Sie ist von gemeiner Doppeldeutigkeit. Sie meint eigentlich das nicht auf Anhieb sichtbare Fett, das sich besonders in der Wurst, aber auch in anderen Nahrungsmitteln versteckt. Man kann darunter jedoch ebenfalls die vielen Dicken verstehen, die sich in der Gesellschaft verbergen und dazu beitragen, dass die Deutschen immer wieder in dem Ruf stehen, die dicksten Europäer zu sein.

Wie wenig aussagekräftig der Body-Mass-Index und ein Grenzwert von 25 sind, zeigen ein paar Beispiele: Für 1,80 Meter Größe läge die Spanne des Übergewichts zwischen 81 und 98 Kilogramm. Boxweltmeister Wladimir Klitschko (1,98 Meter Größe, 110 Kilogramm) wäre übergewichtig und würde sogar eher zur Fettleibigkeit als zum Normalgewicht neigen, denn er hat einen BMI von 28,1. Auch Oliver Kahn brachte am Ende seiner aktiven Zeit bei 1,88 Meter Körpergröße 91 Kilogramm auf die Waage und wäre mit einem BMI von 25,7 leicht übergewichtig gewesen.

Ein bisschen rund ist gesund

Längst ist Übergewicht zum sozialen Stigma geworden, zum Inbegriff von mangelnder Disziplin und prekärer Lebenslage – dick und doof und arm. Wurden früher auf Jahrmärkten Elefantenmenschen und andere Fehlbildungen zur Schau gestellt, werden heute die Auswüchse des Übergewichts medial vorgeführt und grotesk fettleibige Mexikaner gezeigt oder Dicke, die sich bei ein paar lächerlichen Bewegungsübungen quälen.

Einher geht diese Bloßstellung mit medizinisch verbrämten Warnungen. Dabei ist die ärztliche Botschaft seit Jahren eindeutig: Ein gemütliches kleines Bäuchlein ist gesund. Wer seine »Love handles«, wie das Hüftgold charmant auf Englisch genannt wird, pflegt, kann auch weiterhin herzhaft zubeißen. Umfangreiche

Studien haben gezeigt, dass Menschen mit leichtem bis mittlerem Übergewicht länger leben und seltener krank werden als dürre Zeitgenossen. Doch trotz fehlender wissenschaftlicher Beweise werden die angeblichen Gefahren durch leicht erhöhtes Gewicht von Laien wie Ärzten immer wieder beschworen.
2009 hat die Gesundheitswissenschaftlerin Ingrid Mühlhauser 42 Studien ausgewertet, in denen der Zusammenhang von Gewicht, Lebensdauer und Krankheit untersucht wurde.[2] Eine solche Meta-Analyse, in der verschiedene Untersuchungen zusammengefasst werden, gilt als besonders aussagekräftig. Demnach sterben Menschen mit Body-Mass-Index (BMI) von 25 bis 29,9 – diese Spanne gilt bereits als Übergewicht – keineswegs früher. Erst bei starkem Übergewicht mit einem BMI von mehr als 30 sind Krankheitsrisiken erhöht, und die Menschen werden nicht so alt. Doch auch hier sind die Ergebnisse uneinheitlich, wenngleich es Hinweise dafür gibt, dass bei einem BMI von 30 bis 35 die durchschnittliche Lebenserwartung um zwei bis vier Jahre verkürzt sein kann; bei einem BMI von 40 bis 45 sogar um acht bis zehn Jahre.[3]
Gefahr besteht aber nicht in der Gruppe mit leichtem bis mittlerem Übergewicht.»In den USA verschiebt sich seit den siebziger Jahren der Wert des Körpergewichts mit der besten Lebenserwartung zu höheren BMI-Werten«, schreiben die Autoren um Ingrid Mühlhauser.»Heute ist ein BMI um 27 im mittleren Alter mit der geringsten Sterblichkeit verbunden. Im Alter über 70 Jahren geht ein BMI zwischen 27 und 35 mit der geringsten Sterblichkeit einher«, so das Fazit.»Die Sterblichkeit ist nicht bei Übergewicht, sondern bei Untergewicht und Fettleibigkeit erhöht«, lautete 2007 auch das Ergebnis einer Studie an 2,3 Millionen US-Bürgern.
Während Diabetes schon bei mäßigem Übergewicht häufiger vorkommt, werden Knochenbrüche mit zunehmendem Gewicht sogar seltener – hier sind die Untergewichtigen besonders gefährdet. Wer mehr auf die Waage bringt, stirbt offenbar auch seltener an Krebs, erst bei starkem Übergewicht gilt dies nicht mehr.
Es ist paradox: Die Debatte um das Übergewicht wird mit zuneh-

mender Wucht geführt, obwohl die Gefahren umstritten sind und wohl nur die ganz Dicken mit einem BMI von deutlich über 30 betreffen. Doch sogar in diesem Bereich sind nicht alle gefährdet. »Etwa 20 bis 30 Prozent von ihnen weisen ein unauffälliges Risikofaktorenprofil auf und haben wahrscheinlich kein erhöhtes Sterblichkeitsrisiko«, sagt Hans Hauner von der Technischen Universität München.[4]

Von fitten Dicken und schlappen Schlanken

Ärzte wissen schon lange, dass sie vom Gewicht allein nicht auf den Gesundheitszustand schließen können. Fitte Dicke sind meist gesünder als schlappe Schlanke. Denn auch Körperbau und Trainingszustand spielen eine Rolle, solche Faktoren werden im BMI aber nicht berücksichtigt. Die Verteilung des Fettgewebes beeinflusst das kardiovaskuläre Risiko ebenfalls. Dick ist nicht gleich dick. »Wie groß die Risiken für Herz und Kreislauf für adipöse Menschen sind, ist stark davon abhängig, wo sich die überflüssigen Fettreserven angesammelt haben«, sagt Friedrich Luft, Chefarzt an der Berliner Charité.

Entscheidend ist nicht, ob es sich um Frust- oder Lustspeck handelt. Gefährlich sind vielmehr die Polster um Bauch und Taille. Tief liegender Hüftspeck sowie Depots an Po, Schenkeln oder Oberkörper mögen nicht schön anzuschauen sein. Schädlich für die Gesundheit sind sie aber kaum. »Man muss die Apfel- und die Birnenform unterscheiden«, sagt Luft. Oder auch den Phänotyp Bierbauch, der bei Männern häufiger ist, vom eher weiblichen Rubens-Typ.

Diese unterschiedlichen Muster der Fettverteilung beeinflussen nicht nur die Silhouette des Körpers. »Die Apfelform geht mit Fett im Bauch und um die inneren Organe einher«, sagt Luft. »Das subkutane Fett, das sich direkt unter der Haut ansammelt und zumeist zur Birnenform führt, erhöht hingegen das Herz-Kreislauf-Risiko kaum.«

Warum intraabdominelle Fettansammlungen, wie die Polster im Bauch genannt werden, so gefährlich sind, erklärt Martin Reincke, Chefarzt der Inneren Medizin am Universitätsklinikum Innenstadt München:»Dieses Fett ist sehr stoffwechselaktiv, das heißt, es wird schnell mobilisiert und erhöht so das Risiko für viele Krankheiten.« Erhöhter Blutdruck, Neigung zur Zuckerkrankheit und Herz-Kreislauf-Erkrankungen sind eine mögliche Folge übermäßiger Korpulenz.

Ärzte der University of Texas in Dallas haben untersucht, ob das Verhältnis von Taille zu Hüfte damit zusammenhängt, wie stark die Herzkranzgefäße verkalken.[5] Die Kardiologen haben nahezu 3000 gesunde Erwachsene im Alter zwischen 18 und 65 Jahren in ihre Studie einbezogen. Mittels Computertomographie erfassten die Ärzte den Zustand der Koronararterien.»Unsere Studie zeigt, dass Leute, die um den Bauch herum Fettpolster anlegen, mehr atherosklerotische Ablagerungen aufweisen als diejenigen mit einem niedrigeren Verhältnis von Taille zu Hüfte«, sagt der Internist James de Lemos, der die Studie geleitet hat.

Die im Englischen so bezeichnete Waist-to-hip-ratio (WHR) beträgt für Frauen idealerweise 0,7 und für Männer 0,9. Steigt der Wert und damit der Hüftumfang, ist das Risiko für Tumore und Gefäßleiden erhöht und die Fruchtbarkeit sinkt. Bei Teilnehmern mit dem schlechtesten Taille-Hüfte-Verhältnis finden sich mehr als doppelt so oft Kalkablagerungen in den Herzkranzgefäßen als bei jenen mit dem niedrigsten Quotienten. Das Risiko für Verkalkungen der Hauptschlagader ist sogar dreimal so hoch in der Gruppe mit der höchsten WHR.

Dass Fett unterschiedlich gefährlich ist, erklären Forscher durch dessen variable biologische Aktivität. Rund um die Taille ist es offenbar ständig im Umbau und gibt entzündungsfördernde Eiweißstoffe ab, die Verkalkungen in den Blutgefäßen begünstigen. Das Fett an der Hüfte ist stoffwechselträge.»Man muss nicht immer den Teller leer essen«, empfiehlt James de Lemos.»Besser Essen wegwerfen, als es am Bauch anzulagern.«

Mollige leben länger

Die Gefahren durch erhöhtes Gewicht werden von Laien wie Medizinern immer wieder beschworen. Eine riesige Diät- und Lebensmittelindustrie lebt davon, Menschen ein schlechtes Gewissen und Gesundheitsrisiken wegen ein paar Pfunden mehr auf den Hüften einzureden. Doch die wissenschaftlichen Belege dafür sind dünn. Dies zeigt sich schon daran, dass die Menschen in den wohlhabenden Ländern in den vergangenen Jahrzehnten zwar immer dicker geworden sind, der Anteil der Herzinfarkte und Schlaganfälle im gleichen Zeitraum aber stark zurückgegangen ist.[6] Die Lebenserwartung steigt, obwohl die Menschen angeblich immer fülliger werden.[7]
Amerikanische Forscher werteten Erhebungen aus, die von 1971 bis 2004 mehr als 2,3 Millionen Erwachsene umfassten.[8] Ihr Fazit: Menschen, die nach der WHO-Definition Übergewicht haben, leben sogar am längsten.»Die Sterblichkeit war bei Untergewicht und Fettleibigkeit erhöht«, sagt Katherine Flegal, die Hauptautorin der Studie.»Unter den Übergewichtigen gab es hingegen deutlich weniger Todesfälle als unter den Normalgewichtigen.«
Es gibt keine genaue Erklärung dafür, aber viele plausible Annahmen: Mollige erholen sich anscheinend schneller von Operationen und sind zudem weniger anfällig für Infektionen, und bei manchen Krankheiten ist ihre Prognose schlicht besser.»Vielleicht liegt es daran, dass Übergewichtige mehr Nahrungsreserven und Muskelmasse haben«, spekuliert Flegal.»Sie können dann noch etwas zusetzen.« Die Auswertungen der Wissenschaftler haben ergeben, dass die Gesundheitsrisiken frühestens mit einem BMI von 30 ansteigen, nach manchen Berechnungen sogar erst ab einem BMI von 35 – also erst dann, wenn die Menschen richtig dick sind.
Es ist paradox: Die Debatte um das Übergewicht wird mit zunehmender Wucht geführt, obwohl die gesundheitlichen Gefahren umstritten sind und vermutlich nur wenige ganz Dicke betreffen.

Die Diät- und Ernährungsindustrie und mit ihr verbundene Wissenschaftler wehren sich naturgemäß dagegen, dass ein kleiner Hüftring und Bauchansatz gesund sein sollen. Sie sehen leichtes Übergewicht gleichsam als Einstiegsdroge zur Fettleibigkeit und warnen – gerne mit Bildern von unfassbar dicken Amerikanern – vor den Folgen der maßlosen Völlerei. Doch offizielle Stellen reagieren: Die amerikanische Seuchenschutzbehörde CDC hat vor wenigen Jahren die Zahl von 400 000 Todesfällen, die angeblich allein in den USA jedes Jahr auf schlechte Ernährung und Bewegungsmangel zurückzuführen seien, nach unten korrigiert. Nach genauerer Analyse hieß es mittlerweile, dass »nur« etwas mehr als 100 000 Menschen an den Folgen von Völlerei und Passivität sterben.

Viele seriöse Studien zeigen: Von einer »Fettwelle« kann nicht die Rede sein: Das Durchschnittsgewicht der Erwachsenen ist seit Ende der neunziger Jahre kaum gestiegen. Auch dass Kinder immer moppeliger werden, stimmt nicht. In den USA ist der Anteil dicker Kinder seit Jahren konstant. Nach Daten des Robert Koch-Instituts sind in Deutschland 6,3 Prozent der 3- bis 17-Jährigen adipös, unter den 18- bis 20-Jährigen sind es drei Prozent.

Falsche Schlankheitsideale fordern hingegen deutlich mehr Opfer als ein paar Fettringe: Von den 3- bis 17-Jährigen sind sieben Prozent untergewichtig oder stark untergewichtig. 100 000 Frauen leiden in Deutschland an Magersucht, etwa 15 Prozent von ihnen sterben daran. Die Zahl der Bulimikerinnen liegt bei fast 700 000. Wenn trotzdem nur die Dicken im Mittelpunkt der Aufmerksamkeit stehen, gibt es dafür keine medizinische, sondern eine soziologische Erklärung. Das Gerede über die zunehmende Fettleibigkeit der Deutschen bietet nämlich die Gelegenheit, Vorurteile als Vorsorge zu kaschieren.

Dick und doof – wenn Vorurteile als Vorsorge kaschiert werden

Dass Dummheit dick macht und Bildung schlank hält, war eines der besonders betonten Ergebnisse der »Nationalen Verzehrstudie«, die 2008 vorgestellt wurde. Niedriger sozialer Status erhöhte demzufolge das Risiko für Übergewicht. Dick und doof gehören zusammen. Der Studie zufolge waren unter Männern mit Hauptschulabschluss fast 75 Prozent übergewichtig oder fettleibig. Männer mit Abitur fielen hingegen nur zu knapp 55 Prozent in diese Gewichtsklasse. Bei den Frauen war der Unterschied noch deutlicher: Während 66 Prozent der Befragten mit Hauptschulabschluss übergewichtig oder fettleibig waren, betrug der Anteil unter Frauen mit Abitur nur knapp 31 Prozent.

Die Studie und die darauf folgende Kampagne hatten ein eindeutiges Ziel: Soziale Unterschiede sollten verfestigt und Dicke als ungesund und unterprivilegiert diffamiert werden. Der Appell an die Vorsorge geht dabei nicht nur mit – wissenschaftlich fragwürdigen – medizinischen Ermahnungen einher, sondern auch mit dem Aufruf, dünner zu sein und sich kultivierter zu benehmen. »Von wegen Werteverfall«, schreibt Ernährungspsychologe Christoph Klotter von der Hochschule Fulda. »Die Werte haben sich nur verkörpert.« Längst gelte nicht mehr die liberale Formel des aufgeklärten Absolutismus, wonach jeder nach seiner Fasson glücklich werden könne. Die Möglichkeit zum Glück wird nur dem zugesprochen, der dem Schlankheitsideal entspricht. »Es gibt nur eine Fasson«, so Klotter. »Und die heißt schlank.«

»Die Präventionsprogramme gegen Übergewicht gleichen Kreuzzügen«, sagt der Soziologe Ulrich Bröckling. »Ihre Logik ist die der vorauseilenden Säuberung. Gegen welches Übel auch immer angetreten wird, es soll eliminiert werden.«[9] Es wird kaum ein Anlass versäumt, um das Dicksein anzuprangern. Um die Frage, ob die Deutschen durch schlechte Ernährung unnötig ihr Leben verkürzen, geht es längst nicht mehr. Dominant sind moralisierende Appelle. Das in jeder Hinsicht maßlose Prekariat soll in die

Schranken gewiesen werden. Den Dicken und Armen soll nicht nur das Ekel-TV abgewöhnt, sondern auch endlich Benimm- und Esskultur beigebracht werden. »Keine Happy Meals mehr für die Unterschicht!«, hat der Bremer Sozialwissenschaftler Friedrich Schorb diese Erziehungsmaßnahmen auf den Punkt gebracht.[10] Die Folge dieser ständig beschriebenen Unterscheidung ist eine gesellschaftliche Spaltung. Die Dicken, das sind, von wenigen Ausnahmen abgesehen, eben auch die Armen und die Dummen. Längst ist ein wohlgeformtes Embonpoint kein Zeichen von Wohlstand und kommoder Fülle mehr, sondern ein sozialer Makel. Der Politik, die diesen Diskurs aufnimmt, geht es nicht um medizinische Notwendigkeiten, sondern um Handlungen mit Symbolcharakter. Aus feinen werden fette Unterschiede.

Zeitschriften und Magazine zeigen immer wieder die gleichen Bilder von Übergewichtigen in Badehose. Das Bild zweier extrem dicker Menschen von hinten auf einem Bootssteg wurde vielfach gedruckt. Wie früher der Elefantenmensch dem Voyeurismus der Öffentlichkeit feilgeboten wurde, so sind es heute Fotos von dicken Kindern, die sich im Sportunterricht quälen, oder von Amerikanern im XXL-Format. Auf den vermischten Seiten finden sich regelmäßig Meldungen über Menschen, die so dick waren, dass sie nicht mehr in die Badewanne, auf den OP-Tisch oder in den Sarg passten – gerne in dieser Reihenfolge, die in einer offenbar zwingenden Steigerung von körperlicher Verwahrlosung über Krankheit zum Tod führt.

Deshalb sollen dem Land mit Formeln wie »Fit statt Fett« oder »3000 Schritte« Beine gemacht werden. Antreiber sind Gesundheitsminister aller politischen Parteien, ob sie nun Künast, Seehofer, Schmidt, Rösler oder Bahr heißen. Aber auch Ernährungswissenschaftler, die gesellschaftliche Aufwertung wittern, machen bei den fragwürdigen Kampagnen mit. Inszeniert wird der Gegensatz zwischen der körperlich wohlgeformten Klasse, die eine gesellschaftliche Vormacht beansprucht, und dem Ernährungs-Prekariat, das sprachlos ist und bei Diätratgebern oder Kochsendungen Trost sucht.

Die Aufgabenverteilung in den Debatten ist klar: Die da oben erklären denen da unten, was und wie sie zu essen haben. Gegenüber stehen sich die – zumeist körperlich wohlgeformte – Klasse, die eine gesellschaftliche Meinungsführerschaft beansprucht, und auf der anderen Seite das Ernährungs-Prekariat, das meist stimm- und sprachlos ist und in Büchern über erfolglose Diäten wie »Moppel-Ich« Trost sucht. Darüber zu reden, dass Übergewicht und Fast-Food-Konsum in erster Linie ein Schichtenproblem sind, ist Teil der Erziehungsmaßnahme. Erniedrigend aber ist es, dass dicke Menschen durch das endlose Gerede über Gewicht und Gesundheit permanent vermittelt bekommen, dass es nicht in Ordnung ist, so wie sie sind.

Schlank und diszipliniert – die feinen Unterschiede

In einer Gesellschaft, in der theoretisch jeder genug zu essen hat, zeugt es von Disziplin, Eigenverantwortung und Leistungswillen, schlank zu bleiben. »Viele Leute denken heutzutage, wer einen Herzinfarkt hatte, muss sich vorher der Völlerei und Liederlichkeit hingegeben haben«, sagt der New Yorker Ernährungsforscher Paul Marantz und wählt ein drastisches Bild. »Wenn sich jemand einen Cheeseburger an die Lippen hält, ist das mittlerweile moralisch gleichbedeutend damit, jemandem eine Pistole an die Schläfe zu setzen.«

Der Herzinfarkt hat parallel zu dieser Entwicklung an gesellschaftlicher Achtung verloren. Galt er früher als Heldentod der Führungskräfte, bleibt heute denen das Herz stehen, die die Ernährungs- und Fitnesswelle verschlafen haben. Der Politik, die diesen Diskurs aufnimmt, geht es nicht um medizinische Notwendigkeiten, denn die sind nur bei den extrem Übergewichtigen – und viel mehr noch bei den stark Untergewichtigen – gegeben, sondern um Handlungen mit Symbolcharakter.

Dadurch werden in der Gesellschaft »die feinen Unterschiede«,

wie der französische Soziologe Pierre Bourdieu in seinem gleich-
namigen Buch von 1987 die Versuche ästhetischer Abgrenzung
genannt hat, weiter vertieft.[11] Bei Bourdieu waren es die Woh-
nungseinrichtung, waren es Zeitschriften und Bücher, die man
seinen Gästen präsentierte. Heute sind es Menüfolgen oder er-
lesene Nahrungsmittel. Es zählt mehr, beim Sternekoch einen
Tisch zu reservieren, als im Bus zum *Phantom der Oper* zu
fahren. Gewichtsgegensätze verfestigen Klassengegensätze. Das hat absurde Folgen: Die einen erörtern beim passenden Wein zur Vorspeise Erfahrungen mit Trennkost, die anderen machen sich eine
Tiefkühlpizza warm, während sie fasziniert die fremde Welt der
Koch-Shows im Fernsehen betrachten, in der die Nahrungszu-
bereitung als exotisches Kunsthandwerk zelebriert wird. Während das Essen im Alltag an kultureller Bedeutung verliert und
für Lebensmittel seit Jahren immer weniger vom Gesamteinkom-
men aufgewendet wird, wird das Kochen inszeniert. In den letzten Jahren hat das Buchsegment der Kochbücher, vor allem der
Bücher der TV-Köche, geradezu geboomt. Mit der Art, wie man
über Essen redet und sich beim Essen in Szene setzt, lässt sich
gesellschaftlicher Distinktionsgewinn erzielen, wie es Soziologen nennen.

Die meisten Ernährungsempfehlungen sind wissenschaftlich
zwar kaum zu belegen. Doch um die Frage, ob die Deutschen
ungesund essen und das überflüssige Fett tatsächlich ihr Leben
verkürzt, geht es in der Ernährungsdiskussion auch nur vorder-
gründig. Die medizinisch-wissenschaftlichen Debatten darüber,
was gesund ist und was nicht, sind längst untrennbar verbunden
mit moralisierenden und pädagogischen Appellen. Die in jeder
Hinsicht maßlose Unterschicht soll diszipliniert werden. Nach
wertkonservativen Maßstäben heißt das, den Dicken, Armen und
Nichtprivilegierten nicht nur das Trash-TV abzugewöhnen, sondern ihnen auch endlich Esskultur beizubringen.

18 pfundige Tatsachen
über das passende Gewicht

1. Der Begriff »Übergewicht« gehört aus medizinischer Sicht gestrichen – oder umbenannt in: Idealgewicht.

2. Wer geringes bis mittleres Übergewicht aufweist, lebt am längsten und ist weniger anfällig für Krankheiten.

3. Im mittleren Alter ist ein BMI um 27 mit der geringsten Sterblichkeit verbunden. Im Alter über 70 Jahre geht ein BMI zwischen 27 und 35 mit der geringsten Sterblichkeit einher.

4. Mollige erholen sich schneller von Operationen, bei manchen Krankheiten ist ihre Prognose besser.

5. Die Gefahr zu erkranken steigt erst mit erheblichem Übergewicht.

6. Fitte Dicke sind gesünder als schlappe Schlanke.

7. Die Fettverteilung beeinflusst das Herz-Kreislauf-Risiko. Speck um den Bauch – die typische Apfelform – erhöht die Infarktgefahr stärker als ähnlich viel Fett an der Hüfte, die Birnen- oder Rubensform.

8. Das Durchschnittsgewicht der Menschen in den reichen Ländern ist seit Ende der neunziger Jahre kaum gestiegen. Auch dass Kinder immer dicker werden, stimmt nicht. In den USA ist der Anteil dicker Kinder seit Jahren konstant, in manchen Regionen Deutschlands sogar rückläufig.

9. Ein wohlgeformter Bauch ist kein Zeichen für Wohlstand mehr, sondern ein sozialer Makel.

10. Ernährungstipps und Gewichtsempfehlungen sind getarnt als Gesundheitsappelle, tatsächlich zementieren sie soziale Unterschiede.

11. Die Dicken werden diffamiert, dabei sind Magersucht und Bulimie die gravierenderen Probleme. Falsche Schlankheitsideale fordern mehr Opfer als ein paar Fettringe.

12. In der Debatte um dicke Deutsche und die Volkskrankheit Übergewicht geht es nicht um eine Massen-, sondern um eine Klassenfrage: Gewichtsgegensätze werden als Klassengegensätze interpretiert. Soziale Unterschiede sollen verfestigt und Dicke als ungesund und unterprivilegiert ausgegrenzt werden.

13. Das Prinzip, das sich hinter Erziehungsmaßnahmen zur besseren Ernährung und Gewichtsreduktion verbirgt, lautet aktivieren und demütigen. Die größere Erniedrigung besteht jedoch darin, dass dicke Menschen permanent vermittelt bekommen, dass es nicht in Ordnung ist, wie sie sind.

14. Die von Ärzten seit Jahrzehnten wiederholte Ermahnung, weniger zu salzen, um Herz und Gefäße zu schonen und länger zu leben, ist starken Zweifeln ausgesetzt – zudem kommen 80 Prozent des Salzes im Essen nicht aus dem Streuer, sondern sind in Nahrungsmitteln bereits verarbeitet.

15. Vorbilder machen dick. Allerdings richten sich die Menschen in ihrem Essverhalten eher nach dem Freundeskreis als nach der Familie.

16. Allein sein Gewicht täglich aufzuschreiben und in ein Kurvendiagramm einzutragen führt zu einer Gewichtsabnahme. Man achtet darauf, und allein dies scheint dem Körper bereits ein paar überflüssige Pfunde zu entreißen.

17. Werden Kinder oft von den Großeltern betreut, nehmen sie zu – vermutlich weil sie sich dort weniger bewegen und Oma und Opa Süßigkeiten eher als Belohnung einsetzen.

18. Regelmäßige Mahlzeiten mit der Familie, ausreichend Schlaf zu festen Zeiten und begrenzter Fernsehkonsum schützen Kinder vor Übergewicht.

Vitamine als Zauberformel

Der Irrglaube an die Heilkraft der Vitamine

Der alte Mann wollte mehr, viel mehr. Nicht die doppelte Menge des weißen Pulvers nahm er zu sich, sondern das Zehn- bis Hundertfache. Mit dieser täglichen Überdosis Vitamin C wollte Linus Pauling 100 Jahre alt werden. Das widersprach damals und widerspricht noch heute allen Empfehlungen: Ernährungsexperten, Verbraucherschützer und Arzneimittelkommissionen sind sich einig, dass 80 bis 100 Milligramm Vitamin C den Tagesbedarf decken. Bei Kindern liegt die empfohlene Menge etwas darunter. Raucher, Schwangere und stillende Mütter benötigen maximal 150 Milligramm pro Tag. Bei durchschnittlicher gemischter Kost wird dieser Bedarf mit der Nahrung gedeckt. Doch Linus Pauling schluckte das Vitamin C löffelweise.

Der zweifache Nobelpreisträger Pauling wurde für seine Forschung an Proteinen und am Erbmolekül verehrt, Albert Einstein bezeichnete ihn als »echten Genius«. Für seine in den sechziger Jahren aufgestellte »Vitamintheorie« und die später von ihm begründete »orthomolekulare Medizin«, die hoch dosierte Vitamingaben propagierte, erntete er unter Wissenschaftlern jedoch nur Kopfschütteln. Schließlich war damals schon bekannt, dass gesunde Menschen, die sich normal ernähren, nicht fürchten müssen, einen Mangel an Vitaminen zu haben. Mit Vitamin C sind die Menschen in den Industrienationen sogar überversorgt. Skorbut, Rachitis, Beriberi und andere Mangelerscheinungen sind keine Bedrohung in Ländern, in denen die Menschen genug zu essen haben.

Der Glaube an die Heilkraft der Vitamine ist dennoch ungebrochen. Als der ehemalige Fußballer und heutige Sportmanager Horst Heldt im »Kicker«-Interview gefragt wurde, woran er glaube, antwortete er:»An die fünf lebenswichtigen Bausteine in

Nutella.« In der Tat beeinflussen Glaube und Weltanschauung stärker als wissenschaftliche Beweise, was Menschen zu sich nehmen. Besonders populär sind in Deutschland Nahrungsergänzungsmittel. Die Werbung für die mit Vitaminen, Mineralstoffen oder Spurenelementen angereicherten Produkte verspricht wahre Wunderdinge. Gleichzeitig bieten die Präparate Entlastung fürs schlechte Gewissen nach Diätsünden. In Obst und Gemüse sind Vitamine gesund, als Zusatzpräparate schaden sie eher. Doch diese Unterscheidung ist den meisten Menschen egal.»Vitamine sind der Inbegriff der Gesundheit«, hatte der Ernährungswissenschaftler Volker Pudel von der Universität Göttingen schon früh erkannt.»Die Leute glauben, dass durch Vitaminzusätze aus ungesunden Lebensmitteln gesunde werden.«

Ein Irrglaube. Was in Obst und Gemüse gesund ist, hilft als Pulver oder Kapsel nur selten. Es kann sogar das Leben verkürzen. Immer mehr Untersuchungen zeigen, dass die vermeintlich gesunden Pülverchen sogar schaden und die Lebenserwartung verkürzen können.»Ich war enttäuscht, weil ich von der Biochemie andere Ergebnisse erwartet hätte und das Prinzip einleuchtet, dass Vitaminzusätze nützen«, sagt Holger Schünemann vom Krebsforschungszentrum in Rom.»Aber die Forschungsergebnisse an Menschen sind eindeutig.« Mittlerweile. Die Datensammlung hatte genügend Zeit zu wachsen. Schon in den neunziger Jahren habe sich die schädliche Wirkung der Vitaminzusätze angedeutet, sagt Schünemann.»Jetzt zeigt sie sich immer deutlicher.«

Leiden an der Überdosis

Vitamine können bei Überdosierung Beschwerden auslösen, manchmal sind die Nebenwirkungen erheblich. Die Deutsche Gesellschaft für Ernährung (DGE) gibt seit Jahren Höchstgrenzen für Vitamine an. Die Verbraucherzentrale Bayern warnte schon 2004:»Zu viele Vitamine schaden der Gesundheit.«Damals hatten schon mehrere Studien gezeigt, dass besonders die Vitamine A, E, C und Betacarotin, wenn sie in Nahrungsergänzungsmitteln aufgenommen werden, unterschiedliche Nebenwirkungen auslösen und der Gesundheit schaden können. Betacarotin, eine Vorstufe von Vitamin A, erhöht bei Rauchern das Krebsrisiko.[1] Zu viel Vitamin A kann zu Gelbsucht führen, zu viel Vitamin B$_6$ zu Nervenstörungen. Vitamin C im Überfluss begünstigt Nierensteine und Durchfall. Zu viel Vitamin D schwächt die Muskeln und lässt innere Organe verkalken. Eine regelmäßige Überdosis Vitamin E hemmt die Blutgerinnung. Eine internationale Übersichtsstudie unter Leitung dänischer Forscher hat 2008 sogar ergeben, dass die Vitaminpräparate Betacarotin, Vitamin A und E nicht nur nichts nützen, sondern das Leben verkürzen können.

Trotzdem gelten Vitaminzusätze als gesund und unbedenklich. Ihnen wird nachgesagt, dass sie vom schweren Krebsleiden bis zur banalen Erkältung fast jede Krankheit verhindern können. Keine andere Substanzgruppe verfügt über ein ähnlich positives Image – irgendwo zwischen Allheilmittel und Jungbrunnen. In jüngster Zeit mehren sich allerdings Hinweise darauf, dass Nahrungsergänzungsmittel nicht gesund sind, sondern eher schaden als nutzen. Forscher vom Cochrane-Zentrum Kopenhagen kamen in großen Übersichtsstudien sogar zu dem Ergebnis, dass Vitaminzusätze die Sterblichkeit erhöhen und keineswegs vor Krebs schützen.[2]

Die Cochrane-Forscher hatten für ihre Meta-Analyse 67 hochwertige Fachartikel ausgewählt, in denen mehr als 230 000 Teilnehmer untersucht wurden. Die Probanden bekamen entweder ein Scheinmedikament oder antioxidatives Betacarotin, Vitamin A, Vitamin C, Vitamin E und Selen. Während in der Placebogruppe 10,5 Prozent der Teilnehmer im Beobachtungszeitraum starben, kamen 13,1 Prozent der Probanden, die Vitaminzusätze nahmen, ums Leben. Die Forscher unterteilten ihre Analyse in Studien an gesunden und kranken Teilnehmern. In

beiden Gruppen waren Vitaminzusätze eher schädlich als nützlich.

»Regulierungsbehörden sollten sich endlich trauen, die Vitamin-
industrie stärker zu kontrollieren – ohne abhängig von ihr zu
sein«, sagt Christian Gluud, der das Kopenhagener Zentrum
leitet. »Hier ist die Politik dringend gefragt.« Um Nahrungsergänzungsmittel zu verkaufen, muss nicht ein Hauch von Nutzen
nachgewiesen, sondern nur der hygienische Standard eingehalten
werden.

Schon 2007 hatte das dänische Autorenteam einen Extrakt der
Daten publiziert.[3] Seinerzeit gab es einen empörten Aufschrei
von Vitamingläubigen, Herstellern und industrienahen Forschern.
Sie zweifelten die Studie an. »Auch nach gründlicher Überarbeitung dieser zusammenfassenden Studie zeigt sich, dass Vitaminzusätze im Mittel eher schaden als nutzen«, sagt Gerd Antes, der
das deutsche Cochrane-Zentrum in Freiburg leitet. »Die Kritik
hat nichts an dieser Aussage geändert.«

Dabei sind die möglichen Schäden wohl bekannt, die zu viele
Vitamine in Pulverform auslösen können. Ärzte haben dafür
den Begriff Hypervitaminose geprägt, Verbraucherzentralen und
Ernährungsexperten sprachen bereits Warnungen aus. Die Übersichtsarbeit aus Dänemark hat lediglich auf hohem wissenschaftlichen Niveau den Forschungsstand zusammengefasst, wonach
die verschiedenen Schädigungen lebensverkürzend wirken können. »Wir wissen nicht, wie viele industrienahe Studien nicht
veröffentlicht werden, weil kein Nutzen herausgekommen ist«,
sagt Holger Schünemann. Würde das zutreffen, wären die Warnungen sogar noch untertrieben.

Und warnen müssen die Forscher. Nach verschiedenen Erhebungen nimmt etwa ein Viertel der Erwachsenen in Deutschland
gelegentlich Vitaminpräparate oder andere Nahrungsergänzungsmittel ein. In den Industrienationen schlucken nach zurückhal-
tenden Schätzungen zehn bis 20 Prozent der Bevölkerung regelmäßig Vitaminpräparate, das sind zwischen 80 und 160 Millionen Menschen.

Genauere Zahlen gibt es nicht, denn Vitamine aus der Packung sind fast immer frei verkäuflich und nicht apothekenpflichtig. Das heißt, die Anbieter müssen weder nachweisen, dass die Präparate wirken, noch müssen sie schwere Nebenwirkungen ausschließen, bevor die Mittel auf den Markt kommen. Gesetzgeber und Arzneimittelbehörden behandeln sie nach dem Motto: Nutzen nichts, schaden aber auch nichts.»Alles ist reglementiert in Deutschland, aber um die Ernährung kümmern sich die Behörden kaum«, sagt Ulrich Oltersdorf, der lange in der Bundesforschungsanstalt für Ernährung in Karlsruhe tätig war.

So können Hersteller mit Vitaminpräparaten jährlich allein in Deutschland einen Umsatz von 500 Millionen Euro erwirtschaften – die Umsätze in den Discountern nicht mitgerechnet, denn die lassen sich nicht erfassen. Bekannt dagegen ist der Verkaufsschlager: Vitamin C. 140 Millionen Euro werden jährlich damit umgesetzt – kein anderes Einzelvitamin ist so populär. Es steht gleichsam stellvertretend für alle Vitamine, und der Inbegriff für den Vitaminspender ist die Zitrone.»Sagen Sie den Leuten mal, sie sollen Vollkornbrot essen, um Vitamine aufzunehmen. Das wäre sinnvoll, aber alle fragen dann: Wieso?«, hatte Ernährungsexperte Volker Pudel den irrationalen Umgang mit Vitaminen charakterisiert.

Das Problem liegt in Deutschland vor allem bei der Erwartungshaltung der Verbraucher. Viele Menschen wollen ihr Verhalten nicht ändern und weiterhin wenig Obst und Gemüse essen. Die Vitaminpille dient ihnen dann als nachträgliches Alibi. Ulrich Oltersdorf sagt:»Wir haben einen Ernährungsanalphabetismus, daher wird jedes Werbeversprechen geglaubt.«

Allerhand Wunderdinge dürfen den Pulvern, Pillen und Säften ungeprüft nachgesagt werden. Glaubt man der Werbung, halten die Zusatzpräparate die Arterien elastisch und schützen vor Verkalkung, verhindern Krebs und stärken die geistige Leistungskraft. Zusätzlich helfen Vitamine aus der Dose angeblich gegen Ermattung, bauen das Immunsystem auf und wehren so Infektionen ab. Zudem, so die Annahme, verleihen sie Spannkraft und

Vitalität – das suggeriert ja schon der Name, der sich aus »Vita«, Leben, und »Amin«, Eiweißstoff, zusammensetzt. Ein Jungbrunnen in der Brausetablette?

Der Unterschied zwischen Brausepulver und einem Apfel

Es ist unbestritten, dass Vitamine, die in Obst, Gemüse, Getreide und Fleisch enthalten sind, nicht nur gesund, sondern lebensnotwendig sind. Der Körper braucht die Substanzen für Stoffwechsel-, Reparatur- und Aufbauvorgänge. Er kann Vitamine nicht herstellen, sie müssen ihm zugeführt werden. Vitamine helfen, die Knochen zu härten und die Sehkraft zu stärken. Vitamine regulieren die Blutgerinnung, stimulieren das Längenwachstum ebenso wie die Spermienproduktion. Sie befeuern den Stoffwechsel und machen aggressive Sauerstoffmoleküle, die freien Radikale, unschädlich. Meistens erledigen Vitamine diese Aufgaben als Helfershelfer im Hintergrund. Sie stimulieren die notwendigen chemischen Prozesse. Ohne sie liefe im Körper nichts.

Nur: Alle diese lebenswichtigen Wirkungen entfalten lediglich diejenigen Vitamine, die in pflanzlichen oder tierischen Produkten enthalten sind. Vitaminzusätze erfüllen diese Funktion nicht, egal ob es sich um Einzel- oder Multivitaminpräparate, um Tabletten, Pulver oder Säfte handelt. »In einem Apfel sind schätzungsweise tausend Substanzen enthalten, wir kennen noch nicht alle«, sagt Ulrich Oltersdorf. »Das Vitaminpräparat ist aber nur ein Stoff. Unser Körper braucht jedoch das Zusammenspiel aller Stoffe.«

Für die Wirkung ist es auch egal, ob die Präparate als »synthetische« oder »natürliche« Vitamine angepriesen werden. Warum das Original aus der Natur wirkt, die Substanzen aus der Packung hingegen nicht, können Wissenschaftler noch nicht erklären. Entweder ist die Zusammensetzung und Konzentration der Vitamine nur dann optimal, wenn sie aus pflanzlichen oder tierischen Lebensmitteln aufgenommen werden. Oder es gibt noch andere, nicht näher bestimmte Bestandteile in Obst, Gemüse, Getreide und Fleisch, die notwendig sind, damit Vitamine die Gesundheit fördern. »Nur aus ganzem Leben entsteht neues Leben«, sagt Oltersdorf. Für eine ausgewogene Ernährung sind Brausetabletten jedenfalls kein Ersatz.

Verbraucher kann es verwirren, dass sich die Ergebnisse aus dem Labor von denen unterscheiden, die mit Vitaminen an Menschen gewonnen werden. Im Reagenzglas beobachten Forscher immer wieder, dass Vitaminzusätze positiv wirken. Dann wurden allerdings nur isolierte Effekte der Vitamine auf Zellen, chemische Reaktionen oder simulierte Stoffwechselprozesse untersucht. Die Hersteller übertragen diese Ergebnisse aus Experimenten oft ungeprüft auf die Wirkung bei Menschen und schüren mit blumigen Versprechen Heilserwartungen.

»Dies ist ein weiteres Beispiel dafür, dass Erkenntnisse aus der Grundlagenforschung im Labor über antioxidative und Krebs verhindernde Eigenschaften von Vitaminen nicht einfach auf Menschen übertragen werden können«, sagt Gerd Antes vom Cochrane-Zentrum. »Der Hinweis auf die erhöhte Sterblichkeit ist dramatisch. Jetzt ist die Medizin gefordert, sich damit auseinanderzusetzen und Erklärungen zu finden.«

»Verbraucher werden in die Irre geführt«, sagt auch Christian Steffen vom Bundesinstitut für Arzneimittel und Medizinprodukte (BfArM). »Sie denken, sie tun sich mit Vitamintabletten etwas Gutes. Aber das Gegenteil ist der Fall.« Werden Vitaminzusätze an Menschen erprobt und nicht im Reagenzglas, sind die Ergebnisse niederschmetternd. Gesunden hat es in Studien bisher nie genutzt, Vitaminpräparate einzunehmen – selbst dann nicht, wenn sie sich nicht sehr gesund ernährten.

Wer fragt, warum Vitaminpräparate noch frei verkäuflich sind, obwohl sie womöglich die Gesundheit gefährden und nichts nutzen, bekommt ausweichende Antworten. »Die Lobbygruppen sind groß, das ist schon frustrierend«, sagt Christian Steffen, der lange Jahre am BfArM die Abteilung für Arzneimittel-Neuzulassungen geleitet hat und jetzt für klinische Prüfungen zuständig ist.»Zudem gibt es zu wenig handfeste Hinweise auf spezifische Schäden durch die Präparate.«

Die Legende vom Mangel

Ärzte wissen, dass sich trotz der ernüchternden Forschungsergebnisse auch gesunde Menschen manchmal leistungsfähiger fühlen, wenn sie Vitaminpräparate nehmen. Wer davon überzeugt ist, dass er sich mit den Pulvern etwas Gutes tut, dem geht es oft besser.»Ich spüre doch, dass es mir hilft«, sagen die Betroffenen. Dieser Placeboeffekt kann bis zu 30 Prozent eines Heilerfolgs ausmachen, also Beschwerden lindern oder das Wohlbefinden steigern. Mit einer spezifischen Wirkung der Vitaminzusätze hat dies jedoch nichts zu tun. Wer fest daran glaubt, dem geht es auch besser, wenn er ein paar Zuckerkügelchen lutscht.

Manche Ärzte nutzen das – sie verordnen ermatteten Menschen »Aufbauspritzen« und »Vitaminkuren«, die von den Patienten meist selbst bezahlt werden müssen. Eine spezifische Wirkung haben diese Mittel nicht, außer dass die Patienten glauben, sich etwas Gutes zu tun – und dass der Arzt zusätzlich daran verdient.

Es gibt nur seltene Ausnahmen, in denen aus einem frei verkäuflichen Vitaminpräparat, das nichts nutzt – eben weil kein Mangel besteht –, ein Medikament wird, das der Gesundheit dient. Dies ist bei starker Auszehrung, etwa bei Krebskranken, der Fall. Und es gilt auch zu Beginn der Schwangerschaft, wenn der Folsäurebedarf erhöht ist. Dieses Vitamin verringert das Risiko, dass ein Baby mit offenem Rücken zur Welt kommt.

Doch die Beispiele für fehlende oder schädliche Wirkungen der Vitaminpräparate überwiegen. Jede eingenommene Substanz verschiebt das Gleichgewicht der Nährstoffe im Körper. Wer Kalzium im Übermaß nimmt, kann Zink schlechter verstoff-

wechseln. Zu viel Molybdän führt dazu, dass mehr Kupfer aus-
geschieden wird. Deshalb sollten Vitaminzusätze nicht mehr als
das Dreifache der empfohlenen Tagesdosis enthalten, bei den
Vitaminen A und E darf es nur die einfache Menge sein. Die
Zeitschrift »Ökotest« bewertete etliche Vitaminpräparate als
ungenügend. Die Inhaltsstoffe lagen teilweise weit über dem
dreifachen Tagessatz.
Ob wissenschaftliche Untersuchungen Vitamingläubige überzeugen, ist jedoch zweifelhaft. So hält sich hartnäckig die Mär, dass
Lebensmittel immer weniger Nährstoffe und Vitamine enthiel-
ten. Durch Kunstdünger und Pestizideinsatz seien die Pflanzen
ausgelaugt und ihrer Inhaltsstoffe beraubt, so die Behauptung.
Das ist schlicht erfunden. Seit mehr als 50 Jahren bestimmt die
Deutsche Gesellschaft für Ernährung (DGE) den Nährstoffgehalt
von Nahrungsmitteln. In diesem halben Jahrhundert waren die
Schwankungen minimal. Nichts weist darauf hin, dass pflanzlichen Lebensmitteln mit der Zeit ihr Vitamingehalt abhanden-
gekommen ist.
Die moderne Nahrungsmittelproduktion führt eher dazu, dass
manche Lebensmittel ein Übermaß an Vitaminen enthalten. Sie
dienen auch als Konservierungsmittel. Die Zusätze an Vitamin C
in Fruchtsäften, Bonbons oder Gummibärchen aber sind völlig
sinnlos. Sie haben nur die Folge, dass Deutsche jeden Alters seit
Jahren mehr Vitamin C zu sich nehmen, als die DGE empfiehlt.
Sogar in Cola, Fanta und anderen Limonaden sind Vitamine
enthalten. Aber nicht, weil sie gesund sind, sondern – wie auf
der Homepage von Coca-Cola zu lesen ist – »um die Haltbar-
keit zu verlängern«. Die Vitamine werden nicht immer als solche
beworben, sondern tauchen als E-Nummern auf. »Häufig ver-
wendete Antioxidanzien sind Vitamin E (E 307) und L-Ascorbin-
säure (E 300), bekannt als Vitamin C«, ist bei den Brauseherstel-
lern zu erfahren.
Der Bedarf an Nährstoffen werde in Deutschland mit Lebensmitteln problemlos gedeckt, schreiben die Autoren des Buchs
»Selbstmedikation« der Stiftung Warentest. Ist dies nicht mög-

lich, reagieren Gesetzgeber und Fachgesellschaften. Deshalb wurde es vor Jahren gesetzlich zugelassen, Speisesalz mit Jod anzureichern. Deshalb empfehlen Ärzte Fluortabletten. An der Vitaminversorgung aber muss man nichts ändern. Der große Vitamintheoretiker Linus Pauling hat sein Ziel übrigens nicht erreicht. 1994 starb er im Alter von 93 Jahren an Krebs. Für diesen Fall hatte der Forscher vorgesorgt. Sollte er nicht die 100 schaffen, so verkündete er zu Lebzeiten, spreche das keineswegs für die fehlende Wirksamkeit seiner Vitaminkur. Er habe dann lediglich zu spät mit ihr begonnen.

15 prickelnde Tatsachen über Vitaminzusätze

1. Gesunde Menschen, die sich normal ernähren, müssen nicht fürchten, einen Mangel an Vitaminen zu haben. Mit Vitamin C sind die Menschen in den Industrienationen sogar überversorgt.

2. 80 bis 100 Milligramm Vitamin C decken den Tagesbedarf eines Erwachsenen. Bei Kindern liegt die empfohlene Menge etwas darunter. Raucher, Schwangere und stillende Mütter benötigen maximal 150 Milligramm pro Tag. Bei durchschnittlicher Kost wird dieser Bedarf mit der Nahrung mehr als gedeckt.

3. In Obst und Gemüse sind Vitamine gesund, als Zusatzpräparate schaden sie eher. Immer mehr Untersuchungen zeigen, dass die vermeintlich hilfreichen Pülverchen zu Krankheiten führen und die Lebenserwartung verkürzen können.

4. Vitaminzusätze erhöhen die Sterblichkeit und schützen keineswegs vor Krebs. Trotzdem nimmt ein Viertel der Erwachsenen in Deutschland gelegentlich Vitaminpräparate oder andere Nahrungsergänzungsmittel.

5. Die Deutsche Gesellschaft für Ernährung gibt Höchstgrenzen für Vitaminzusätze an. Betacarotin, eine Vorstufe von Vitamin A, erhöht bei Rauchern das Krebsrisiko. Zu viel Vitamin A kann zu Gelbsucht führen, zu viel Vitamin B_6 zu Nervenstörungen. Vitamin C im Überfluss begünstigt Nierensteine und Durchfall. Zu viel Vitamin D schwächt die Muskeln und lässt innere Organe verkalken. Eine regelmäßige Überdosis Vitamin E hemmt die Blutgerinnung.

6. Vitamine in Obst, Gemüse, Getreide und Fleisch sind nicht nur gesund, sondern sogar lebensnotwendig. Der Körper braucht sie, er kann Vitamine nicht selbst herstellen. Die lebenswichtigen Wirkungen entfalten aber lediglich jene Vitamine, die in pflanzlichen oder tierischen Produkten ent-

halten sind. Vitaminzusätze erfüllen diese Funktion nicht: Nur aus ganzem Leben entsteht neues Leben.

7. Wir sind Ernährungsanalphabeten und glauben fast jedes Werbeversprechen.

8. Vielen Menschen helfen »Aufbauspritzen« und »Vitaminkuren«, die von den Patienten meist selbst bezahlt werden müssen. Eine spezifische Wirkung haben diese Mittel nicht, außer dass die Patienten glauben, sich Gutes zu tun – wenn hier etwas wirkt, dann der Placeboeffekt.

9. Jede eingenommene Substanz verschiebt das Gleichgewicht der Nährstoffe im Körper. Deshalb sollten Vitaminzusätze – wenn sie schon genommen werden – nicht mehr als das Dreifache der empfohlenen Tagesdosis enthalten, bei den Vitaminen A und E darf es nur die einfache Menge sein. Etliche Vitaminpräparate liegen aber weit über dem dreifachen Tagessatz.

10. Drei Orangen enthalten genug Vitamin C für einen ganzen Tag. Wer dieses Limit ständig mit Pulver überschreitet, riskiert Nierensteine.

11. Blaubeeren sind reich an Kalzium und Carotin, das ihnen Farbe verleiht. Und an Vitamin C: 300 Gramm Beeren sind genug für einen Tag.

12. 150 Gramm Erdbeeren, und der Körper hat genug Vitamin C für den Tag. Kalzium und ein bisschen Zink gibt's obendrein dazu.

13. Heutige Lebensmittel enthalten genauso viele Vitamine wie solche vor 50 Jahren. Der Nährstoffgehalt hat sich nur minimal verändert.

14. Vitamine dienen auch als Konservierungsmittel. Die Zusätze an Vitamin C in Fruchtsäften, Bonbons oder Gummibärchen sind aber für die Gesundheit sinnlos.

15. Sogar Cola, Fanta und andere Limonaden enthalten Vitaminzusätze, um die Produkte länger haltbar zu machen. Das hat zur Folge, dass Deutsche jeden Alters seit Jahren mehr Vitamin C zu sich nehmen, als die Deutsche Gesellschaft für Ernährung empfiehlt.

No sports – oder turne bis zur Urne?

Man jagt sich Tag für Tag durch den Wald, um gesund zu bleiben – und stürzt schließlich mit dem Flugzeug ab. Der Soziologe Niklas Luhmann hat in seiner »Soziologie des Risikos« die Gefahren für Freizeitsportler klar benannt.[1] Doch auch im Wald droht Ungemach. Der ehemalige britische Außenminister Robin Cook war im August 2005 während einer Tour in den schottischen Highlands zusammengebrochen und kurz darauf gestorben. Der Labour-Politiker galt zwar als passionierter Wanderer, litt aber auch an erhöhtem Blutdruck. Angesichts solcher Fälle diskutieren Mediziner immer wieder über die Risiken, denen sich Millionen Freizeitsportler aussetzen.

Dass Sport Mord sei, bewahrheitet sich allerdings nur selten, und Winston Churchill, der »no sports« später zu seinem oft zitierten Lebensmotto machte, war in seiner Jugend selbst ein begeisterter Sportler, der boxte und ritt. »Jemand, der gesund ist, kann sich mit Sport nicht umbringen«, sagt Peter Bärtsch, Vizepräsident der Deutschen Gesellschaft für Sportmedizin und Prävention. »Bewegung ist die natürlichste Sache der Welt, gefährlich wird intensive körperliche Betätigung erst bei vorbestehenden Erkrankungen«, sagt der Mediziner. So gehe ein Herztod während des Sports bei Menschen jenseits der 35 zu 80 Prozent auf eine nicht erkannte Verengung der Herzkranzgefäße zurück.

Schließlich ist unbestritten, dass Ausdauersport die Gesundheit fördern und das Leben verlängern kann – allerdings nur, wenn er richtig betrieben wird.[2] Bis zu acht Jahre Lebenszeit können durch regelmäßiges maßvolles Laufen, Schwimmen oder Radfahren hinzugewonnen werden, haben Ärzte errechnet. Man sollte den Sport, den man treibt, allerdings wirklich mögen und dabei Spaß haben und nicht nur aus Gründen der Gesundheit schwitzen: Schließlich geht die durch Sport gewonnene Lebenszeit für das Training drauf.

Wie viel Bewegung darf's denn sein?

Gerade Menschen, deren körperliche Aktivität sich normalerweise darauf beschränkt, zur U-Bahn zu hasten und im Büro auf die Computertastatur zu hacken, sind anfällig für Schäden an Herz und Kreislauf, wenn sie plötzlich ihre Aktivitäten übertreiben. »Wer nach langer Pause wieder Sport machen will, sollte langsam anfangen«, rät Sportmediziner Peter Bärtsch – und bei Beschwerden und Unwohlsein den Arzt aufsuchen. Doch nicht mal diejenigen, die regelmäßig Sport treiben, verhalten sich vernünftig. Sie entwickeln häufig falschen Ehrgeiz.

Untersuchungen von Sportmedizinern haben ergeben, dass mehr als 60 Prozent aller Hobbyläufer zu schnell rennen. Weil sie nicht so oft zum Joggen kommen, wie sie sich vorgenommen haben, spornen sich die Freizeitsportler zu exzessiven Leistungen an, die dem Körper nicht guttun: Wer es mit Ausdauersport übertreibt, bringt sich jedoch nicht nur um den Trainingseffekt einer kontinuierlichen Leistungssteigerung. Er riskiert auch einen schnelleren Verschleiß von Knochen und Gelenken sowie chronische Erschöpfung.

Besser ist es, so langsam zu laufen, dass man sich eigentlich unterfordert fühlt und noch mühelos unterhalten kann. »Den meisten Hobbyläufern fällt das schwer, weil sie ja merken, dass sie auch schneller könnten und zudem noch öfter von anderen überholt werden«, sagt Martin Halle, Chefarzt der Sportmedizin an der Technischen Universität München. Für das Training der Grundlagenausdauer ist es jedoch optimal, langsam und dafür lieber längere Strecken zu laufen. Und gesünder ist es sowieso.

Es gibt komplizierte Formeln, mit denen sich das optimale Pensum errechnen lässt. Üblich ist beispielsweise die Angabe, die Zahl der Lebensjahre von 220 abzuziehen. Bei einem 40-Jährigen käme man so auf 180. Ungefähr 70 bis 80 Prozent von diesem Wert gelten als die richtige Pulsfrequenz für eine Trainingsbelastung, die fordert, aber nicht überfordert. Bei dem beispielhaften 40-Jährigen käme man so auf einen Trainingsbereich von 126 bis 144 Herzschlägen pro Minute. »So kompliziert muss man es aber gar nicht machen«, sagt Sportmediziner Halle. »Ein Puls von 130, 140 als einfacher Richtwert ist in Ordnung. Und das kann man sich gut merken.« Die alten Regeln »Laufen, ohne zu schnaufen« und auch das von Frank Elstner propagierte Trimmtrab-Programm aus den siebziger Jahren mit dem Motto »Trimming 130« treffen das Ziel ganz gut. Zwar wirkt sich eine Ausdauerbelastung von 45 Minuten dreimal in der Woche positiv auf Herz und Gefäße aus. Fünfmal in der Woche 30 Minuten stramm zu gehen, empfehlen manche Sportmediziner sogar. Würden alle Menschen so gut trainiert sein, gebe es bis zu 50 Prozent weniger Diabetes, 30 Prozent weniger Herzinfarkte und 20 Prozent weniger Krebs, ist Halle überzeugt. Doch an der Lebenswirklichkeit der meisten Menschen gehen solche Trainingspläne vorbei. »Je häufiger Sport getrieben wird, desto besser«, sagt Halle. »Aber mit zu ehrgeizigen Zielen schrecken wir die Leute nur ab.« Wichtiger wäre es, die Menschen, die sich fast nie bewegen, zu ein bisschen mehr Aktivität zu motivieren. Schaffen sie es nach ein paar Übungseinheiten, zehn Minuten zügig zu gehen, wäre das bereits ein Erfolg.

Höchstleistung mit dem richtigen Maß an Erregung

Der große Alltagsphilosoph Boris Becker hatte recht. Wenn er ein Match verlor, begründete er die Niederlage oft damit, dass er »mental nicht gut drauf« war. Erfolg im Sport hat in der Tat viel mit der Psyche zu tun. Auch scheinbar rein körperliche Wettkämpfe werden zumeist im Kopf entschieden. Ob Skifahrer, Boblenker oder Hochspringer – es hilft Athleten, die Strecke oder den Anlauf vorher durchzugehen. Nicht theoretisch, sondern konkret, indem sie sich in die Bewegungsabläufe hineinversetzen. Für Erfolg im Wettkampf ist dann neben optimalem Training vor allem das richtige Maß an Anspannung nötig. Immer wieder gibt es Favoriten und Titelverteidiger, die nicht die rechte Dosis finden. Die Weltmeister straucheln und verpassen Olympia-Gold.

»Man kann sich das Verhältnis zwischen Anspannung und Leistung wie bei einer umgekehrten U-Kurve vorstellen«, sagt Peter Henningsen, Chefarzt der Psychosomatik an der Technischen Universität München. »Die Performance ist bei einem mittleren Grad der Erregung am besten.« Dies gilt nicht nur für Sportler, sondern auch für Schauspieler, Entertainer, Musiker und andere Künstler, die auf der Bühne stehen und auch nach Jahren noch – zu Recht – Lampenfieber bekommen.

Denn ist die Anspannung zu gering und kein bisschen Aufregung vorhanden, können Leistungsreserven nicht vollständig mobilisiert werden. Zu viel Aufregung verhindert es hingegen, flexibel auf unterschiedliche Anforderungen zu reagieren – man verkrampft. »Ich wollte einfach zu viel«, sagen Sportler dann typischerweise nach dem Wettkampf, wenn es »nur« Bronze statt Gold wurde.

Lampenfieber vor Auftritten, schwierigen Gesprächen oder Wettkämpfen kennt jeder. Auch Profis haben nach Jahren der Auftritts- und Wettkampfroutine noch damit zu tun. In Maßen ist es förderlich, weil so die Aufmerksamkeit größer wird und man tatkräftiger agieren kann. Nicht nur mental, auch körperlich ist die Stressreaktion in diesem Falle sinnvoll: Der Puls steigt, der Atem geht schneller, Blut rauscht mit erhöhtem Druck durch die Adern. Gleichzeitig werden Stresshormone wie Adrenalin und Kortisol ausgeschüttet, die den Stoffwechsel anfeuern und bis in die letzte Zelle hinein die Energiereserven ausschöpfen. Die Verdauung wird hingegen gedämpft, Wunden schließen sich schneller – der Körper ist ganz auf Kampf oder Flucht ausgerichtet.

Was evolutionär sinnvoll war, um einem Steinzeitrabauken Paroli zu bieten, oder dabei hilft, sportliche Höchstleistungen zu vollbringen, kann in anderen Situationen jedoch schaden. Wenn man dem Chef gegenübersitzt und nicht wegrennen kann oder vor einer Prüfungskommission schwitzt, läuft die Stressreaktion auf vollen Touren – aber hohl. Richtet sich der Daueralarm gegen den eigenen Körper, macht die chronisch hohe Belastung sogar krank – sie begünstigt Herzleiden, Tinnitus, Magengeschwüre und brüchige Knochen. »Der Übergang vom Lampenfieber zur sozialen Phobie ist fließend«, sagt Henningsen. »Manche Leute haben ja Angst vor jedem, der zuguckt.« Bei normalem Lampenfieber raten Ärzte, sich der Situation immer wieder auszusetzen und dabei die Erfahrung zu machen, dass nichts Schlimmes passiert. In schweren Fällen helfen psychotherapeutische Unterstützung oder Medikamente wie Betablocker, die aber für Sportler nicht zu empfehlen sind, da sie die körperliche Leistungsfähigkeit beeinträchtigen. »Angst entsteht in jenen Momenten, in denen man das Gefühl hat, eine bedrohliche Situation nicht mehr bewältigen zu können«, sagt Henningsen. Es gibt verschiedene Strategien dagegen. Vor lästigen Gesprächen kann man sich ausmalen, wie man um eine Pause bittet und kurz den Raum verlässt. Manchen Menschen hilft es auch, sich ein Worst-Case-Szenario vorzustellen und sich auszumalen, was schlimmstenfalls passieren kann. Der Weltuntergang oder das Ende der Karriere drohen selten. Manchmal ist die schlimmste Drohung, dass der Wettkampf zwar nicht optimal läuft – man aber trotzdem Bronze gewinnt.

Das Gedächtnis der Kicker

Sportarten gehen mit spezifischen Risiken einher, nicht nur Fallschirmspringen und Bungee-Jumping. Auch den Fußball muss man nennen. Der Kopf der Kicker leidet. Amateurfußballer können in den ersten zwei Tagen nach einem Wettkampf schlechter komplexe Figuren nachzeichnen oder unvollständige Bilder ergänzen als etwa Leichtathleten oder Schwimmer.[3] Auch in Gedächtnistests schneiden die Kicker in den ersten zwei Tagen nach einem Spiel deutlich schlechter ab. Das gilt auch für Profis: Eine Studie mit 84 Fußballprofis aus Vereinen der niederländischen

Ehrendivision zeigte, dass ihr visuelles und verbales Erinnerungsvermögen nach dem Spiel deutlich herabgesetzt war, wobei mit der Zahl der Kopfbälle pro Spiel auch die Leistungen in den Gedächtnistests immer schlechter wurden.[4] Kopfbälle wirken fast immer wie eine leichte Gehirnerschütterung. Geringfügige Beeinträchtigungen des Denkapparats und des Gleichgewichts können sogar noch bis zu zehn Tage nach dem Spiel anhalten, entdeckten US-Forscher, die Sportler untersuchten, die Fußball, American Football, Basketball oder Softball betrieben.[5]

Bei Bluthochdruck tut man in allen Sportarten gut daran, den Körper besonders behutsam auf Trab zu bringen. Wichtiger als die persönliche Bestleistung ist es, regelmäßig und nicht mit voller Kraft zu trainieren. Täglich unter leichter Belastung zu laufen, zu schwimmen oder Rad zu fahren, wäre optimal. Sich trotz Bluthochdrucks oder Herzbeschwerden zu verausgaben dient hingegen nicht der Gesundheit. Zyniker unter den Sportärzten sagen deshalb über die Chancen und Risiken der Leibesertüchtigung: Menschen, die Sport treiben, leben zwar nicht länger, aber sie sterben gesünder.

Zu viel fürs Herz:
wenn Sport und Sex zum Risiko werden

Zu viel Aufregung kann tödlich sein. Zu viel Bewegung ebenfalls. Der Dänenkönig Frederik VIII. brach 1912 auf der Durchreise von Nizza nach Kopenhagen zusammen. Er machte mit seiner Familie gerade Zwischenstation in Hamburg und war abends noch unterwegs. Der Legende nach ereilte den 68-Jährigen ein Herzinfarkt, kurz nachdem er in einem Freudenhaus zu Besuch war. Um ihm die öffentliche Schmach zu ersparen, trugen die Liebesdienerinnen den schwächelnden Regenten angeblich auf den Gänsemarkt. Dort eilte ein Frauenarzt dem blassen Monarchen, der sich unter falschem Namen vorgestellt hatte, zwar noch zu Hilfe, doch er konnte ihn nicht mehr retten. Kurz darauf starb der König.

Der Tod während des Geschlechtsakts oder danach hat immer wieder die Phantasie von Künstlern, Literaten und Fremdgängern angeregt. Lange Zeit waren Fachwelt wie interessierte Laien der Meinung, dass Sex den Männern heftig zusetzen konnte und der »mors in coitu« sie besonders häufig in fremden Betten dahinraffte. Aufregung und schlechtes Gewissen gaben den herzschwachen Männern den Rest. Eine Studie hat das Phänomen genauer untersucht und die Risiken bei plötzlicher körperlicher Anstrengung unter die Lupe genommen. Die Forscher haben sich in ihrer Meta-Analyse auf zwei erschöpfende Tätigkeiten konzentriert: »episodischen Sport« und »gelegentliche sexuelle Aktivitäten«.[6] Zur Beruhigung der Männer muss gesagt werden, dass die Gefahr, beim Sex oder während des Sports den Herztod zu erleiden, insgesamt als sehr gering einzustufen ist. Die günstigen Wirkungen dieser Tätigkeiten überwiegen. Jedoch verschweigen die Mediziner Issa Dahabreh und Jessica Paulus von der Tufts University in Boston nicht, dass beide Aktivitäten akute Herzprobleme auslösen können: »Obwohl bekannt ist, dass sich regelmäßige Bewegung positiv auf Herz und Kreislauf auswirkt, gibt es immer wieder Hinweise dafür, dass akute Belastungen wie plötzliche Anstrengung, Sex und psychischer Stress einen Infarkt triggern«, schreiben die Autoren. Die Auswertung von 14 Untersuchungen mit insgesamt 10 000 Patienten ergab, dass plötzliche sportliche Betätigung das Risiko für einen Herzinfarkt um das 3,5-Fache erhöhte. Durch Sex stieg die Wahrscheinlichkeit für einen Infarkt immerhin noch um das 2,7-Fache an. Ob die Männer tatsächlich in Gefahr waren, hing allerdings von ihrem Trainingszustand ab. Ungeübte hatten ein weitaus höheres Risiko. »Die akute Gefahr für einen Herzinfarkt bei Untrainierten steigt bei gelegentlicher Aktivität an«, sagt Martin Halle, Chefarzt der Sportmedizin an der Technischen Universität München. »Ein zügiger Spaziergang von fünf Minuten oder ähnliche Anstrengungen können bereits zur Überlastung werden.« Untrainierte bewegen sich bereits bei dieser gering erscheinenden Belastung im anaeroben Bereich, das heißt, sie gehen eine Sauerstoffschuld ein, die den Körper überlasten kann. Halle wählt zur Illustration ein Ehepaar mittleren Alters. Sie geht täglich mit dem Hund raus, der Mann bewegt sich hingegen kaum und ist völlig untrainiert.»Wenn er dann doch einmal im Monat dran ist, den Hund auszuführen, und der ihn ordentlich um den Block scheucht, ist das Infarktrisiko des Mannes um das Fünffache erhöht«, so der Sportmediziner.

Wer sich hingegen ein- oder zweimal in der Woche länger bewegt, ist kaum in Gefahr.»Regelmäßig körperlich aktiv zu sein senkt natürlich das Risiko für Infarkt oder gar Herztod«, schreiben Dahabreh und Paulus. Sie wollen nicht missverstanden werden und mit ihrer Analyse nicht suggerieren, dass Sport und Sex mehr schaden als nutzen.»Das ist generell nicht der Fall, wir wollen aber darauf hinweisen, dass beide Aktivitäten für kurze Zeit das Risiko akuter kardialer Zwischenfälle erhöhen.«

Besonders untrainierte Männer sind in Gefahr. Wer sich im Zeitlupentempo bewegt, nie Sport treibt und schon bei der geringsten Anstrengung außer Atem gerät, hat ein deutlich erhöhtes Risiko, bei jäher körperlicher Aktivität Herzprobleme zu bekommen. Die Adern werden seltener beansprucht und sind deshalb wenig elastisch. Von den starren Gefäßwänden löst sich leichter ein Gerinnsel, das dann eine Herzkranzarterie verstopfen und einen Infarkt auslösen kann. Wer hingegen einigermaßen Kondition hat und in seinen Alltag genügend Bewegung integriert, für den stellen weder Sport noch Sex eine gesundheitliche Bedrohung dar.

Männern, die auf dem Weg in das zweite Stockwerk auf der Treppe schon außer Atem geraten, ist daher zu empfehlen, behutsam zu trainieren und ihren Fitnessgrad langsam, aber kontinuierlich zu steigern. Dann besteht kaum mehr die Gefahr, dass beim Liebesspiel oder während eines spontanen Kicks im Kollegenkreis das gestresste Herz versagt.»Manche Menschen müssen ganz von vorn anfangen, denen nützen Trainingspläne mit dreimal 45 Minuten Jogging in der Woche nichts«, sagt Halle.»Für die ist es bereits ein Erfolg, wenn sie es irgendwann schaffen, eine halbe Stunde lang zügig zu gehen. Der größte Nutzen für das Herz stellt sich ein, wenn man sich vom Nichtstun hin zu einem solchen minimalen Bewegungsniveau verbessert.« In den neunziger Jahren wurde immerhin der Mythos vom gefährlichen Höhepunkt in fremden Betten entkräftet. Zu diesem Vorurteil hatten eher die Reue der Männer und ihr schlechtes Gewissen beigetragen. Wissenschaftlich bestätigen ließ sich das nicht. Eine Auswertung der Todesursachen von mehr als 10 000 Männern zeigte 1996 beispielsweise, dass lediglich 43 von ihnen durch plötzlichen »Stress« gestorben waren – und nur drei von ihnen während des Akts. Auch wenn entsprechende Statistiken nicht immer der Wahrheit entsprechen und aus Pietät gelegentlich andere Gründe angegeben werden, macht der »mors in coitu« unter den unerwarteten Todesfällen bei Männern damit weniger als ein Prozent aus.

Obwohl das Risiko, beim Liebesspiel vom Tod ereilt zu werden – in welchem Bett auch immer –, als ziemlich gering erachtet werden kann, scheuen besonders Männer mit bereits bestehenden Herzleiden die Wonnen der Lust, vom Sport ganz zu schweigen. Sie fürchten den Infarkt, wenn sie sich zu sehr verausgaben. Dabei hat auch hier die Wissenschaft längst Entwarnung gegeben. Die Herzfrequenz bleibt beim Orgasmus zumeist im gesundheitlich unbedenklichen Bereich von etwas weniger als 120 Schlägen pro Minute. Auch der Verbrauch von Sauerstoff und der Stoffwechsel werden durch Sex nicht stärker beansprucht als etwa während der Hausarbeit oder beim Golfen.

Spitzensport ist nicht gesund

Das Ziel im Spitzensport besteht nicht darin, gesund zu bleiben und Krankheiten vorzubeugen. Was zählt, ist, nicht abgehängt zu werden und dann, wenn es eng wird, noch zulegen zu können. »Einen drauflegen, am letzten Anstieg noch Körner haben«, nennen Radfahrer das. Aus medizinischer Sicht ist es grober Unfug, in drei Wochen mit dem Fahrrad dreieinhalbtausend Kilometer durch Frankreich zu fahren, wie es jährlich bei der Tour de France geschieht. Gesundheit und Spitzensport aber haben seit jeher so viel miteinander zu tun wie Kreativität mit einem Spitzenjob im höheren Management. Bertolt Brecht hat früh erkannt: »Selbstverständlich ist Sport, nämlich wirklich passionierter Sport, riskanter Sport, nicht gesund. Da, wo er wirklich etwas mit Kampf, Rekord und Risiko zu tun hat, bedarf es sogar außerordentlicher Anstrengungen des ihn Ausübenden, seine Gesundheit einigermaßen auf der Höhe zu halten.«[7]

Umgekehrt befähigt Sport, der gesund ist, weil er den Körper nur mäßig fordert, nie zu einem Platz in der Spitzengruppe. Hobbysportler wissen das, und auch das hat Brecht schon geahnt, bevor es Laktatwerte und Ergometertests bestätigen konnten: »Boxen zu dem Zweck, den Stuhlgang zu heben, ist kein Sport. Der Zweck des Sportes ist natürlich nicht körperliche Ertüchtigung, sondern der Zweck körperlicher Ertüchtigung kann Sport sein.«

Ziel des intensiven Trainings ist es ja, mehr Leistung zu bringen, körperliche Grenzen auszuweiten oder gar zu überwinden. Dabei geht jedoch das Gespür dafür verloren, wie und warum der Körper nervös, angespannt, ängstlich oder mit allen Alarmsignalen gleichzeitig reagiert. Dieses Gefühl wird weggedämpft oder aufgeputscht: Leistungen befriedigen dann nicht mehr. In Zeiten von Epo-Doping und Anabolika lässt sich das Hochgefühl, der Endorphinkick und Adrenalinstoß, wenn die Grenze der körperlichen Belastbarkeit überwunden wird, auch nicht täglich wiederholen. Training im Leistungssport besteht ja gerade in der Gewöhnung an diese Grenzerfahrung. Das ist nicht schön. Was der Körper produziert, wenn er ständig getrietzt wird, sind schließlich Stresshormone.

Aber das Publikum will es ja sehen. Die Rekorde, Sportgiganten, Monstrositäten, Elefantenmenschen – wenn die Manipulation nicht zu offensichtlich ist. Jarmila Kratochvilova, die tschechische Mittelstreckenläuferin in den frühen achtziger Jahren. Ein Naturereignis. Sie hatte ein Kreuz wie ein Möbelpacker. Ihr Weltrekord über 800 Meter aus dem Jahr 1983 steht noch immer. Wundern hätte man sich längst können: über russische Kugelstoßerinnen, amerikanische Sprinterinnen und zierliche Fußballtorhüter, die zu Schränken mutieren. Sie seien viel im Kraftraum gewesen, heißt es dann immer. Ein Höhepunkt war sicher China, die Olympischen Spiele 2008: Hightech-Medizin aus dem Westen und Heilkräuter aus dem Osten im Rennen um neue Rekorde; Wachstumshormon und Epo im Wettbewerb gegen Schildkrötenblut und tausendjährige Eier.

Sportler sollen Vorbilder für die Jugend sein. Aber mit was für Vorbildern werden viele Kinder groß? Asterix, der knollennasige Gallier, verschafft sich unzulässige Vorteile mit Hilfe eines Zaubertranks, wenn es um den Tagessieg in der Bretagne geht. Seine um den Lorbeer betrogenen Mitbewerber aus dem alten Rom verlieren regelmäßig gegen die französischen Betrüger, weil sie gegen deren unlautere Mittel nichts ausrichten können.

Der Comic-Held Popeye hat Kräfte, die jedes Maß übersteigen. Offenbar hat eine Genveränderung dazu geführt, dass ihn Spinat unbesiegbar macht. Genetisch ist wohl auch nur die Wirkung der frühkindlichen Rosskur zu erklären, die Obelix übermenschliche Kräfte verleiht. Ihm wurde nach der Geburt eine Dauerinfusion Zaubertrank verabreicht, was sein Betreuerteam beharrlich als Unfall darstellt.

Spitzenathleten sind nicht das, was wir in ihnen sehen wollen. Ihre Qualen spiegeln jedoch die zwiespältige Haltung des Publikums gegenüber eigenen Ansprüchen wider. Der Soziologe Zygmunt Baumann hat diese Ambivalenz in einem Aufsatz für die »taz« als doppelte Angst bezeichnet. Einerseits sei da die »Angst, niemals den Gipfel zu erreichen (und nicht einmal zu wissen, welcher Weg hinaufführt)«, andererseits die »Angst, ihn tatsächlich zu erklimmen (und nun zu wissen, dass es nicht mehr höher geht)«.

Paavo Nurmi, der große finnische Langstreckenläufer, hat wohl

beides gekannt. Im letzten Interview vor seinem Tod sagte der
neunmalige Goldmedaillengewinner bei Olympischen Spielen
1920, 1924 und 1928, der 24 Weltrekorde aufgestellt hatte:»Mei-
ne Bilanz ist nüchtern und ehrlich: Ich habe in meinem Leben
nichts geleistet.«

Tod aus vollem Lauf

Immer wieder hat der Leistungssport Opfer zu beklagen. Sebastian Faißt, ein Rückraumspieler des Handballbundesligisten TSV
Dormagen, brach am 3. März 2009 in einem Spiel der deutschen
U21-Auswahl gegen die Schweiz ohne jede Fremdeinwirkung
zusammen. Der 20-Jährige klagte kurz zuvor noch darüber, dass
er schlecht sehen könne, dann wurde er bewusstlos. Der Mann-
schaftsarzt versuchte eine Stunde lang, den Sportler wiederzubeleben. Vergeblich. Laut Obduktionsbericht starb der Handballer
an Herzversagen.

Wenn junge Sportler, die trainiert und voller Energie zu sein
scheinen, plötzlich tot umfallen, sind öffentliche Aufmerksamkeit und Ratlosigkeit groß. Schließlich wirken sie äußerlich kern-
gesund, jedenfalls gesünder und tatkräftiger als der Durchschnitt.
Der häufigste Grund für ihr Leiden wird oft nicht bemerkt, bis
es zu spät ist – eine angeborene Erkrankung lässt das Herz
aussetzen.»Bei der Mehrzahl der Fälle handelt es sich um
eine ungeklärte Herzmuskelschwäche, hier wird viel übersehen«,
sagt Molekularbiologe Werner Franke vom Deutschen Krebsforschungszentrum in Heidelberg.»Aber Dopingfolgen kann
man leider auch nie ganz ausschließen.«

Ein unerkannter Herzschaden war wohl auch der Grund für das
tragische Ende des portugiesischen Meisterschaftsspiels zwischen Vitoria Guimarães und Benfica Lissabon am 25. Januar
2004. Kurz vor Schluss stand es 1:0 für Lissabon. Miklós Fehér,
ungarischer Fußballnationalspieler in Diensten Lissabons, hatte
gerade eine Gelbe Karte kassiert, wegen Spielverzögerung. Er

lachte den Schiedsrichter noch an, als er verwarnt wurde. Kurz darauf brach der 24-Jährige mit Herz-Kreislauf-Stillstand auf dem Spielfeld zusammen. Obwohl sofort Ärzte zur Stelle waren und mit einem Defibrillator versuchten, den chaotischen Herzrhythmus Fehérs wieder in geordnete Bahnen zu lenken, starb der Fußballer noch im Stadion.

Eine Auswertung des Kardiologen Hans-Joachim Trappe von der Ruhr-Universität Bochum hat gezeigt, dass in 30 Prozent der Fälle das Herz aufgrund angeborener Verdickungen der Herzmuskulatur schlappmacht.»70 Prozent dieser Fälle kann man im EKG erkennen, den Rest im Ultraschall«, sagt Martin Halle, Chefarzt der Sportmedizin an der TU München. Der Kardiologe wählt für den Vergleich zwischen gesundem und krankem Herzmuskel die Fleischtheke:»Beim Filet sind die Fasern wohlgeordnet, bei der Frikadelle hingegen geknäult«, sagt Halle.»Beim verdickten Herzmuskel sind die Fasern ähnlich ungeordnet, so dass es viel eher zu Rhythmusstörungen kommt.«

Auch bei Marc-Vivien Foé lautete das Ergebnis der Autopsie hypertrophe Kardiomyopathie – verdickter Herzmuskel. Der baumlange Nationalspieler Kameruns war am 26. Juni 2003 in Lyon gestorben. Kamerun führte im Confederations Cup 1:0 gegen Kolumbien. In der 72. Minute war Foé in die Abwehr zurückgelaufen. Dann fiel er plötzlich um. Als die Sanitäter ihn auf einer Trage abtransportierten, rutschte immer wieder sein linker Arm hinunter. Alle Versuche, den Spieler wiederzubeleben, scheiterten.

Ein anderer Grund für den Tod in der Arena ist die erblich bedingte Verengung der Herzkranzgefäße, die etwa 15 Prozent der Fälle ausmacht. Weitere zehn Prozent bei Herzversagen im Sport entstehen durch Rhythmusstörungen, dies kann auch der Fall sein, wenn ein harter Gegenstand – ein kleiner Ball oder Hockey-Puck – mit Wucht auf den Brustkorb prallt.[8] Entzündliche Erkrankungen des Herzens und der Herzklappen sind für fünf Prozent der Todesfälle unter jungen Sportlern verantwortlich.»Die können auf verschleppte Infekte zurückgehen, das ist aber seltener, als man denkt«, so Halle. Besonders Viruserkrankungen können eine lebensbedrohliche Herzmuskelentzündung auslösen.

Werden Sportler »fit gespritzt«, ist das besonders gefährlich: Auch wenn Schmerzen medikamentös gedämpft werden und das Fieber gesenkt wird, bleibt das Herz anfällig. Tückisch an einer Herzmuskelentzündung ist, dass die Symptome so harmlos sind – man fühlt sich zunächst nur abgeschlagen und erschöpft. Sterben Sportler hingegen jenseits der 35 am Herztod, ist das fast immer auf eine frühzeitige Verengung der Kranzgefäße zurückzuführen – bedingt durch die bekannten Risikofaktoren Rauchen und Bluthochdruck.

Obwohl die Mehrzahl der Herzfehler von Ärzten erkannt werden könnte, gibt es in wenigen Ländern systematische Untersuchungen. Italien ist in dieser Hinsicht vorbildlich, das Land hat 1982 ein verpflichtendes Programm eingeführt, bei dem alle Athleten, die an Wettkämpfen teilnehmen, auf Herz und Nieren untersucht werden. Die Häufigkeit des plötzlichen Herztodes ist seit Beginn des Screenings um 89 Prozent unter Sportlern unter 35 Jahren zurückgegangen. Kamen 1980 statistisch gesehen 3,6 von 100 000 Sportlern in Italien durch Herzstillstand ums Leben, waren es 2004 noch 0,4 von 100 000 – und damit halb so viele wie in der gleichaltrigen Bevölkerung, die weder Sport trieb noch medizinisch untersucht wurde.[9]

Sportler haben ein höheres Risiko als Nichtsportler, früh an einem unerkannten Herzleiden zu sterben. Das hängt damit zusammen, dass mehrere Gendefekte das Herz anfälliger machen. Bei einer Form der Herzmuskelerweiterung sind die Verbindungsstellen zwischen den Herzzellen weniger belastbar. Bei stärkeren Anstrengungen leiert die Herzmuskulatur leichter aus, so dass Pumpversagen und Rhythmusstörungen die Folge sein können. Forscher um Ludwig Thierfelder vom Max-Delbrück-Centrum für Molekulare Medizin und auch das Team von Werner Franke haben mehrere dieser Gene identifiziert. Ärzte aus Italien und Harvard haben einen Test für die häufigste Form der erblich bedingten Herzmuskelschwäche entwickelt.[10] »Entsprechende Untersuchungen sollte man international vereinheitlichen oder wenigstens europaweit verbindlich machen«, sagt Franke. Etliche Medikamente, die Sportler einnehmen, können das Herz ebenfalls schädigen – darunter manche Antibiotika und Antivirenmittel. Natürlich könnte auch Doping für viele Tote im Sport verantwortlich sein, »aber wie groß der Einfluss ist, weiß keiner so genau«, sagt Martin Halle. Das in der Dopingszene bekannt gewordene Erythropoietin (Epo) erhöht die Menge roter Blutkörperchen und verdickt das Blut. Dies kann zu Thrombosen in den Kranzgefäßen und einer Mangeldurchblutung des Herzmuskels führen. »Mich ärgert, dass im Radsport verschwiegen wird, dass sich um 1990 und um 2000 die Todesfälle häuften«, sagt Franke. Um 1990 setzte sich Epo in der Radfahrerszene durch. Von 2000 an konnte Epo besser nachgewiesen werden, und einige Fahrer stiegen auf die mindestens so gefährliche Praktik um, sich Eigenblut zu spritzen.

»In keinem Fall wurde das adäquat aufgearbeitet«, sagt Franke. Die Diagnose Kardiomyopathie im Nachhinein – die auch bei dem Leichtathleten René Herms gestellt wurde – »kommt oft aus dem hohlen Bauch«, bemängelt der Dopingexperte. 800-Meter-Läufer Herms war am 9. Januar 2009 tot in seiner Wohnung aufgefunden worden. Am 19. Februar 2009 starb die polnische Hammerwurf-Olympiasiegerin Kamila Skolimowska im Trainingslager, Todesursache ungewiss.

Vom plötzlichen Herztod sind jedoch nicht nur Profiathleten bedroht. Freizeitsportler sollten argwöhnisch werden, wenn sie über plötzliche Luftnot und Brustschmerzen während einer Belastung klagen oder ihnen schwindelig wird. Steigt der Puls in Ruhe grundlos an, sollte ebenfalls der Arzt aufgesucht werden. Manche Sportler bringen sich auch während des Wettkampfs in Gefahr. Zwar ist es gefährlich, während Ausdauerleistungen in großer Hitze zu wenig zu trinken. Untersuchungen während des Boston-Marathon ergaben jedoch, dass viele Sportler zu viel getrunken hatten und überwässert waren.[11] Der Überschuss an

Flüssigkeit brachte die Konzentration von Elektrolyten wie Kalium, Kalzium und Natrium im Blut durcheinander. Dies führte bei einigen Athleten zu Herzrhythmusstörungen, andere bekamen Bewusstseinstrübungen und waren der Ohnmacht nahe.

Gründliche Tests vor intensiver sportlicher Tätigkeit empfehlen alle Ärzte. Doch gerade die Risiken der Profis werden nicht immer erkannt. »Kommt ein Superathlet in eine Praxis, die nicht für Sportmedizin spezialisiert ist, wird oft nur gestaunt, wie viel der auf dem Ergometer-Rad leistet«, sagt Martin Halle. »Ist dann das EKG etwas auffällig, heißt es oft: Der ist so fit, der wird schon nichts haben.«

20 sportliche Wahrheiten über Bewegung

1. Sport ohne Maß bringt mehr Schaden als Nutzen. Trotzdem gilt: Jemand, der gesund ist, kann sich mit Sport nicht umbringen, gefährlich wird intensive körperliche Betätigung erst, wenn man schon vorher krank ist.

2. 60 Prozent aller Freizeitsportler laufen zu schnell, wenn sie joggen. Da sie das Gefühl haben, dass sie zu selten dazu kommen, übertreiben sie es und bringen sich damit um den Trainingseffekt.

3. Wer nach langer Pause wieder Sport machen will, sollte langsam anfangen und bei Beschwerden und Unwohlsein den Arzt aufsuchen.

4. Wer sich beim Sport überstrapaziert, riskiert Schäden am Herzen, an den Knochen und Gelenken.

5. Im optimalen Fall kann durch regelmäßigen Sport das Leben um bis zu acht Jahre verlängert werden – die gewonnene Lebenszeit geht allerdings für das Training drauf.

6. Gesunder Ausdauersport bedeutet, mindestens dreimal in der Woche für 45 Minuten oder länger zu laufen, zu schwimmen, Rad zu fahren oder zu rudern. Als Faustregel kann gelten, dies mit einer Herzfrequenz von 130 Schlägen in der Minute (Trimming 130) zu tun.

7. Man kann auch von 220 das Lebensalter abziehen und diesen Wert als maximalen Puls nehmen – und dann mit einer Belastung von 70 bis 80 Prozent von diesem Richtwert trainieren. Wer es unkomplizierter mag: So Sport treiben, dass man sich noch unterhalten kann (»Laufen, ohne zu schnaufen«).

8. Es ist gut, so langsam zu laufen, dass man sich nahezu unterfordert fühlt. Für das Training der Grundlagenausdauer ist diese Intensität optimal.

9. Würden alle Menschen dreimal in der Woche 45 Minuten Sport treiben oder fünfmal die Woche 30 Minuten stramm gehen, gebe es 50 Prozent weniger Diabetes und 30 Prozent weniger Herzinfarkte und Krebs.

10. Leistungssportler sind nicht gesünder als Hobbysportler. Ihre Trainingsleistungen übersteigen häufig das Maß, das dem Körper guttut.

11. Menschen, die Sport treiben, leben zwar nicht länger, aber sie sterben gesünder.

12. Für Erfolg im Wettkampf ist das richtige Maß Anspannung nötig. Die Performance ist bei einem mittleren Grad der Erregung am besten. Ist die Anspannung zu gering, können Leistungsreserven nicht vollständig mobilisiert werden. Zu viel Aufregung verhindert es hingegen, flexibel auf unterschiedliche Anforderungen zu reagieren – man verkrampft.

13. In Maßen ist Lampenfieber vor Auftritten oder Wettkämpfen förderlich, weil so die Aufmerksamkeit größer wird und man tatkräftiger agieren kann.

14. Fußballer können in den ersten zwei Tagen nach einem Spiel schlechter komplexe Figuren nachzeichnen oder Bilder ergänzen als Leichtathleten oder Schwimmer. Auch in Gedächtnistests schneiden die Kicker in den zwei Tagen nach dem Spiel schlechter ab. Mit der Zahl der Kopfbälle pro Spiel werden auch die Leistungen in den Tests immer schlechter.

15. Die Gefahr, während des Sports oder beim Sex den Herztod zu erleiden, ist sehr gering. Trotzdem können akute Belastungen wie plötzliche Anstrengung, Sex und psychischer Stress einen Infarkt auslösen. Plötzliche sportliche Betätigung erhöht für Ungeübte das Risiko für einen Herzinfarkt um das 3,5-Fache. Durch Sex stieg die Wahrscheinlichkeit für einen Infarkt um das 2,7-Fache an.

16. Wer einigermaßen Kondition hat und in seinen Alltag ein- oder zweimal in der Woche Bewegung integriert, für den stellen weder Sport noch Sex eine gesundheitliche Bedrohung dar.

17. Die Herzfrequenz bleibt beim Sex zumeist im gesundheitlich unbedenklichen Bereich von knapp 120 Schlägen pro Minute. Das entspricht ungefähr dem Puls während der Hausarbeit oder beim Golfen.

18. Sportler sollen zwar Vorbilder für die Jugend sein. Aber auch viele Vorbilder der Kinder schummeln – etwa Asterix, der mit Hilfe eines Zaubertranks betrügt, oder Comic-Held Popeye, dessen Kräfte jedes erreichbare Maß übersteigen.

19. Wenn junge Sportler plötzlich tot umfallen, ist die Ursache meist eine angeborene Erkrankung des Herzens oder eine ungeklärte Herzmuskelschwäche. Ein anderer Grund ist die erblich bedingte Verengung der Herzkranzgefäße, die 15 Prozent der Fälle ausmacht. Zehn Prozent der Herzversagen im Sport entstehen durch Rhythmusstörungen. Entzündliche Erkrankungen des Herzens und der Herzklappen sind für fünf Prozent der Todesfälle unter jungen Sportlern verantwortlich.

20. Freizeitsportler sollten argwöhnisch werden, wenn sie über plötzliche Luftnot und Brustschmerzen während einer Belastung klagen oder ihnen schwindelig wird. Steigt der Puls in Ruhe grundlos an, sollte ebenfalls der Arzt aufgesucht werden.

Gemeinsam stark werden und bleiben

Gute Freunde halten gesund

Der Rechtsstreit mit den Nachbarn um die Höhe der Hecke im Garten zieht sich hin. Die Kollegen im Büro boykottieren die Zusammenarbeit. Frau und Kinder sind sauer. Verwandte waren schon lange nicht mehr zu Besuch, und für Freundschaften bleibt sowieso keine Zeit mehr. So könnte man sich den Alltag eines missmutigen Zeitgenossen vorstellen, der seine Lebenszeit mit diesen Charaktereigenschaften wahrscheinlich drastisch verkürzt. Nicht etwa weil er raucht, trinkt, übermäßig isst und sich nicht bewegt, sondern weil ihm der soziale und psychische Rückhalt von Freunden und Verwandten fehlt. Im Gegensatz dazu leben Menschen mit intakter Familie, netten Kollegen und großem Freundeskreis länger und gesünder.[1]

»Dass karge soziale Beziehungen zum frühen Tod führen können, ist weder bei Gesundheitsbehörden noch in der Öffentlichkeit ausreichend bekannt«, sagt Julianne Holt-Lunstad von der Brigham Young Universität in Utah. Die Wissenschaftlerin und ihr Team haben Daten aus 148 Studien mit insgesamt mehr als 308 000 Menschen in einer großen Übersichtsarbeit ausgewertet. Dabei zeigte sich, dass die Wahrscheinlichkeit, alt zu werden, um etwa 50 Prozent erhöht ist, wenn man in Beruf, Familie und Freizeit von freundlichen Menschen umgeben ist – und etwas dafür tut, dass die Menschen freundlich zu einem sind.

Fehlt die soziale Interaktion oder ist sie sehr gering ausgeprägt, hat das hingegen negative Auswirkungen, die so stark sind, dass sie sich durchaus mit den bekannten körperlichen Risikofaktoren vergleichen lassen. Die Gesundheitsgefahren durch mangelnden psychosozialen Austausch sind ähnlich groß wie beim chronischen Konsum von 15 Zigaretten täglich oder wie bei einem

Alkoholiker. Wer keine Freunde und keine wohlwollenden Verwandten hat, ist daher stärker von Infarkt, Schlaganfall und anderen Leiden bedroht als Menschen, die keinerlei Sport treiben. Gegenüber den Risiken durch Übergewicht ist die Bedrohung, die ein fehlendes soziales Netz mit sich bringt, sogar um das Doppelte erhöht. »Diese Befunde beziehen sich keineswegs nur auf ältere Leute«, sagt der Psychologe Timothy Smith, der an der Studie beteiligt war. »Gute Beziehungen und Freundschaften schützen in allen Altersgruppen.«

Wissenschaftler haben schon häufiger beobachtet, dass Freunde und Familie sich positiv auf die Gesundheit auswirken. Für Familien und besonders für Ehepartner gilt dies aber nur, wenn die Harmonie überwiegt und sich die Beteiligten nicht gegenseitig zerfleischen. Wie genau starker sozialer Rückhalt gesund macht, ist unklar. »Wenn jemand mit einer Gruppe verbunden ist und sich für andere verantwortlich fühlt, überträgt sich das wohl auf den Umgang mit sich selbst«, sagt Holt-Lunstad. »Man passt dann besser auf sich auf, lebt gesundheitsbewusster und geht weniger Risiken ein.« Gleichzeitig sind die körpereigenen Stresshormone vermindert und setzen den Körper nicht ständig unter Feuer.

Im Jahr 2008 haben Forscher aus Harvard und San Diego bereits gezeigt, wie »ansteckend« die aus sozialen Bindungen resultierenden positiven Folgen wie Zufriedenheit und Gesundheit sein können.[2] In einer Kleinstadt zeichneten sie nach, dass sich Freundschaften quer durch den Ort ausbreiteten und das Befinden der Beteiligten sich verbesserte. »Wer von zufriedenen Menschen umgeben ist, dem wird es in Zukunft wahrscheinlich noch besser gehen«, sagt Gesundheitswissenschaftler Nicolas Christakis, der an der Studie beteiligt war. Die umgekehrte Schlussfolgerung gilt auch: Eine große Studie an britischen Beamten hat gezeigt, dass isolierte, unzufriedene Menschen eher krank werden und früher sterben.

Die Autoren um Holt-Lunstad plädieren dafür, den Mangel an erfreulichen Beziehungen endlich ernster zu nehmen und in die

Liste der großen Gesundheitsgefahren und Risikofaktoren aufzunehmen. Es gehe nicht nur um Ernährung, Bewegung und Gewichtskontrolle. »Wir Menschen halten Beziehungen untereinander für selbstverständlich und gleichen damit dem Fisch, der das Wasser nicht bemerkt«, sagt Timothy Smith. »Dabei tut uns regelmäßige Interaktion nicht nur psychisch gut, sie fördert auch unser physisches Wohlbefinden.«

Gemeinsamkeit ist die beste Medizin

»Gute Freunde kann niemand trennen, gute Freunde sind nie allein«, sang Franz Beckenbauer. Wie immer hatte der Kaiser recht. Die Begründung lieferte er in seinem Schlager gleich mit: »Weil sie eines im Leben können/füreinander da zu sein.« Wie hilfreich gute Freunde sind, wenn es nicht nur darum geht, sich Werkzeug auszuleihen, hat die Wissenschaft längst erkannt. Freunde sind besser für die Gesundheit als so mancher Ehepartner und andere Mitglieder der eigenen Sippe. Mit Freunden gibt es schließlich selten Stress, und man muss sie an Familienfesten nicht anschweigen.

Die genauen Mechanismen werden erst langsam entschlüsselt. Bei Menschen ohne Freunde ist der Gefäßwiderstand größer – das verhärtet die Arterienwände und erhöht den Blutdruck. Einsamkeit scheint sich zudem auf den Körper auszuwirken wie eine chronische Belastung – Stressmoleküle wie Kortisol und Noradrenalin sind im Speichel und Urin von Menschen mit wenigen Bindungen erhöht.[3] Aus evolutionärer Sicht mag das sinnvoll erscheinen: Wer allein war, konnte sich beim Kampf mit Feinden nicht auf die Unterstützung der Gruppe verlassen und musste umso angespannter und aufmerksamer sein.

Wer einsam seine Kreise zieht, schläft neueren Untersuchungen zufolge schlechter; erholt sich nicht so gut und empfindet Freizeitvergnügen als weniger befriedigend. Sogar das Immunsystem gerät aus der Bahn: Signalmoleküle, die Entzündungen fördern, finden sich vermehrt, während die Aktivität jener Substanzen gedämpft ist, die eine Infektion eindämmen. Auch auf das Alltagsverhalten wirken sich fehlende Freundschaften aus: Wer einsam ist, ernährt sich zumeist ungesünder, trinkt mehr Alkohol und treibt weniger Sport.

Die Macht des Kollektivs

Das Ganze ist mehr als die Summe seiner Teile. Auf der Grundlage dieser Binsenweisheit versuchen Trainer seit Urzeiten (»Einer für alle«, »Elf Freunde«), eine Gruppe von Individualisten zu einer Einheit zu formen. Es gibt zahlreiche Beispiele aus Mannschaftssportarten, in denen das gelungen ist. Dann triumphiert das Kollektiv über eine Ansammlung vermeintlich bessere Einzelkönner.

»Teams können nur dann Synergieeffekte erzielen, wenn sie zu Selbstkritik fähig sind«, sagt Dieter Frey, Sozialpsychologe an der Ludwig-Maximilians-Universität München. Außer der Analyse von Stärken und Schwächen seien Verständnis füreinander wichtig, gemeinsame Werte und Ziele sowie Vielfalt im Team, wobei auch Meinungsführer und vermeintliche Eigenbrötler dazu an einem Strang ziehen müssen. Wenn die Stinkstiefel zu Hause bleiben und der Trainer eine glaubwürdige Symbolfigur ist, kann auch ein vermeintlicher Außenseiter gewinnen.

Dass die gegenseitige Unterstützung kurzfristig leistungsfähiger und langfristig gesünder macht, haben schon viele Studien gezeigt. »Im Sport führt emotionaler Beistand des Teams dazu, dass Verspannungen seltener sind und Schmerzen geringer ausfallen«, sagt Peter Henningsen, Chefarzt der Klinik für Psychosomatik an der Technischen Universität München. Damit sinke auch die Verletzungsgefahr. Physiologische Messungen haben zudem ergeben, dass für die gleiche Leistung weniger Anstrengung aufgebracht werden muss, wenn man sich im Team gut aufgehoben weiß.

Um den richtigen Teamgeist zu erzielen, ist es aber nicht nur wichtig, sich auf ein gemeinsames Ziel einzuschwören, sondern auch auf Einzelbedürfnisse zu achten. Werden formlabile, lange verletzte oder gesperrte Spieler aufgestellt, hat der Trainer maximal motivierte Leute in seiner Mannschaft, die beweisen wollen, dass zu Recht Vertrauen in sie gesetzt wird. Aber auch der angemessene Umgang mit Spielern, die in der Kritik standen oder deren letztes Spiel schwach war, ist wichtig – damit wird der ganzen Mannschaft signalisiert, dass man auch mal einen schlechten Tag haben kann und trotzdem noch eine zweite oder dritte Chance bekommt. Das sind dann die Spieler, die sich im nächsten Match für die Mannschaft aufopfern.

Für den Soziologen Ulrich Bröckling von der Universität Freiburg sind die Erwartungen an Angestellte – ob in Unternehmen oder im Leistungssport – paradox und daher kaum zu erfüllen. »Fußballer sollen großartige Individualisten sein – sich aber gleichzeitig in den Dienst der Mannschaft stellen. Sie sollen mit kühlem Kopf kalkulieren, ob sich gerade der offensive Vorstoß oder ein Foul lohnen – und sich im gleichen Moment bedingungslos ins Spiel stürzen und unberechenbar bleiben«, sagt Bröckling. Die Widersprüche im Anforderungsprofil würden gesteigert, das schlechte Gewissen und die Motivation würden deshalb noch größer. »Wenn ich das eine mache, vernachlässige ich das andere – das treibt an, denn das Ziel ist die erfolgreiche Mischung der Extreme«, sagt Bröckling.

16 freundschaftliche Wahrheiten über gute Beziehungen

1. Isoliert zu sein hat den gleichen negativen Effekt auf die Gesundheit wie der Konsum von 15 Zigaretten am Tag.

2. Keine Freunde zu haben setzen Forscher von den negativen Folgen für die Gesundheit her gleich damit, Alkoholiker zu sein.

3. Fehlende soziale Interaktion ist schädlicher für die Gesundheit, als keinerlei Sport zu treiben, und doppelt so gefährlich wie Fettleibigkeit.

4. Bleibende Freundschaften bilden sich oft in Kindheit und Jugend. Wer sie danach pflegt, dem erlauben sie ein längeres Leben. Die Wahrscheinlichkeit, alt zu werden, ist um 50 Prozent erhöht, wenn man in Beruf, Familie und Freizeit von freundlichen Menschen umgeben ist – und etwas dafür tut, dass die Menschen freundlich zu einem sind.

5. Wer keine Freunde und wohlwollenden Verwandten hat, ist stärker von Infarkt und Schlaganfall bedroht als Menschen, die keinerlei Sport treiben.

6. Gegenüber den Risiken durch Übergewicht ist die Bedrohung, die ein fehlendes soziales Netz mit sich bringt, sogar um das Doppelte erhöht.

7. Wer mit einer Gruppe verbunden ist und sich für andere verantwortlich fühlt, überträgt das auf den Umgang mit sich selbst. Man passt besser auf sich auf, lebt gesundheitsbewusster und geht weniger Risiken ein. Gleichzeitig sind körpereigene Stresshormone vermindert und setzen den Körper nicht ständig unter Feuer.

8. Zufriedenheit und Gesundheit sind ansteckend. Wer von zufriedenen Menschen umgeben ist, dem wird es in Zukunft wahrscheinlich noch besser gehen.

9. Freunde sind besser für die Gesundheit als so mancher Ehepartner und andere Mitglieder der eigenen Sippe.

10. Wer sich von seinen Freunden verstanden und bei ihnen aufgehoben fühlt, schont Herz und Gefäße, stärkt seine Abwehr und ist weniger anfällig für Krankheiten.

11. Menschen, die keine Freunde haben und einsam durchs Leben gehen, erleiden früher einen Herzinfarkt, haben ein schwächeres Immunsystem, bekommen mehr Infektionen und erkranken häufiger an Depressionen.

12. Bei Menschen ohne Freunde ist der Gefäßwiderstand größer – das verhärtet die Arterienwände und erhöht den Blutdruck. Stressmoleküle wie Kortisol und Noradrenalin sind im Speichel und Urin von Menschen mit wenigen Bindungen erhöht.

13. Wer einsam seine Kreise zieht, schläft schlechter, erholt sich nicht so gut und empfindet Freizeitvergnügen als weniger befriedigend. Signalmoleküle, die Entzündungen fördern, finden sich vermehrt, während die Aktivität jener Substanzen gedämpft ist, die eine Infektion eindämmen.

14. Wer einsam ist, ernährt sich zumeist ungesünder, trinkt mehr Alkohol und treibt weniger Sport.

15. Gute Gefühle sind ein kollektives Phänomen und breiten sich aus, wenn man mit anderen zusammenkommt. Wenn ein befreundeter Mensch glücklich ist, erhöht sich die Wahrscheinlichkeit der Menschen, die im Umkreis von 1,5 Kilometer leben, um 25 Prozent, ebenfalls glücklich zu werden.

16. Gegenseitige Unterstützung im Team macht kurzfristig leistungsfähiger und langfristig gesünder. Im Sport sind Verspannungen seltener, Schmerzen fallen geringer aus. Damit sinkt die Verletzungsgefahr, und für die gleiche Leistung muss weniger Anstrengung aufgebracht werden.

Wie sich Männer und Frauen guttun

Was Männer und Frauen einander antun müssen, um sich das Leben zur Hölle zu machen, wissen die meisten Menschen in Zweierbeziehungen ganz gut. Es gibt zwar Ratgeber zur Ehezerrüttung,[1] aber auch ohne diese hilfreichen Bücher erkennen die meisten Menschen in Partnerschaften schnell, was den anderen zur Weißglut treibt. Jede dritte Ehe in Deutschland wird geschieden, in Großstädten ist es sogar jede zweite.

Wie man sich guttun kann und einander stärken, ist hingegen weniger verbreitet. Neben den vielen individuellen Gefallen und Streicheleinheiten, die Paare erfolgreich anwenden, gibt es auch ein paar allgemeinere Ticks und Tricks, die helfen, es dem anderen schön zu machen und sich gegenseitig aufzubauen, statt niederzumachen, und so die Beziehung zu stabilisieren.

Massieren und schweigen

Dass Männer und Frauen unterschiedlich sind, hat sich mittlerweile herumgesprochen. Erstaunlich ist allerdings, wie groß diese Unterschiede zwischen den Geschlechtern auch im Erleben von Stress sind. Werktage empfinden Männer wie Frauen noch als ähnlich belastend. Am Wochenende sind Frauen jedoch weniger glücklich als Männer. Womöglich liegt das daran, dass sie ihren Partner dann länger zu ertragen haben – und er nicht so gut weiß, was ihr guttut.

Dafür sprechen auch die Befunde von Markus Heinrichs von der Universität Freiburg. Er konnte zeigen, dass Männer ihren Frauen (oder nicht verheirateten Partnerinnen) in belastenden Situationen dann am besten helfen, wenn sie ihnen den Nacken massieren und ansonsten schweigen.[2] Die Stresshormone wurden dann am effektivsten gesenkt, und Puls, Atmung und Blutdruck näherten sich wieder Normalwerten an. Versuchten Männer hingegen, die Frauen verbal zu beruhigen, während sie unter Stress standen, hatte dies kaum positive Auswirkungen auf die körperliche Alarmreaktion.

Für Männer gilt die umgekehrte Regel. Stehen sie unter Druck, wollen sie vor allem mit der Partnerin reden und Verständnis signalisiert bekommen.[3] Fühlen sie sich auf diese Weise unterstützt und gestärkt vor einer schwierigen Aufgabe und zudem ihrer engen Bindung an den Partner versichert, reagieren sie weniger stark auf Stress und sind bei anschließenden psychischen Belastungen robuster. Sie haben weniger Angst und sind dann auch bei schwierigen Aufgaben nicht so nervös.

Zusammen bleiben –
und das vierte Jahr überstehen

Statistisch gesehen gehen weltweit die meisten Ehen bereits im vierten Jahr in die Brüche und nicht erst im verflixten siebten, wie Filmtitel und der Volksmund behaupten. Ein Grund dafür könnte – zumindest bei Männern – der sogenannte »Coolidge-Effekt« sein. Mehrere Experimente haben gezeigt, dass bei sexueller Gewöhnung aneinander immer weniger von der körpereigenen Euphoriedroge Dopamin aus den Nervenzellen abgegeben wird. Die Lust nimmt in chronischen Partnerschaften kontinuierlich ab, und ungefähr nach vier Jahren Zusammensein ist die Dopaminabgabe auf dem Nullpunkt angekommen.[4]

Wählt der Mann eine neue Sexualpartnerin, steigt sein Dopaminspiegel hingegen sofort wieder an. Er ist plötzlich wieder leidenschaftlich und voller Hingabe entflammt. Bei Frauen ist das Phänomen weniger erforscht. Vielleicht haben sie es aber auch mit dem vierten Jahr – denn in den USA sind 70 Prozent der über 35-jährigen Frauen bereits mindestens einmal fremdgegangen. Abhilfe ist schwierig, denn wer zusammenbleiben will, gefährdet meist die Beziehung, wenn er sich nach anderen Partnern um-

sieht. Paartherapeuten empfehlen daher, eine Affäre mit dem
eigenen Partner zu beginnen und sich neu in ihn oder sie zu verlieben. Dazu gehört allerdings ein beachtliches Maß an Selbsttäuschung – oder die Phantasie, den anderen noch mal mit ganz
anderen Augen zu sehen.

Freundlich streiten

Manchmal reizen sich Menschen, die sich lieben, bis aufs Blut.
Das belastet nicht nur die Beziehung, sondern auch den Organismus. Ein Team um Janice Kiecolt-Glaser hat untersucht, wie sich
Streit zwischen Paaren im Körper niederschlägt.[5] Stress ist demnach sogar schlecht für die Wundheilung. Um dies zu erforschen,
wurden Ehepaaren kleine Wunden am Arm zugefügt. Das erste
Mal bekamen sie eine unterstützende Beratung von Psychologen,
wie sie etwaige Paarprobleme besser lösen konnten. Beim zweiten Mal wurden sie aufgefordert, sich über ein heikles Thema
ihrer Beziehung zu unterhalten, woraus sich fast immer eine
aggressive Diskussion entwickelte.

Egal, wie sich die Paare während der Beratung oder im Streit
verhielten, bei allen heilten die Wunden nach den hilfreichen Gesprächen besser zu. Die Blutgerinnung und das Abwehrsystem
waren aktiviert, Stressmoleküle ließen sich kaum im Körper feststellen. Nach dem Streit lief das Alarm- und Kampfsystem des
Körpers hingegen auf Hochtouren: Die Wunden heilten langsamer, und feindliche Erreger konnten nicht so gut bekämpft werden.

Besonders interessant war, dass die Wundheilung bei Paaren, die
sich auch in der Auseinandersetzung freundlich und zugewandt
verhielten, kaum beeinträchtigt war. Wer jedoch feindselig und
verletzend, ärgerlich und aggressiv gegenüber dem anderen auftrat, bei dem blieben die Wunden länger bestehen. Der Fortschritt
der Wundheilung bei den Streithähnen unter den Paaren betrug
nur 60 Prozent im Vergleich zu jenen, die sich auch ihre Wert-

schätzung zeigten, wenn sie anderer Meinung waren. Konstruktiv streiten ist also gesünder.

Im Blut zirkulieren Botenstoffe des Immunsystems. Sie heißen Interleukin-6, Tumornekrose-Faktor-alpha oder Interleukin-1beta und halten Entzündungen aufrecht und beeinträchtigen die Abwehrkraft des Organismus. Bei feindseligen Paaren waren sie noch am Morgen nach dem Streit erhöht. Dieser Mechanismus erklärt, warum bei feindseligen Paaren es in doppelter Hinsicht richtig ist, dass Verletzungen nicht so schnell heilen.

Auch bei Menschen, die sich unabhängig vom Partner häufig ärgern und ihren Ärger nicht unter Kontrolle haben, dauert es länger, bis eine Wunde verheilt ist.[6] Forscher der Universität Ohio untersuchten Freiwillige, die bereit waren, sich auf dem Unterarm kleine Brandwunden setzen zu lassen. Die nächsten acht Tage wurden die Entzündungswerte, die Abwehrreaktion und die Wundheilung bei den Probanden beobachtet. Wer häufig wütend, gereizt und aggressiv reagierte, bei dem bildete sich der Schorf langsamer und es dauerte länger, bis die Wunde wieder verheilt war. Die feindseligen Teilnehmer hatten erhöhte Kortisonspiegel, und auch andere Stresswerte im Blut waren bei ihnen angestiegen.

»Diese Ergebnisse zeigen, wie empfindlich unser Körper und besonders die Wundheilung auf Stress im Alltag reagiert«, sagt Janice Kiecolt-Glaser zu den Ergebnissen ihrer Forschungsgruppe. Die Wissenschaftlerin vermutet, dass die rasche Wirkung von Ärger und Aggression auf die Wundheilung auch ein Zeichen dafür ist, wie negative Gefühle, Stress und Unzufriedenheit im Körper eine Kaskade von Reaktionen auslösen, die andere Erkrankungen wahrscheinlicher machen.

Sich gut riechen können

Gegensätze ziehen sich an. Diese Volksweisheit bezieht sich aber nicht nur auf unterschiedliche Charaktere, sondern auch auf die physiologischen Eigenheiten der Menschen. Denn die persönliche Duftnote des anderen wird dann als auffallend attraktiv empfunden, wenn sie sich von der eigenen deutlich unterscheidet.[7] Man kann sich dann besonders gut riechen, wenn man anders ist.

Der Grund für diese Bevorzugung des Fremden ist biochemischer Natur: Über die Haut dringen chemische Duftstoffe nach außen, die bei jedem Menschen unterschiedlich sind und die auch als sexuelle Lockstoffe fungieren können – natürlich nur, wenn man sich mag. In einigen Stammesgesellschaften riechen Männer und Frauen, die einander interessant finden, an Achseln und im Schritt des anderen; also an den Stellen, an denen besonders viel Schweiß abgegeben wird. Gefällt der Odeur, kann man sich näherkommen. Auch in Bayern waren Schweißtücher noch zu Beginn des 20. Jahrhunderts auf ländlichen Festen beliebt, die unter der Achsel entlanggezogen und dann zum Dufttest angeboten wurden.

Die Zusammensetzung der sogenannten Pheromone, wie die Lockstoffe genannt werden, ist weitgehend durch die Erbanlagen bestimmt und steht in enger Beziehung zu dem eigenen Abwehrsystem. Zwei Partner, die unterschiedlich riechen, haben demnach auch ein recht unterschiedliches Abwehrsystem. Sie würden sich daher immunologisch gut ergänzen und deshalb auch besonders widerstandsfähigen Nachwuchs zeugen, der es mit einer Vielzahl von Erregern aufnehmen kann. Das »Sich-gut-riechen-Können« hat also durchaus einen evolutionären Sinn.

Gute Figur füreinander machen

Das Gewicht von Männern und Frauen macht unterschiedliche Entwicklungen in verschiedenen Phasen der Partnerschaft durch. Forscher haben zwar mehrmals beschrieben, dass Verheiratete zumeist dünner sind als Singles, weil sie nur durch ihr attraktives, schlankes Äußeres in Frage kamen, vom anderen Geschlecht ausgewählt zu werden.[8]

Dies gilt aber wohl hauptsächlich für die ersten Monate der Ehe, denn mit der Zeit nehmen Verheiratete zu, weil sie sich gegenseitig besser versorgen als Alleinstehende. Praktisch bedeutet dies wohl für die Mehrzahl der Ehen: Sie bekocht ihn und nimmt durch die viele Arbeit kaum zu. Er wird hingegen immer runder. Forscher der Cornell-University haben immer wieder Tausende Erwachsene untersucht und diese Thesen bestätigt gefunden: Verheiratete Männer waren schwergewichtiger und wiesen mehr Hang zu Übergewicht auf als unverheiratete oder noch vor kurzem verheiratete Männer.[9] Bei Frauen war dieser Zusammenhang bei weitem nicht so ausgeprägt. Die gesellschaftliche Rolle des Sich-gegenseitig-Versorgens scheint – zumindest was das Gewicht angeht – sich nur bei den Männern in zusätzlichen Pfunden auf der Waage niederzuschlagen. Bei den Frauen war allenfalls in den wenigen Monaten nach der Hochzeit eine leichte Gewichtszunahme festzustellen. Vielleicht konnten sie kurzfristig entspannen und hatten nicht das Gefühl, sich für das andere Geschlecht runterhungern zu müssen.

Richtig schlank werden die meisten Männer während ihrer Ehe nur selten. Dies gelingt in größerem Umfang erst dann wieder, wenn sie sich scheiden lassen oder zum Witwer werden.

16 Tatsachen über gesundes Paarverhalten

1. Werktage empfinden Männer wie Frauen als ähnlich belastend. Am Wochenende sind Frauen jedoch weniger glücklich als Männer.

2. Männer helfen Frauen in belastenden Situationen am besten, wenn sie ihre Partnerin massieren und schweigen. Ihr Stress lässt dann nach.

3. Wollen Männer die Frauen verbal beruhigen, während sie unter Stress stehen, hat dies hingegen kaum positive Auswirkungen auf die körperliche Alarmreaktion.

4. Stehen Männer unter Druck, wollen sie vor allem mit der Partnerin reden und Verständnis signalisiert bekommen. Dann sind sie bei anschließenden psychischen Belastungen robuster. Sie haben weniger Angst und reagieren bei schwierigen Aufgaben nicht so nervös.

5. Die Lust nimmt in chronischen Partnerschaften kontinuierlich ab und ist nach vier Jahren Zusammensein auf dem Nullpunkt angekommen.

6. Beginnen Sie eine Affäre mit dem eigenen Partner und verlieben sich neu in ihn.

7. Beziehungsstress stört die Wundheilung und wirkt sich sogar negativ auf die Immunabwehr aus, feindliche Erreger können nicht so gut bekämpft werden.

8. Nach hilfreichen Gesprächen heilen Wunden besser zu. Blutgerinnung und Abwehrsystem sind aktiviert, Stressmoleküle lassen sich kaum im Körper feststellen.

9. Konstruktiv streiten ist gesünder: Wer feindselig und verletzend, ärgerlich und aggressiv gegenüber dem anderen auftritt, bei dem beträgt der Fort-

schritt der Wundheilung nur 60 Prozent im Vergleich zu jenen, die sich auch ihre Wertschätzung zeigten, wenn sie anderer Meinung waren.

10. Bei feindseligen Paaren sind Entzündungswerte noch am Morgen nach dem Streit erhöht und beeinträchtigen die Abwehrkraft des Organismus.

11. Unabhängig von Partnerschaften gilt: Wer wütend, gereizt und aggressiv reagiert, bei dem bildet sich Schorf langsamer und es dauert länger, bis eine Wunde wieder verheilt ist.

12. Die persönliche Duftnote des anderen wird als auffallend attraktiv empfunden, wenn sie sich von der eigenen unterscheidet. Man kann sich dann besonders gut riechen, wenn man anders ist.

13. Zwei Partner, die unterschiedlich riechen, haben auch ein unterschiedliches Abwehrsystem. Sie ergänzen sich immunologisch gut und zeugen deshalb auch besonders widerstandsfähigen Nachwuchs, der es mit einer Vielzahl von Erregern aufnehmen kann.

14. Verheiratete nehmen in der Ehe zu, weil sie sich gegenseitig besser versorgen als Alleinstehende. Verheiratete Männer sind schwergewichtiger als unverheiratete oder noch vor kurzem verheiratete Männer.

15. Bei Frauen ist dieser Zusammenhang nicht so ausgeprägt. Bei ihnen ist allenfalls wenige Monate nach der Hochzeit eine leichte Gewichtszunahme festzustellen.

16. Richtig schlank werden Männer meist erst dann wieder, wenn sie sich scheiden lassen oder zum Witwer werden.

Ja, es gibt noch Sex
in der Ehe

Wenig Sex in der Langzeitbeziehung? Das muss nicht zwangsläufig ein schlechtes Zeichen sein – sofern nicht schon jedes Interesse füreinander erloschen und statt Glut nur noch kalte Asche zu finden ist. Vielmehr können seltenere Intimkontakte in einer längeren Paarbeziehung sogar darauf hindeuten, dass sich beide Partner sicher gebunden fühlen und nicht befürchten müssen, dass einer die Beziehung bald verlassen wird.

Wer hingegen ständig miteinander ins Bett will, könnte eher in Konflikten verstrickt sein oder chronisch unsicher, ob die Beziehung noch hält. Für zufriedene Paare folgt daraus allerdings auch eine betrübliche Nachricht: »Dauerhafte Sicherheit und häufiger, guter Sex schließen sich aus«, wie die Psychotherapeutin Kirsten von Sydow von der Universität Hamburg nüchtern feststellt.

Die meisten Experten sind sich einig darüber, dass Sex kein triebgesteuerter Instinkt ist, der die Menschen mehr (nach Expertenansicht sind hier eher die Männer gemeint) oder weniger (tendenziell Frauen) überfällt und dem sie sich nicht entziehen können. Vielmehr spiegeln sich im Sexualverhalten und den entsprechenden Wünschen frühe Bindungserfahrungen wider. So haben ängstliche und unsichere Frauen häufiger wechselnde Sexualpartner, besonders in der Zeit, in der sie noch nicht fester gebunden sind. Sie müssen immer wieder versichert bekommen, wie attraktiv und begehrenswert sie sind.

Menschen, die sich ihrer selbst sicher fühlen, neigen hingegen weniger zu Affären. Auch ihr erster Geschlechtsverkehr findet daher in fortgeschrittenerem Alter statt, sie wissen genauer, wann und mit wem ihnen das guttut. Sie müssen sich nicht so eilig und so oft von anderen vergewissern lassen, dass sie hübsch und interessant sind. Das wissen sie schon selbst.

»Melancholischer Sex ist sehr verbreitet«, sagt die Therapeutin

Kate White vom Bowlby Centre in London, was eine freundliche
Umschreibung für Sex ist, der wenig Lust bereitet. Sie hat immer
wieder unsichere Patienten in ihrer Praxis, die Sex vor allem als
Aufbauhilfe für ihr angeknackstes Selbstwertgefühl brauchen.
Ein junger Mann aus Whites Praxis könne zwar, wie er sagt, »mit
vielen Leuten vögeln, aber einem Partner aufrecht und direkt ins
Gesicht zu schauen, das fällt mir schwer«.

Ein Traumpaar:
unsicherer Mann und sichere Frau

Für viele Paare ist unergründlich, was Menschen auf Dauer zu-
sammenhält. Hier gibt es erstaunliche Muster: Wenn eine Frau
auf eine lange Partnerschaft hofft, sollte sie sich tendenziell einen
unsicheren Mann suchen, könnte ein Fazit der Untersuchungen
von Julia Berkic vom Bayerischen Staatsinstitut für Frühpädago-
gik lauten. Ihr Team hatte Paare im ländlichen Bayern beobachtet
und befragt, die im Mittel bereits 28 Jahre miteinander verheiratet waren. Die Ehe hielt aber keineswegs deswegen so lange, weil
es den Partnern so gut miteinander ging. Ein Drittel war »stabil
unglücklich« oder »unsicher und resigniert in der Beziehung«.
Gemeinsame Kinder, gemeinsame Projekte wie Hausbau oder
die berufliche Entwicklung und psychische Verstrickungen hielten die Paare aber in ihrem Unglück zusammen.
Auf der Suche nach einer Formel für stabile Paarbeziehungen
kommen Forscher daher nicht nur zu dem naheliegenden Schluss,
dass gefestigte Menschen, die sich in ihrer Beziehung wohl und
sicher gebunden fühlen, vermutlich recht lange zusammenbleiben werden. Sicherheit aus der Herkunftsfamilie ist ein bekannter »Schutzfaktor« für eine lange Ehe. Und wer sich sicher gebunden fühlt, kann den Partner genauer wahrnehmen und auf ihn
eingehen und stabilisiert damit wiederum die Bindung.
Manchmal garantieren aber auch vermeintliche Schwächen und
Unsicherheiten ein dauerhaftes Eheleben. Ambivalente wie auch

ängstliche Frauen trennen sich nur ungern, wenn sie einmal zu einem Partner gefunden haben. Männer, die Konflikten gern aus dem Weg gehen und Entscheidungen vermeiden, sind ebenfalls besonders geeignet für eine stabile Beziehung. »Ein unsicherer Mann und eine sichere Frau – das ist oft ein ziemlich haltbares Paket«, sagt Julia Berkic. »Vermeidende Männer haben naturgemäß ja eine Scheu davor, ihre Frauen zu verlassen.«

Zueinander passen

Entgegen anders lautender Gerüchte: Größe zählt eben doch. Große Männer haben eindeutig bessere Chancen bei den Frauen als ihre kleineren Geschlechtsgenossen. Dies belegen etliche Untersuchungen von Forschern.[1] Kinderlose Männer sind im Durchschnitt deutlich kleiner als die Männer, die mindestens einmal Vater geworden sind. Auch unter Junggesellen finden sich überdurchschnittlich viele kleinere Männer. Vielleicht enthält der englische Aphorismus eben doch ein Körnchen Wahrheit: »Some men just have it all – they are good looking and tall.«
Ob und als wie bedroht die Partnerschaft wahrgenommen wird, ist ebenfalls von der Größe abhängig. Kleine Männer sind viel eifersüchtiger als große. Das haben Forscher aus Spanien und den Niederlanden beschrieben, die mehr als 540 Frauen und Männer befragt hatten.[2] Dabei zeigte sich, dass Männer unter 1,70 Meter extrem argwöhnisch waren. Mit zunehmendem Körpermaß ließ die Eifersucht nach, und Männer über 1,90 Meter gingen ziemlich entspannt mit den Gedanken an vermeintliche Rivalen um. Das ist verständlich, denn große Männer haben die besseren Erfolgsaussichten bei Frauen und können daher Konkurrenz gelassen ertragen, während vertikal benachteiligte Männer mit aller Macht die Frau verteidigen, wenn sie mal eine erobert haben.
Unter Frauen gelten jene mit mittlerer Größe (zwischen 1,68 und 1,76 Meter) als besonders erfolgreich beim anderen Geschlecht;

sie sind zudem am gesündesten und bekommen die meisten Kinder.[3] Sie sind daher auch am wenigsten eifersüchtig – mit einer Ausnahme. Ist die Konkurrentin dominanter und kräftiger, werden auch mittelgroße Frauen eifersüchtig, weil sie – so die Erklärung von Evolutionspsychologen – ahnen, dass sie im direkten Kampf gegen die Rivalin unterlegen wären.

Sex nach Plan?

Kontrovers betrachtet werden unter Singles wie Paaren die Thesen des erfahrenen Paartherapeuten Hans Jellouschek. Er sieht die Partnerliebe als eine Form der Beziehung, die der Handlungslogik der Hingabe folgt und in der keine Schuldscheine ausgestellt werden können. Das können sicher die meisten Menschen unterschreiben. Gerechtigkeit zwischen Partnern sei zwar wünschenswert, aber damit lasse sich Liebe nicht wiederherstellen. Da Beziehungen die Tendenz haben, »von selbst schlechter zu werden«, müsse das Paar etwas dafür tun, dass ihnen die Liebe nicht abhandenkommt – als Nebenwirkung stärkt die Partnerliebe schließlich auch die Bindungssicherheit und Autonomie der Kinder. Auch für den Sex altgedienter Paare regt Jellouschek daher »geplante Zeiten und Orte« an, »weil es einen ja nicht mehr so zum anderen treibt«. Und manchmal käme der Appetit schließlich auch beim Essen.
Diese Argumentation hört sich für viele Leute seltsam an. Gerade ältere Frauen haben ja oft schon ihrem Mann zuliebe mitgemacht, obwohl sie keine Lust verspürten. Fraglich ist auch, wie oft Sex bei chronischen Paaren »normal« sei. Man muss die aus humanistischen Quellen überlieferte Anregung: zweimal in der Woche, nicht so eng sehen, viele Paare mit Kindern haben nur noch einmal im Monat Sex, auch wenn die Umfragen von Jugendinstituten und Kondomherstellern regelmäßig andere Verhältnisse suggerieren.
Und wie ist es mit Paaren, die permanent Händchen halten, ku-

scheln und Küsschen austauschen. Müssen sie sich dauernd ihrer Bindung versichern? James Coan von der University of Virginia hat im Hirnscanner erforscht, warum wir uns gern an der Hand halten. In zahlreichen Studien hat Coans Team beobachtet, dass Händchenhalten nicht nur das subjektive Bedrohungsgefühl senkt, sondern die lindernde und stärkende Wirkung an vielen Körperfunktionen abzulesen ist. Die motorische wie die emotionale Anspannung sind geringer, und auch die Schmerzwahrnehmung sinkt. Sogar ein Hügel wirkt anders. Allein empfinden Menschen einen Berg als steiler, als wenn ein Freund dabei ist. Je länger und besser man den Freund kennt, desto flacher erscheint der Anstieg.

Das gilt allerdings nicht für jene unruhigen und depressiven Männer, die nach der Geburt ihres Kindes nicht damit zurechtkommen, dass sie nicht mehr die wichtigste Rolle für ihre Frau spielen, sondern erst an zweiter – oder fünfter – Stelle kommen. Besonders drastisch drückte dies ein Mann aus, der zur psychologischen Beratung kam und für sich feststellte: »Ich habe gezeugt und verloren.«

Lust und Leidenschaft

Auch wenn es sich offenbar ausschließt, dass Paare seit Jahren oder Jahrzehnten zusammen sind und noch aufregenden Sex haben, gibt es ein paar Empfehlungen aus der paartherapeutischen Apotheke, die das Liebesleben spannender gestalten helfen. Wenig hilfreich und unbedingt zu vermeiden sind abschätzige Bemerkungen über das Sexualverhalten und die Qualitäten des Partners. Besser sollte man freundliche Worte für den anderen finden. Witze über Größe, Aussehen und Aggregatzustand der Geschlechtsorgane des Partners oder andere seiner Körperteile kommen auch nicht gut an. Selbst wenn man sich gut kennt, sind das äußerst heikle Anspielungen, die als verletzend empfunden werden können, obwohl sie vielleicht heiter gemeint sein sollen.

Man muss seinem Partner auch nicht in allen Details von seinen sexuellen Phantasien berichten. Sexualwissenschaftler empfehlen, von den Phantasien einer dritten Person zu sprechen, um vorsichtig mit dem Thema zu beginnen. Das heißt aber nicht, dass man einander nicht sagen sollte, was einem gefällt und was nicht. Der andere kann ja nicht ahnen, was man mag und was nicht. Und nichts sollte unter Zwang geschehen: Dass alles darf, aber nichts muss, sollte sich mittlerweile herumgesprochen haben.

Wenn das Miteinander als befriedigend und erfüllend erlebt wurde, gilt eine intime Umgangsregel: Auch wer höflich und freundlich ist, sollte sich auf keinen Fall beim Partner bedanken. Dass es schön war und gefallen hat, kann man auch auf andere Weise verständlich machen – Sex ist ja keine soziale Dienstleistung.

Routine gilt als Lustkiller. Man muss dennoch keine akrobatischen Übungen veranstalten, um trotzdem Abwechslung in den Alltag zu bringen. Sexualtherapeuten empfehlen dazu, eine Affäre zu beginnen – und zwar miteinander. Damit ist gemeint, dass man sich wie bei einem neuen Rendezvous aufeinander freuen und vorbereiten sollte. Dazu kann es hilfreich sein, sich ein Hotelzimmer zu mieten, ein Wochenende zu zweit zu verbringen und mögliche Störungen durch Alltagstrubel und die Kinder umsichtig zu vermeiden.

17 prickelnde Wahrheiten über Sex in der Ehe

1. Wenig Sex in der Langzeitbeziehung muss kein schlechtes Zeichen sein. Vielmehr können seltenere Intimkontakte in einer längeren Beziehung darauf hindeuten, dass sich beide Partner sicher gebunden fühlen und nicht befürchten müssen, dass einer die Beziehung bald verlassen wird.

2. Wer hingegen ständig miteinander ins Bett will, ist eher in Konflikten verstrickt oder chronisch unsicher, ob die Beziehung noch hält.

3. Schlechte Nachrichten für zufriedene Paare: Dauerhafte Sicherheit und häufiger, guter Sex schließen sich aus.

4. Ängstliche und unsichere Frauen haben häufiger wechselnde Sexualpartner, besonders in der Zeit, in der sie noch nicht gebunden sind. Sie müssen immer wieder versichert bekommen, wie attraktiv und begehrenswert sie sind.

5. Menschen, die sich ihrer selbst sicher fühlen, neigen weniger zu Affären. Auch ihr erster Geschlechtsverkehr findet daher in fortgeschrittenerem Alter statt.

6. Ein Drittel der Ehen im ländlichen Raum hält so lange, weil die Paare »stabil unglücklich« oder »unsicher und resigniert in der Beziehung« waren und gemeinsame Kinder, gemeinsame Projekte oder die berufliche Entwicklung und psychische Verstrickungen sie in ihrem Unglück zusammenhielten.

7. Sicherheit aus der Herkunftsfamilie ist ein bekannter »Schutzfaktor« für eine lange Ehe. Wer sich sicher gebunden fühlt, kann den Partner genauer wahrnehmen, auf ihn eingehen und stabilisiert damit die Bindung.

8. Ambivalente und ängstliche Frauen trennen sich ungern, wenn sie einmal zu einem Partner gefunden haben.

9. Ein unsicherer Mann ist oft eine sichere Partie. Er würde es sich kaum trauen, sich wieder zu trennen. Männer, die Konflikten gern aus dem Weg gehen und Entscheidungen vermeiden, sind ebenfalls besonders geeignet für eine stabile Beziehung.

10. Seien Sie groß, und wenn das nicht geht: Verhalten Sie sich wenigstens so. Größer gewachsene Menschen sind weniger anfällig für Eifersucht als vertikal benachteiligte. Männer über 1,90 Meter kennen kaum den nagenden Zweifel an der Treue des Partners.

11. Frauen mittlerer Größe (zwischen 1,68 und 1,76 Meter) sind am wenigsten eifersüchtig. Nur wenn sie es mit einer höher gewachsenen sportlichen Konkurrentin zu tun haben, packt sie plötzlich das grüngeäugte Scheusal, wie Shakespeare die Eifersucht nannte.

12. Händchenhalten hilft. Dadurch sinkt das Bedrohungsgefühl, die motorische wie emotionale Anspannung sind geringer, auch die Schmerzwahrnehmung lässt nach.

13. In Gemeinschaft wirkt sogar ein Hügel anders. Allein empfinden Menschen einen Berg als steiler, als wenn ein Freund dabei ist. Je länger und besser man den Freund kennt, desto flacher erscheint der Anstieg.

14. Finden Sie freundliche Worte für den anderen. Witze über die Geschlechtsorgane des Partners oder andere Körperteile sind hingegen oft verletzend.

15. Sagen Sie einander, was Ihnen gefällt und was nicht. Der andere kann nicht ahnen, was Sie mögen und was nicht. Aber bedanken Sie sich nicht beim Partner, wenn es Ihnen gefallen hat.

16. Vermeiden Sie Routine in Ihrer Beziehung und bringen Sie mehr Abwechslung in den Alltag.

17. Sexualtherapeuten empfehlen eine Affäre – miteinander. Mieten Sie ein Hotelzimmer, planen Sie ein Wochenende zu zweit und umgehen Sie Störungen durch Alltagstrubel und Kinder.

Überfordert im Alltagstrubel

Der Säbelzahntiger ist seit ungefähr 10 000 Jahren ausgestorben. Trotzdem muss die Raubkatze aus dem Pleistozän immer wieder herhalten, um das Verhalten moderner Büromenschen zu erklären. Denn was Homo sapiens in der Steinzeit auf Trab gehalten hat, scheint auch heute noch als evolutionäres Muster unsere Reaktionen zu bestimmen.

Ob der Arbeitsplatz bedroht ist oder der Partner nervt – oft verhält sich unser Körper so, wie man es gerade nicht brauchen kann. Er rebelliert, verliert sich in sinnlosen Aktionen, wird nervös. Akuten Problemen begegnet der menschliche Organismus zwar angemessen. Ist die Lage jedoch chronisch schwierig, kann man den Körper vergessen. Die Stressreaktion ist auf Dauerbetrieb geschaltet und schwächt Organe und Immunabwehr, statt sie zu stärken. Ein perfider Mechanismus: Das, was in der Not hilft, um Gefahren auszuweichen und Schmerzen zu verhindern, zermürbt auf Dauer und macht krank.

Zurück zum Säbelzahntiger. Tauchte er vor einem Steinzeitmenschen auf, aktivierte der jene Alarmanlage, die Mediziner als sympathisches Nervensystem bezeichnen. Das Nervengeflecht bereitet den Organismus auf Kampf oder Flucht vor – fight or flight. Bei drohender Gefahr wird der Herzschlag erhöht, die Lunge geweitet, die Verdauung eingestellt. Die Muskeln sind angespannt, der Stoffwechsel läuft auf höchstem Umsatz. Stresshormone wie Adrenalin, Noradrenalin und Kortison helfen, das Letzte aus den Organen herauszuholen und alle Kräfte zu mobilisieren. In glücklichen Steinzeitmomenten gelang es so, dem Säbelzahntiger zu entkommen oder ihn gar niederzuringen.

Nach erfolgreichem Kampf oder geglückter Flucht und in den mußevollen Momenten der Ruhe aktiviert der Körper den Gegenspieler des sympathischen – das parasympathische – Nervensystem. Es ist das Regulationssystem der Kontemplativen, die satt und selbstzufrieden vor sich hin dösen. Ihr Blutdruck ist unten,

der Herzschlag verlangsamt. Ruhe kehrt ein, einzig die Verdau-
ungsorgane glucksen vor sich hin. So fühlt es sich im Liegestuhl
am Pool an.

Der Mensch versteht sich
in harten Zeiten kaum auf Gelassenheit

Der zivilisatorische Firnis verhindert, dass Angestellte heute
auf Krisen so resolut reagieren wie ihre Vorfahren auf steinzeit-
liche Bedrohungen. Wenn Vorgesetzte mit Kündigung oder einer
empfindlichen Gehaltskürzung drohen, rennen selbst unbe-
herrschte Mitarbeiter selten davon oder stellen sich dem Kampf.
Sie sitzen da mit Schnappatmung, manche bellen weidwund zurück.
Die Stresshormone im Blut machen ihnen zu schaffen. Sie wollen ihr Werk verrichten und sind zum Kampf bereit. Stattdessen
begibt sich der Mensch auf den zerknirschten Rückzug. Die geballte Aggression ist aber vorhanden. Die Energie kann nirgendwo hin – und richtet sich daher auf ein naheliegendes Ziel: auf
einen selbst. Angst und Unruhe halten jetzt das Alarmsystem
weiter auf Trab. Sorge vor Jobverlust, Ärger mit dem Partner,
Intrigen im Büro – die Anlässe sind vielfältig, der Körper reagiert
nach Schema F, fight or flight. Kämpfen oder flüchten. Die Zivi-
lisation führt aber dazu, dass wir selten Vorgesetzte vermöbeln
noch vor ihnen fliehen. Stattdessen rutschen wir unruhig auf dem
Schreibtischstuhl herum, und die innere Alarmreaktion richtet
sich gegen uns selbst.
Stresshormone und Stressreaktionen führen nun zu den typischen
Beschwerden der Geplagten und Unzufriedenen: Reizdarm,
Reizhusten, gereizter Rücken. Burn-out, Tinnitus, Migräne, Verdauungsbeschwerden, Schwindel, Herzrasen. Die Ursachen sind
meist: Angst, Unruhe, Unzufriedenheit. Der Klassiker für Psychosomatiker ist das Früherwachen. Um halb vier morgens
schreckt der geplagte Mensch aus dem Bett hoch und kann nicht

mehr einschlafen. Die Angst vor den Schlafstörungen lässt das Alltagsgetriebe noch schneller rotieren.

Dabei ist Stress nicht gleich Stress. Die Hypothese, dass der Herzinfarkt der Heldentod der Führungskräfte ist, die von einem Übermaß bürgerlicher Tugenden dahingerafft werden, hat sich erledigt. Das ehrgeizige Alpha-Männchen ist nur in Gefahr, wenn seine Leistungsbereitschaft ständig frustriert wird. Solange Stress Spaß macht, ist er gesund. Man kennt ja diese erfolgreichen Typen, die eine Abteilung leiten, eine glückliche Familie haben und nebenbei finnische Liebeslyrik übersetzen. Sie spornt Stress eher an.

Anders ist das bei denen, die trotz ewiger Mühen nicht vorankommen. Die immer wieder enttäuscht werden, übergangen. Sie fühlen sich nicht wertgeschätzt. Ihnen schlägt Stress auf Herz, Kopf und Knochen. Depressionen können sogar das Skelett schwächen! Unzufriedenheit entzieht den Knochen Mineralstoffe und macht sie brüchig. Der Unterschied zwischen angenehmem und nervigem Stress ist immens. So hat der unzufriedene Angestellte ein dreimal so hohes Risiko, einen Infarkt zu erleiden, wie sein gleichaltriger, aber zufriedener Chef.

Wer nicht wirklich zufrieden ist mit seiner Tätigkeit und seinem Alltag, aber trotzdem auf vollen Touren fährt, ist anfällig. Ärzte und Therapeuten kennen diese »Hamsterrad-Führungskräfte« zur Genüge. Ihr Leben ist durchorganisiert und scheint zu funktionieren, aber von der kleinsten Unregelmäßigkeit werden sie aus der Bahn geworfen. Ein Auffahrunfall, bei dem sie nicht verletzt werden, irritiert sie so, dass sie zusammenbrechen und wochenlang nicht arbeiten können. Passungsstörungen nennen Psychosomatiker das.

Die Pille für jede Lebenslage

Der kleine, dicke Mann nahm sich Bauchfleisch vom Grill. Kaum hatte er den ersten Bissen im Mund, begann er sich zu rechtfertigen. Er redete von versteckten Fetten, zu wenig Bewegung,

Stress. Während er die sichtbaren Fette seines Grillfleisches ver-
drückte, streichelte er seinen Kugelbauch. Er habe für sich den
Weg gefunden. »Jeden Tag eine ASS 100! Das mache ich, seit ich
40 bin«, sagte er. Sein Arzt wisse nichts von der Blutverdünnung,
das sei seine eigene Strategie im Überlebenskampf. »Was willst
du machen. Ich stehe ziemlich unter Druck.«

Stress, Druck, Überlastung. So klagen die Stützen der Leistungsgesellschaft. Und nicht nur die. Angestellte, Arbeiter, Arbeits-
lose – alle fühlen sich permanent überfordert. Eine Gesellschaft
am Rande, immer kurz vor dem Burn-out. Die Statistiken der
Fehltage belegen das: Während die meisten körperlichen Krankheiten, die zu Arbeitsausfällen führen, seltener werden, nehmen
die psychischen Diagnosen zu.

Wer trotz ständiger Anspannung mehr Erfolg haben will, hilft
sich selbst. Besonders beliebt ist die pharmakologische Aufbauhilfe. Andere bevorzugen psychologische Unterstützung. Das
geht durch alle Schichten und Einkommensklassen. Hausfrauen
nehmen »Mother's little helper«, alternde Männer Testosteron,
Schüler Ritalin. Jeder, wie er's braucht: aufputschen, runterkom-
men, wach bleiben, einschlafen.

Kaum ein Konzernchef, leitender Angestellter, Manager – und
erst recht kein Politiker –, der nicht mit Betablockern, Kalzium-
Antagonisten, ACE-Hemmern oder Cholesterin-Senkern unterwegs ist. Nüchtern muss man feststellen: Unser Land ist in den
Händen von Leuten, die blockiert, gehemmt oder runterreguliert
sind und in ihrer Freizeit Stimulanzien brauchen oder über glü-
hende Kohlen laufen.

Kein Lehrstuhl ohne Teerstuhl – unter Erfolgsmenschen in der
Medizin ist das die Kurzfassung für den entscheidenden Schritt
in der akademischen Karriere. In der Langfassung bedeutet der
Spruch: Der Stress, den die Bewerbung für eine Professur mit
sich bringt, ist so groß, dass er die Magenwände angreift. Das
kann zu Geschwüren führen, die bluten. Wird das Blut verdaut,
färbt es die Fäkalien schwarz. Dagegen helfen Säureblocker und
Beruhigungsmittel, siehe oben.

So treibt sich eine Leistungsgesellschaft mit leistungssteigernden Mitteln zu noch mehr Leistung. Orchestermusiker schlucken vor Konzerten Tranquilizer. Wer eine neue Stelle will, stellt sich für das Bewerbungsgespräch ruhig. Redner besänftigen sich mit Hilfe ihres Arztes vor Vorträgen, Redegäste vor Talkshows, Moderatoren stimulieren sich mit Alkohol. Popsänger nehmen einen Haufen legaler wie illegaler Drogen vor Auftritten. Kampfjet-Piloten schlucken Modafinil, um die Müdigkeit zu überwinden und mehr als 24 Stunden im Cockpit bleiben zu können.

Heinz Rudolf Kunze, der schwitzende Streber unter den Deutschrockern, hat gesungen: »Wir leben alle auf Kredit und auf Rezept.« Schwitzen ist eine Nebenwirkung vieler Medikamente, aber Kunze hat ja recht. Und verändert das unser Miteinander? Gilt ein Orgasmus weniger, wenn die Erektion mit Viagra verlängert worden ist? Ist ein Geschäftsabschluss nicht bindend, wenn ein Vertragspartner Amphetamine genommen hat? Muss sich eine Frau betrogen fühlen, wenn der Mann eine Anti-Aging-Kur macht? Ist er hinters Licht geführt worden, wenn sich ihre Stirn plötzlich botoxglatt anfühlt?

Kinder lernen in der Schule, dass vagabundierende Energien mit freundlicher Unterstützung von Novartis, Roche und Co. gebündelt werden können. Der hyperaktive, aber kreative Chaot, der zuvor kaum mitkam, schreibt plötzlich Einser, nachdem er von Eltern oder Lehrern seine Tabletten bekommen hat. Immer mehr Eltern schicken Kinder, die heute bereits im Alter von zehn Jahren unter einem absurden Leistungsdruck stehen, mit Medikamenten auf die Erfolgsspur.

Falsche Vorbilder? Es gibt eine lange kulturgeschichtliche Tradition, sich auf unlautere Weise Vorteile zu verschaffen. Weil auf die Pharmaindustrie früher wenig Verlass war, mussten Kräuterelixiere und wundersame Tinkturen für die Leistungssteigerung herhalten. Der bis auf die Ferse unverwundbare Achill war gedopt, ebenso Siegfried aus den Nibelungen, den – bis auf eine Stelle am Rücken, die während der Unverwundbarkeitstherapie ein Blatt bedeckte – kein Pfeil oder Speer durchdringen konnte.

Im Übrigen ist es absurd, gerade von Ärzten Hilfe im Kampf gegen Drogen, Medikamentensucht oder Doping zu erwarten. Keine Berufsgruppe außer der der Journalisten und Gastwirte ist stärker legalen und illegalen Drogen wie Alkohol, Nikotin, Kokain und Tabletten verfallen, vom in deutschen Büros in Bruttoregistertonnen genossenen Koffein zu schweigen.

Ärzte tüfteln längst an dem Medikament für alle Lebenslagen. Die Pille danach gibt es schon. Kommt bald auch die Pille davor und dazwischen? Sorgenfrei ließe sich genießen und über die Stränge schlagen, schließlich gibt es Hilfe aus der Apotheke. Manche Mediziner wollen allen Zuckerkranken Fettsenker aus der Gruppe der Statine verordnen.[1] Nach einem Rechenmodell treten 42 weniger Infarkte, Schlaganfälle und andere schwere Kreislaufleiden auf, wenn 1000 Diabetiker fünf Jahre lang Statine bekommen.

»Was rechnerisch richtig ist, muss im Leben nicht stimmig sein«, sagt Martin Reincke, Diabetes-Experte an der Ludwig-Maximilians-Universität München. »Mir sträuben sich die Haare. Statine mit der Gießkanne zu verteilen wäre das Ende aller nicht-medikamentösen Präventionsbemühungen und das Gegenteil individualisierter Medizin.« Mit solchen Ansätzen würden ganze Bevölkerungsgruppen pathologisiert. Wenn 42 von 1000 Patienten von der Behandlung profitieren, würde das auch bedeuten, dass mehr als 950 umsonst behandelt würden. »Welche Nebenwirkungen hat das, wie verträgt sich das mit dem Alltag?«, fragt Reincke. Das Risiko für Komplikationen steigt, wenn verschiedene Mittel kombiniert werden. Wegen unklarer Wechselwirkungen war das als Lipobay bekannt gewordene Statin Cerivastatin 2001 nach mehreren Todesfällen vom Markt genommen worden.

Die Idee, ein Medikament vorbeugend allen Diabetikern zu geben, ist nicht neu. Es gab schon umfassendere Vorschläge – eine Pille für alle und gegen alles, die »Polypill«:[2] Ein Medikamenten-Cocktail aus drei Blutdrucksenkern, Aspirin, Folsäure und einem Fettsenker sollte allen Menschen jenseits der 55 verordnet werden. Zwei britische Professoren hatten ein Rechenmodell entwickelt, wonach die »Polypill« die Häufigkeit von Herz-Kreislauf-Leiden um mehr als 80 Prozent senken würde.

Der Vorschlag fand zwar Befürworter, stieß aber auch auf vehemente Kritik. »Was ist mit denen, die eine solche Polypill nicht vertragen oder keinen Nutzen davon haben«, warnte der Arzneimittelexperte Mark Powlson. Der Mediziner Adrian Midgley fühlte sich an die zynische Ärztehoffnung auf »Gerifix« und »Gerifix forte« erinnert – Medikamente, welche die vielen Arzneien kombinieren würden, die auf geriatrischen Stationen tonnenweise alten Menschen verabreicht werden.

Wege aus der Krise

Jammern unter Gleichgesinnten hat kein gutes Image, dabei ist es gemeinsames Mutmachen. Außerdem sieht man in depressiver Stimmung die Dinge realistischer. Depression bedeutet – neben vielen furchtbaren Symptomen – auch den Verlust der alltäglichen Selbsttäuschung. Das ist auf Dauer nicht schön, als Zwischenphase aber heilsam. Gemeinsames Schwarzsehen ist meist vorübergehend, der Schulterschluss der Gepeinigten. Spätestens wenn Galgenhumor aufkommt, geht es aufwärts.

Man sollte nur herauskommen aus dem Jammertal. Wenn Probleme nicht sofort zu lösen sind, reagieren manche Menschen mit dem Totstellreflex. Sie sind wie gelähmt. Sich auszuklinken ist keine Lösung. Ärzte nennen das: dissoziative Reaktion. Bei furchtbaren Erfahrungen ist es hilfreich, nichts zu spüren. Viele Kriegsteilnehmer und Missbrauchsopfer hätten nicht überlebt, wenn ihnen der Körper nicht ermöglicht hätte, Schmerzen nicht mehr zu merken. Doch wer einmal ausgestiegen ist, kann sich daran gewöhnen und womöglich künftig bei jeder Belastung aussteigen. Das ist typisch für Menschen mit posttraumatischer Belastungsstörung. Sie sind keiner Belastung mehr gewachsen und sei sie noch so harmlos.

Für akute Krisen ist der Mensch eher gemacht als für chronische. In der Euphorie, im Leid. Nach einem Unfall bewahrt das körpereigene Alarmsystem Menschen vor dem Schlimmsten. Jeder Erstretter und Notarzt kennt das. Die hochgepeitschten Adrenalin- und Kortisol-Kaskaden dämpfen den Schmerz. Das körpereigene Endorphinsystem wird aktiviert und entlässt Opioide ins Blut, die sonst nur beim Runner's High, dem Orgasmus und anderen Höhepunkten freigesetzt werden. Lang anhaltende Probleme zermürben den Menschen, auch körperlich. Dabei kann man dem Körper mit bordeigenen Mitteln ein Schnippchen schlagen. Dopamin etwa gilt als Belohnungs- und Glückshormon. Wer zufrieden ist oder sich wenigstens auf dem Weg der Besserung sieht, bei dem finden sich vermehrte Aktivitäten dieser Substanz.

Oxytocin ist ebenfalls ein guter Kandidat für die Krise. Es wird bei Zärtlichkeiten und emotionaler Nähe ausgeschüttet und gilt daher als »Kuschelhormon«, das für Verlässlichkeit, Treue und Sicherheit steht.

Erholung ist verdammt anstrengend

Wellness boomt. Und überall, wo eine Dusche und eine Sprudelwanne stehen, wird dies so genannt. Darunter wird die Darmspülung mit Rosenblütenessenz ebenso verstanden wie der Rückenschoner für den Autositz oder die »Hot-chocolate-Massage, inklusive White-chocolate-Peeling und Hot-chocolate-Dampfbad«, die ein Hotel im Bayerischen Wald als »Schoko-Wellness« anbietet. Wellness wird vom Deutschen Wellness-Verband als »gesund leben mit Genuss« erklärt. Wellness ist: Farbberatung oder auch ein »Kleopatra-Bad in Ziegenmilch«. Im Waldachtal im Schwarzwald gibt es sogar einen »Wellness-Wald«! Zwischen Fühlsäule und Windharfe kann man zum »Platz der Ermutigung« schreiten und am »Platz der Weitsicht und des Willens« innehalten, bevor man zum »Platz der Leichtigkeit« entschwebt.

Seit 1975 im kalifornischen Mill Valley das Wellness Resource Center als wohl erstes seiner Art gegründet wurde, wird die Illusion verkauft, dass sich Gesundheit und Vergnügen vereinen lassen zum Zwecke eines langen und guten Lebens. Dieses Versprechen ist so perfide wie falsch. Dass Gesundheit die Rendite ist, die sich mit Wellness erreichen lässt, ist der ungedeckte Wechsel auf die Zukunft, der dazu führt, dass Mitgliedschaften in den Studios so weit im Voraus eingegangen werden wie sonst Immobilien-Kredite und Unterhaltszahlungen.

Wellness-Oasen sind deshalb auch selten Orte unbeschwerter Lebensfreude, sondern Hüpfburgen für Erwachsene. Unter Aufsicht und gegen Bezahlung wird hier Spaß und Erholung erarbeitet – in einem festen Zeitrahmen, dann muss sich das Wohlgefühl gefälligst eingestellt haben. So wird Wellness zum lebenslangen Lernen am eigenen Ich mit dem Ziel dauerhafter Gesundheit. Wer sich nur bewegen oder in der Sauna nur schwitzen will, registriert amüsiert das »Caribic Wellness-Badeöl Wildrose« der Mitbewohnerin auf dem Duschsims oder wie die Heuboden-Sauna nach Meerschweinchen-Käfig riecht.

Wohlfühlen auf Knopfdruck

Sich über das Modewort Wellness und seinen Gebrauch nur lustig zu machen greift aber zu kurz. Wellness weicht den Unterschied zwischen medizinisch Notwendigem und ästhetisch Erwünschtem auf und vermittelt die Botschaft, dass eine Low-Carb-Diät und ein warmer Einlauf einfach nur Spaß machen können. Wellness spiegelt die neue Vorsorgehaltung des gesundheitsbewussten Bürgers wider, der eigenverantwortlich plant, leistungsorientiert denkt und dabei seine persönlichen Risiken berechnet. Auch wenn das manchmal schiefgehen kann.

So wie beim Tod des 58-jährigen US-Fernsehmoderators Tim Russert im Juni 2008. Der populäre NBC-Journalist war an einem Herzinfarkt gestorben. Dabei war er ein Vorbild an vorsor-

178 Überfordert im Alltagstrubel

gender Lebensführung. Er nahm regelmäßig Aspirin zur Blutverdünnung, ließ sich jährlich durchchecken, unterzog sich dabei
einem Belastungs-EKG und trainierte auf dem Fahrrad-Heim-
trainer. Er starb trotzdem jung – und machte damit viele Amerikaner auf einmal sehr nervös. Ihrer Verunsicherung machten sie
in Briefen an die »New York Times« Luft, so dass sich die Zei-
tung zu dem Kommentar veranlasst sah: »Man glaubt nicht mehr,
dass Menschen auf diese Weise sterben können – besonders dann
nicht, wenn sie intelligent, gebildet, erfolgreich und gesundheits-
bewusst sind und von Ärzten betreut werden.«

Wellness beinhaltet zwar angeblich Gesundheit und Vergnügen,
tatsächlich stellt es aber die Vorstellung von beiden Begriffen auf
den Kopf. Wohlbefinden und Gesundheit werden gemeinhin als
Gegenteil von Krankheit verstanden. Bevor der Wellness-Terror
begann, war Gesundheit ein flüchtiger Zustand der Selbstvergessenheit, der sich – ähnlich wie Liebe oder Glück – nicht herstellen ließ. In dem Moment, in dem man ständig argwöhnisch in
sich hineinhorcht, ob man tatsächlich glücklich, verliebt oder
eben gesund ist, ist man es schon nicht mehr. Die Unbeschwertheit macht einem nagenden Unbehagen Platz. Das selbstvergessene, beschwerdefreie Wohlbefinden ist einem seltsamen
Zwischenzustand gewichen: Man fühlt sich allenfalls nur noch
gesund auf Probe.

Eine der schönsten Beschreibungen von Gesundheit ist »Leben
im Schweigen der Organe« von dem französischen Chirurgen
René Leriche. Wellness ist das Gegenteil von unbeschwerter oder
schweigsamer Selbstvergessenheit, denn das Ziel ist aktives
Sichwohlfühlen, um das gerungen werden muss wie um den letzten freien Platz in der Sauna. Gesundheit und Wohlbefinden müssen in der verschwitzten Wellness-Welt systematisch erarbeitet
werden, statt dass sie einfach vorhanden sind. So wird Wellness
zu einem weiteren paradoxen Lebensmotto aus dem inneren Ab-
surdistan – ähnlich der Aufforderung »Sei doch mal spontan!«

Wellness als Religionsersatz

Die lärmende Suche nach Ruhe, die multitaskingfähige Dauer-nervöse in ihrer Freizeit veranstalten, hat dazu geführt, dass auch die Stille nicht mehr das ist, was sie mal war. Die Sehnsucht nach ungestörtem Für-sich-Sein zeigt sich in Angeboten wie Wellness-Urlaub im Kloster. Dort schweigen aber weder die Organe noch die erfahrungshungrigen Teilnehmer. Die Stille wird immer wieder thematisiert und so zum zerredeten Gesprächsstoff, der bewusst erlebt werden soll. »Damit hört die Stille auf, etwas zu sein, das sich ereignet, ohne dass man darüber nachdenkt«, sagt die Soziologin Monica Greco von der Universität London.

Wo Klöster zu Wellness-Oasen umfunktioniert werden, mag zwar akustisch manchmal Stille herrschen. Der permanente Druck, sich selbst als Quell des eigenen Vergnügens zu erleben, lässt viele Erfüllungssuchenden jedoch unruhig werden. Dem Wellness-Jünger, der Ruhe und Entspannung erhofft, ergeht es ähnlich wie dem Reisenden, der rastlos nach der unberührten Idylle sucht. Er zerstört das, was er sucht, indem er es findet.

Die Wellness-Angebote in Klöstern zeigen die ganze religiöse Dimension des Gesundheitskultes. Wellness hat hier nichts mit Ausschweifung und Verausgabung zu tun, sondern mit Mäßigung und Askese. Das ist auch in den Wellness-Bereichen deutschsprachiger Hotels zu spüren. Überall weisen Schilder darauf hin, dass es sich hier um einen Ort der Stille und Einkehr handelt, an dem jeder Lärm zu unterbinden ist und – wie in der Kirche – andächtig an der Erlösung und dem höheren Heil zu arbeiten ist. Der Bademeister sorgt nicht nur für den Saunaaufguss, er wacht auch über Ruhe und Ordnung. Die Eltern lärmender Kinder werden mit bösen Blicken gestraft. Erst wenn die französischen, russischen oder italienischen Großfamilien auftauchen, bekommt man das Gefühl, dass man hier auch Spaß haben kann.

Sittsamkeit, Strenge und Disziplin sind protestantische Tugenden, die in dem diffusen Wellness-Brei gerne mit fernöstlichen und esoterischen Praktiken vermischt werden. Heraus kommen typische Zutaten wie Aroma-Sauna und Buddhismus light – inklusive Tibet-Aufkleber auf der Sporttasche. Pikanterweise trägt gerade die Kirche dazu bei, dass das Streben nach Gesundheit zur Ersatzreligion wird. Und auf der verzweifelten Suche nach verlorenen Schafen ist sich diese Kirche für keinen Wellness-Chichi zu schade. »Adressiert sind die Wellness-Rituale eher an das Selbst als an Gott«, sagt Monica Greco.

Im Kloster Arenberg nahe Koblenz, dem »ersten Wellness-Kloster« Deutschlands, ist es längst vorbei mit »kargen Zellen, frugalen Mahlzeiten und einer strengen Tageseinteilung«. Das würde die Selbstsucher nur abschrecken. Stattdessen wird ein »ganzheitliches Urlaubsprogramm für Körper, Geist und Seele nach dem Motto ›erholen, begegnen, heilen‹ geboten«. Das Kloster ist nach eigenen Angaben »sensationell erfolgreich, denn es erlebt einen Ansturm: Gestresste, Naturgenießer und Sinnsucher aller Altersgruppen und Konfessionen aus ganz Deutschland suchen hier Entspannung«.

Problemzonengymnastik für das fragile Ego

Auf der Suche nach »sinn- und lebensstiftender, gesunder Spiritualität« ist erlaubt, was bequem ist: »Wer will, kann mit den Schwestern schon morgens um sieben in der Kirche die Liturgie feiern oder eine Stunde später mit einem Morgenimpuls in den Tag starten oder aber ausschlafen«, heißt es über das Wellness-Kloster Arenberg. »Im Kurs ›Gott liebt Tango‹ tanzen sich die einen frei, während die anderen im Kräutergarten Riechübungen machen.« Wellness macht dem unterfinanzierten Kurbetrieb (»Morgens Fango, abends Tango«) längst Konkurrenz.

Spiritualität in Wellness-Klöstern ist aber keine höhere Form geistiger Erfahrung, sondern wird instrumentalisiert, um sich mit eingeübten Andachtsgesten für die Anforderungen des Alltags zu wappnen. Hier sollen keine Fett-Depots an Bauch, Beinen oder Po abgeschmolzen werden, sondern es geht um Problemzonengymnastik für das fragile Ego. Die Kirche ist sich für keinen Hokuspokus zu schade und kassiert.

Gesundheit und Wohlbefinden zu vereinen, das ist möglich, verspricht der Deutsche Wellness-Verband, die »bis heute führende Wellness-Organisation in Europa«. Es klingt einfach: »Gestalten Sie Ihr Leben so genussvoll wie möglich, aber behalten Sie dabei Ihre Gesundheit im Auge. Ob Essen, Trinken, Bewegung, Stressabbau, Arbeit, Freizeit, Liebe, Glauben: Sie können sich immer für eine gesunde und genussvoll Alternative entscheiden. Das ist der Wellness-Weg!«

Dieser Weg wird kein leichter sein, denn es geht ja um nichts weniger als die Vereinigung diverser Gegensätzlichkeiten: Genuss und Mäßigung, Freizügigkeit und Disziplin, Selbstvergessenheit und Planerfüllung. Yin und Yang würde hier der Westentaschen-Buddhist ergänzen und der Toskana-Freund: Jakobsweg und Jakobsmuscheln. Für den Soziologen Ulrich Bröckling von der Universität Freiburg ist die Erwartung an den modernen Menschen, ob im Beruf oder in der Freizeit, geprägt durch solche unerfüllbaren Paradoxien: »Widersprüche im Anforderungsprofil werden gesteigert, schlechtes Gewissen und Motivation werden deshalb noch größer – das treibt an, denn das Ziel ist die erfolgreiche Mischung der Extreme«, sagt Bröckling.

So bietet Kloster Kostenz im Bayerischen Wald »Wellness für Körper, Geist und Seele«. Gebucht werden kann das Programm »Zeit für mich – Eine Verwöhnwoche für die Sinne«. Das Klassenziel ist vorgegeben: »Gönnen Sie sich in einer geborgenen Atmosphäre Zeit für sich selbst«, heißt es in der Ankündigung. »Eine Zeit der Entspannung, des Energietankens und Wohlfühlens. Das Eintauchen in die Ruhe fördert Ihr Wohlbefinden, macht Sie ausgeglichener, zufriedener und glücklicher. Sie ermöglichen Ihrem Körper, Ihren Gefühlen und Gedanken, offen zu werden und auf Ihre Bedürfnisse besser zu hören. Genießen Sie bei sanften Körper-, Entspannungs- und Sensibilisierungsübungen, Meditation, Tanz, Musik, Gesprächen, Saunen und Schwimmen sich selbst und diese wunderbare gemeinsame Zeit.«

Was, wenn man es in einer Woche nicht schafft, ausgeglichener, zufriedener und glücklicher zu werden und dabei offen zu schwitzen?

Nach der Wellness-Maxime weigert sich der, der keine Vorsorge für ein besseres Ich betreibt, von seinem Recht auf freie Selbstbestimmung Gebrauch zu machen. Wellness-Gläubige sind vernünftig, und mit Oberflächlichkeiten wie dem Planschen in einer Wanne mit gefärbtem Wasser kann es ja nicht getan sein. »Das Vergnügen von Wellness besteht, zumindest bis zu einem gewissen Grade, aus einem Lernprozess, der darauf abzielt, Investitionen in das verkörperte Selbst, Aktivitäten, die das langfristige Wohlfühlen fördern, als Vergnügen zu erleben«, sagt Monica Greco. Ein Wellness-Konsument weiß daher, dass er immer frisch und trainiert sein muss, um seine Arbeit gut zu machen.

Gleichzeitig bieten Wellness-Orte die Möglichkeit, die permanente Arbeit an Gesundheit und Wohlbefinden unter Gleichgesinnten zu vergleichen. Das ist der Grund, warum den Trimm-dich-Pfaden kein Erfolg beschieden war: Wer keuchend das Niederwild aufscheuchte, konnte nie sicher sein, ob jemand in der Nähe sein würde, der sich ebenfalls schindete und die Qualen für ein höheres Ziel angemessen würdigte.

In modernen Wellness-Tempeln gibt es hingegen genug Mitleidende, die sehen und abschätzen können, wie am eigenen Profil gefeilt wird. Was sollte man mehr wollen, als sich schweigend ständig besser zu definieren?

28 Durchhalteparolen zum Wohlfühlen

1. Quer durch alle Schichten und Verhältnisse benutzen die Menschen medikamentöse Aufbauhilfen.

2. Je nach Bedarf wird blockiert, gehemmt oder runterreguliert. Das fängt schon im Kindesalter an, wenn überschüssige Energien pharmakologisch in engere Bahnen gelenkt werden.

3. Musiker schlucken Tranquilizer. Redner besänftigen sich vor Vorträgen, Redegäste vor Talkshows, Moderatoren stimulieren sich mit Alkohol, Künstler nehmen legale und illegale Drogen aller Art.

4. Es gibt nicht das eine Mittel, das gegen alle Zivilisationsleiden hilft und weitere Behandlungen unnötig macht.

5. Das Bedürfnis nach einer Pille für jede Lebenslage entspringt zumeist dem Wunsch, sich ungehemmt verhalten zu können, ohne gesundheitliche Folgen ertragen zu müssen.

6. Auch wenn es Medikamentencocktails gibt, die einer bestimmten Personengruppe helfen, wird der große Teil derer, die sie einnehmen, nicht davon profitieren.

7. Finden Sie Entspannung mit Achtsamkeitsübungen. Atemzüge bis zehn ruhig vor sich hin zählen. Dabei werden automatisch die Atemzüge langsamer, tiefer und ruhiger – nicht, weil man langsamer atmen will, sondern weil man darauf achtet.

8. Lernen Sie, entspannt zu sitzen. Ihnen steht ein unangenehmes Gespräch bevor oder Ihnen sitzt ein Termin im Nacken. Betrachten Sie sich kurz selbst. Typisch ist: Sie atmen flach, der Bauch ist eingezwängt. Die Schultern sind angezogen und angespannt. Der Muskeltonus an Armen und

Beinen ist zu hoch, dabei sitzen Sie nur und verrichten gerade keine Schwerstarbeit. Geduckt, verkrampft – gesund ist das nicht und außerdem bereitet es Nacken- und Rückenschmerzen.

9. Das Gegenprogramm: Setzen Sie sich aufrecht hin, atmen Sie ein paar Mal tief durch, öffnen Sie den Hosenknopf. Ihre Arme und Beine funktionieren auch, wenn Sie die Muskeln weniger anspannen. Senken Sie die Schultern und heben Sie den Kopf aus Ihrer Versteckhaltung, das öffnet Blick und Brustkorb.

10. Wellness kann tatsächlich Spaß machen und entspannen. Aber nur, wenn man sich nicht unter Leistungsdruck setzt oder das Gefühl hat, in der begrenzten Zeit alles auzuschöpfen und ein anderer Mensch zu werden.

11. Akuten Problemen begegnet der menschliche Organismus angemessen. Ist die Lage chronisch schwierig, wird die Stressreaktion auf Dauerbetrieb geschaltet und schwächt Organe und Immunabwehr. Das, was in der Not hilft, um Gefahren auszuweichen und Schmerzen zu verhindern, zermürbt auf Dauer und macht krank.

12. Unter Stress begibt sich der Mensch auf den zerknirschten Rückzug. Die geballte Aggression ist aber vorhanden. Die Energie kann nirgendwo hin – und richtet sich daher auf einen selbst.

13. Stressreaktionen führen zu typischen Beschwerden: Reizdarm, Reizhusten, gereizter Rücken. Burn-out, Tinnitus, Migräne, Früherwachen, Verdauungsbeschwerden, Schwindel, Herzrasen. Die Ursachen sind meist: Angst, Unruhe, Unzufriedenheit.

14. Stress ist nicht gleich Stress. Solange Stress Spaß macht, ist er gesund. Wer sich nicht wertgeschätzt fühlt, dem schlägt Stress auf Herz, Kopf und Knochen. Depressionen können sogar das Skelett schwächen! Unzufriedenheit entzieht den Knochen Mineralstoffe und macht sie brüchig.

15. Der Unterschied zwischen angenehmem und nervigem Stress ist immens. So hat der unzufriedene Angestellte ein dreimal so hohes Risiko, einen Infarkt zu erleiden, wie sein gleichaltriger, aber zufriedener Kollege.

16. Während die meisten Krankheiten, die zu Arbeitsausfällen führen, seltener werden, nehmen die psychischen Diagnosen zu.

17. Keine Berufsgruppe außer der der Journalisten und Gastwirte ist stärker legalen und illegalen Drogen wie Alkohol, Nikotin, Kokain und Tabletten verfallen als Ärzte.

18. Ärzte tüfteln an dem Medikament für alle Lebenslagen. Die Pille danach gibt es schon. Kommt bald auch die Pille davor und dazwischen?

19. Jammern ist gemeinsames Mutmachen und meist vorübergehend, der Schulterschluss der Gepeinigten.

20. Lang anhaltende Probleme zermürben den Menschen, auch körperlich. Wer zufrieden ist oder sich auf dem Weg der Besserung sieht, bei dem finden sich vermehrte Aktivitäten der »Glückshormone« Dopamin und Oxytocin.

21. Wellness boomt. Es beschreibt die Illusion, dass sich Gesundheit und Vergnügen vereinen lassen zum Zwecke eines langen und guten Lebens.

22. Wellness-Oasen sind selten Orte unbeschwerter Lebensfreude. Unter Aufsicht und gegen Bezahlung wird Spaß und Erholung erarbeitet – in einem festen Zeitrahmen muss sich das Wohlgefühl gefälligst einstellen.

23. Wellness weicht den Unterschied zwischen medizinisch Notwendigem und ästhetisch Erwünschtem auf und spiegelt die neue Vorsorgehaltung des gesundheitsbewussten Bürgers wider, der eigenverantwortlich plant, leistungsorientiert denkt und dabei seine persönlichen Risiken berechnet.

24. Bevor der Wellness-Terror begann, war Gesundheit ein flüchtiger Zustand der Selbstvergessenheit, der sich – wie Liebe oder Glück – nicht herstellen ließ. In dem Moment, in dem man ständig in sich hineinhorcht, ob man tatsächlich glücklich, verliebt oder eben gesund ist, ist man es schon nicht mehr. Die Unbeschwertheit macht nagendem Unbehagen Platz. Das selbstvergessene Wohlbefinden ist einem seltsamen Zwischenzustand gewichen: Man fühlt sich nur noch gesund auf Probe.

25. Der permanente Druck, sich selbst als Quell des Vergnügens zu erleben, lässt viele Erfüllungssuchenden unruhig werden.

26. Wellness-Angebote in Klöstern zeigen die religiöse Dimension des Gesundheitskultes. Wellness hat hier nichts mit Ausschweifung und Verausgabung zu tun, sondern mit Mäßigung und Askese.

27. Das Streben nach Gesundheit wird zur Ersatzreligion. Spiritualität in Wellness-Klöstern ist keine höhere Form geistiger Erfahrung, sondern wird instrumentalisiert, um sich mit eingeübten Andachtsgesten für die Anforderungen des Alltags zu wappnen. Hier sollen keine Fett-Depots an Bauch, Beinen oder Po abgeschmolzen werden, es geht um Problemzonengymnastik für das fragile Ego.

28. Bei Wellness geht es um die Vereinigung unterschiedlicher Gegensätzlichkeiten auf engstem Raum und in kürzester Zeit: Genuss und Mäßigung, Freizügigkeit und Disziplin, Selbstvergessenheit und Planerfüllung.

Erholsam schlafen

D er Nachtdienst in der Klinik war ruhig verlaufen. Die junge Schwester wollte sich gerade ausruhen, da fiel ihr ein, dass sie etwas vergessen hatte. Sie musste noch in Zimmer sieben, es war zwei Uhr in der Nacht. »Aufwachen, Frau Schneider, Sie müssen noch Ihr Schlafmittel nehmen.« Bei dieser Anekdote handelt es sich nicht um einen Kalauer oder um eine urbane Legende, gelegentlich kommt es vor, dass Patienten in Krankenhäusern aus dem Schlaf gerissen werden, um pünktlich ihr Schlafmittel zu nehmen. So steht es schließlich als ärztliche Anweisung in der Kurve. Und in der Klinik muss der Schlaf nun mal medizinisch kontrolliert, überwacht und gegebenenfalls geregelt werden.

Die Medizin hat sich des Schlafs bemächtigt und einen jahrtausendelang als selbstverständlich betrachteten Vorgang in seine Bestandteile zerlegt und pathologisiert. Es gab schon immer Kinder, die schlecht in den Schlaf fanden oder die häufig nachts wach wurden. Seit ein paar Jahren spezialisieren sich jedoch überall im Land Kinderärzte auf junge Patienten mit Ein- und Durchschlafstörungen. Und auch Erwachsenen wird eingeredet, wie und wann und wo und mit wem sie zu schlafen haben. Der Schlaf hat nach Plan zu funktionieren, sonst gilt er als gestört und therapiebedürftig.

Die Normierung des Schlafes

Die Ärzte Steven Woloshin und Lisa Schwartz von der Dartmouth Medical School haben gezeigt, wie das Restless-Legs-Syndrom als bedrohliche und immer häufiger werdende Krankheit vermarktet wird.[1] Seit 2003 will die Pharmafirma GlaxoSmithKline bei Ärzten wie Laien Aufmerksamkeit für das Leiden wecken, bei dem Patienten keine Ruhe finden, weil ihre Beine zucken oder jucken. Zunächst gab es übertriebene Presseerklärungen von Neurologenkongressen zu Erfolgen mit der Arznei Ropinirol. Dann informierte die Firma über die »unterschätzte Krankheit, die Amerika nachts wachhält«. 2005 ließ die amerikanische Arzneibehörde FDA das Mittel zu. »Seither wurden Millionen ausgegeben, um das Syndrom in das Bewusstsein von Ärzten wie Konsumenten zu bringen«, sagt Woloshin. Auch in Deutschland wurden in Fachblättern Schätzungen veröffentlicht, wonach Millionen an den Zappelbeinen leiden würden.

Parallel zu den ruhelosen Beinen in dunklen Stunden machte das Chronische Erschöpfungssyndrom Karriere. Passend zur Schlaflosigkeit in der Nacht gab es nun die medizinisch legitimierte Erschöpfung am Tag. Das Wort »Fatigue«, das mehr bedeuten soll als bloße Müdigkeit, kam in Mode. In einer Gesellschaft, die sich freiwillig den Schlaf entzieht, durch Schichtarbeit und Jetlag mutwillig physiologische Rhythmen der Menschen sabotiert, fanden diese Ruhestörungen schnell allgemeine Anerkennung.

Und in der Medizin taten sich neue Forschungsfelder auf, es gab zusätzliche Stellen, Forschungsprojekte und mehr Geld. Jede Uniklinik und viele andere Krankenhäuser verfügen heute über hochgerüstete Schlaflabore, in denen verkabelt und unter Videoaufsicht geschlafen wird, um Stoffwechsel, Atemfrequenz, REM-Phasen und Körperemissionen der Probanden in der Hitze der Nacht zu bestimmen. Etliche Mediziner haben ihre Unikarrieren in Schlaflaboren begründet. Regelmäßig finden üppig finanzierte Schlafkongresse statt, manche Ärzte begründen Schlafkampagnen und beraten Bettenhäuser; der freundliche Regensburger Psychologe Jürgen Zulley gilt sogar als »Schlafpapst«.

Gleichzeitig wurden die bedrohlichen Folgen des Schlafmangels ausgemalt. Zu wenig Schlaf schwächt Immunabwehr, Wundheilung und Gedächtnis, macht anfällig für verstopfte Gefäße und gestörte Verdauung. Schlafmangel macht angeblich sogar dick – Bücher mit dem absurden Versprechen »Schlank im Schlaf« wurden zu Bestsellern. Fast 90 verschiedene Störungen des Schlafs haben Ärzte bislang beschrieben: Insomnien, Parasomnien, Hypersomnien und vieles mehr.

Nahezu jede Abweichung vom Normschlaf gilt als krankhaft. Und der Norm nach gehen die Menschen in Mitteleuropa um 23:04 Uhr ins Bett und wachen sieben Stunden und 14 Minuten später wieder auf. Schlafratgeber empfehlen daher konstant sieben bis acht Stunden Nachtruhe. Besonders der Schlaf vor Mitternacht gilt als kostbar. Dabei stimmt das nur eingeschränkt. Wer früh ins Bett geht, etwa um 21 oder 22 Uhr, erlebt die Phase des erholsamsten Schlafes tatsächlich vor Mitternacht und ein Abweichen von diesem Rhythmus führt zum bleiernen Gefühl am Morgen danach. Wer allerdings daran gewöhnt ist, um 1 Uhr ins Bett zu gehen, hat seine tiefste Schlafphase dann eben zwischen 1 und 3 Uhr in der Nacht. Und die ist genauso gesund wie die vor Mitternacht, wenn dies der regelmäßige Schlafrhythmus ist, auf den man sich und seinen Körper eingestellt hat. Ungesund sind nur häufige Wechsel, wie sie Schichtarbeiter erdulden müssen.

Der achtstündige Idealschlaf am Stück ist womöglich keine medizinische Notwendigkeit, sondern ein Produkt der industriellen Moderne, die ausgeruhte Arbeitskräfte benötigte – und der Schlafindustrie. Für die Menschen in der Steinzeit war es vermutlich gesünder, sich so auszuruhen, dass heutige Ärzte eine Durchschlafstörung diagnostizieren würden. Der leichte Schlaf mit wachen Phasen zwischendurch bewahrte unsere Vorfahren davor, von wilden Tieren gefressen zu werden oder vor einem erloschenen Feuer aufzuwachen.

Bis heute schlafen einige eingeborene Völker nicht nach dem europäischen Standard-Modell, sondern mit Wachphasen, leichtem Dösen und anderen Unterbrechungen. Und kleine Kinder sind jahrelang das zweiphasige Schlafmodell von Mittags- und Nachtschlaf gewohnt, bis ihnen das aus kulturellen Gründen ausgetrieben werde, argumentieren Kritiker des Einheitsschlafes. Wer kürzer oder länger schläft, regelmäßig wach wird oder andere nächtliche Rituale befolgt, muss sich daher nicht gleich als Schlafversager sehen.

Diese Einsicht kann helfen, denn auf dem Weg zu einem erholsamen Schlaf hilft vor allem Geduld und Gelassenheit. Wer ständig einem Schlafideal nacheifert, hat Chancen, besonders schlecht zu schlafen. Der eine schläft lieber spät ein, der andere früh. Manche wachen regelmäßig mittendrin auf, andere früh am Morgen. Auch ob man besser allein oder zu zweit schläft, kann die Wissenschaft nicht beantworten. Tendenziell erholen sich Frauen besser, wenn sie getrennt schlafen, Männer schlafen hingegen tiefer, wenn sie Gesellschaft haben.

Krank im Schlaf

Unter den Schlafleiden hat die Diagnose Schlaf-Apnoe besonders rasant Karriere gemacht. Bezeichnet werden damit gelegentliche Atemaussetzer, die in seltenen Fällen tatsächlich sehr gefährlich werden und aufs Herz schlagen können. Bis zu eine Million Menschen sollen in Deutschland betroffen sein. Der Betroffene schreckt kurz auf, vergisst das aber wieder und fühlt sich morgens unausgeschlafen. Würde man alle Bundesbürger im Schlaflabor testen – ein Traum jedes Schlafforschers –, kämen wohl bei fast jedem beleibten Menschen ab dem 50. Geburtstag mehr oder weniger dezente Warnhinweise auf Schlaf-Apnoe oder gar manifeste Symptome zum Vorschein. Die Industrie hält zur Vorbeugung und Therapie Masken bereit, die ins Gesicht geschnallt werden und das kontrollierte Atmen bei leichtem Überdruck in der Nacht ermöglichen sollen – aber ihren Trägern vermutlich erst recht die Nachtruhe rauben und von nicht wenigen entnervt in die Ecke gepfeffert werden.

»Disease Mongering« wird das Erfinden und Verkaufen von Krankheiten im Englischen genannt.[2] Mongering bedeutet Handeln, Schachern und dabei Einschüchtern – bei dem im Deutschen üblichen Wort Medikalisierung schwingt dieser Aspekt weniger mit. Um immer mehr Bereiche des körperlichen, psychischen und sozialen Erlebens als kontroll- und therapiebedürftig zu erklären, müssen Risikofaktoren benannt werden. Eine Schwankung des Befindens wird so schnell zu einem Leiden, das behandelt werden muss. Der Alltag steht unter permanenter Selbst- und Fremdbeobachtung. »Man versucht Leute, denen es gutgeht, davon zu überzeugen, dass sie krank sind – oder leicht Kranke, dass sie schwer krank sind«, so die Formel der inzwischen verstorbenen Medizinkritikerin Lynn Payer.

Typischerweise werden dazu normale Körpererfahrungen als krankhaft gedeutet – oder die Definition einer Krankheit wird ausgeweitet, bis milde und sogar beschwerdefreie Verläufe als »Prä-Erkrankung« gelten. Die Abgrenzung zwischen krankhaft und tolerabel ist ein Problem vieler Schlafstörungen. Natürlich gibt es Menschen, die so stark an ruhelosen Beinen, Erschöpfung oder Atemstillständen leiden, dass eine Therapie nicht nur hilfreich, sondern nötig ist. Doch die aggressiven Marketingkampagnen für die neuen Leiden am Schlaf haben dazu geführt, dass mittlerweile jeder unrhythmische Schnarcher als krankhaft gilt.

Immerhin steigt der Gebrauch von Schlafmitteln nicht mehr. Offenbar hat sich herumgesprochen, dass »keine der pharmakologischen Hilfen einen physiologischen Schlaf nachahmen oder induzieren kann«, wie der Heidelberger Pharmakologe Björn Lemmer schrieb.[3] Dafür kann man von den Medikamenten als Nebenwirkung müde, vergesslich und abhängig werden. Statt Schlafregeln zu folgen oder den Schlaf herbeizuzwingen, sollte man versuchen, seine eigenen Zeiten zu finden, die einem Ruhe und Erholung verschaffen.

Kurze Nächte, dickes Ende

Eine schlechte Nacht bereuen manche Menschen ihr Leben lang. Meist geht es dabei um die falsche Gesellschaft zur falschen Zeit. Eine schlechte Nacht kann aber auch andere unangenehme Folgen haben – und zwar für die Gesundheit. Ein Ärzteteam von der Universität Leiden hat untersucht, wie Schlafmangel die Neigung

zu Diabetes mellitus verstärken könnte.[4] »Die Schlafdauer hat
sich in den westlichen Gesellschaften in den vergangenen Jahren
immer mehr verkürzt und Diabetes wie auch eine erhöhte Insulinresistenz sind häufiger geworden«, sagt Esther Donga, die
Leiterin der Studie.»Womöglich ist es daher kein Zufall, dass die
beiden Phänomene zusammenkommen.«

Die niederländischen Wissenschaftler hatten an gesunden Freiwilligen untersucht, wie sich ein Schlafdefizit auf den Zucker-
haushalt auswirkt. In der ersten Phase des Versuchs schliefen die
Teilnehmer nachts die üblichen acht Stunden. In der zweiten
Phase bekamen sie hingegen nur vier Stunden Schlaf. Zur Überraschung der Forscher genügte eine einzige Nacht mit Schlafmangel, um die Insulinresistenz der Betroffenen gleich um 19 bis
25 Prozent zu erhöhen. Insulin ist ein Hormon aus der Bauch-
speicheldrüse, das die Aufnahme des Zuckers aus dem Blut in die
Zellen anregt. In der Vorphase einer Diabetes-Erkrankung und
erst recht beim manifesten Leiden ist die Insulinresistenz erhöht.
Der Glukosespiegel im Blut steigt, aber der Zucker gelangt kaum
noch in die Zellen.

»Unsere Untersuchung zeigt, dass die Insulinsensitivität auch bei
Gesunden offenbar nicht eindeutig festgelegt ist, sondern auch
von der Schlafdauer in der vorausgegangenen Nacht abhängt«,
sagt Donga. »Wir finden sogar die Spekulation reizvoll, dass sich
die Folgen eines chronischen Schlafmangels in nur einer Nacht –
zumindest teilweise – reproduzieren lassen.«

Dass sich ein gestörter und verkürzter Schlaf negativ auf den Zuckerstoffwechsel und damit auch auf eine Neigung zu Diabetes
und Übergewicht auswirken kann, gilt mittlerweile als gesichert.
2009 hatte Naresh Punjabi von der Johns Hopkins University in
Baltimore mehr als 80 Artikel ausgewertet, in denen der Zusammenhang von Schlaf, Blutzucker und Insulin beschrieben wurde.[5] Demnach ist der Schlaf nicht nur ein Zustand des passiven
Stoffwechsels, sondern ein wichtiges Regulativ für ausgeglichene Hormonspiegel und andere physiologische Vorgänge. Im
Wachzustand ist beispielsweise der Transport des Zuckers aus

dem Blut in die Zellen am stärksten ausgeprägt, während des Schlafs ist er am niedrigsten. »Etliche Hormone wie Kortisol und das Wachstumshormon weisen ebenfalls einen Tagesrhythmus auf«, sagt Felix Beuschlein, Hormonexperte an der Ludwig-Maximilians-Universität München. »Ein gestörter Schlaf kann die fein abgestimmte Regulation der verschiedenen Hormone empfindlich stören.« Kortisol und Wachstumshormon erhöhen den Blutzuckerspiegel. Im Schlaf ist die Konzentration der beiden Hormone erniedrigt, am frühen Morgen sowie zu jeder Zeit nach dem Wecken steigt sie an – und davon abhängig erhöht sich auch die Zuckerkonzentration im Blut und damit ebenfalls die potenzielle Diabetes-Neigung.

»Nach einem Transatlantikflug oder einem Nachtdienst dauert es mehrere Tage, bis sich der übliche Rhythmus der Hormone wieder eingependelt hat«, sagt Beuschlein. Der Endokrinologe hält die Studienergebnisse aus den Niederlanden für plausibel, auch wenn der kausale Zusammenhang und die molekularen Mechanismen den Forschern noch unklar sind. »Der Umkehrschluss für den Zusammenhang zwischen Schlafmangel und Blutzuckeranstieg gilt allerdings keineswegs – mit einer Schlaftablette kann man keinen Diabetes heilen«, sagt Beuschlein.

Womöglich bietet ein geruhsamer und ausreichender Schlaf jedoch ein wenig Hoffnung für jene Menschen, die Probleme mit ihrer Figur haben. Verschiedene Untersuchungen haben immer wieder gezeigt, dass gesunde Freiwillige vor allem morgens mehr essen, wenn sie weniger geschlafen haben als sonst. Zudem hilft ausreichend Schlaf und weniger Stress dabei, effektiver abzunehmen.[6] Auch hier sind es vermutlich aus der Balance geratene Konzentrationen der Hormone, die den Appetit anregen und die Energiezufuhr steigern, wenn der Schlaf gestört ist. Während belegt ist, dass zu wenig Schlaf dick machen kann, spricht leider wenig dafür, dass sich Fettleibige mit ausreichend Schlaf eine Diät sparen könnten – auch wenn populäre Ratgeber wie »Schlank im Schlaf« anderes suggerieren. Schlank im Schlaf? Träum weiter!

Wer wenig schläft, erkältet sich leichter

Manche Menschen bringen offenbar gerne Opfer für die Wissenschaft. Unvergessen sind jene Freiwilligen, die gezeigt haben, dass zwischen Kälte und Erkältung kein unmittelbarer Zusammenhang besteht. Ein Teil der Probanden stand mit nassen Strümpfen und Schuhen in der Kälte. Die andere Hälfte der Teilnehmer stand mit warmen Füßen daneben – in trockenem Schuhwerk. In den Tagen und Wochen darauf bekamen ähnlich viele Probanden in beiden Gruppen einen grippalen Infekt.

Kälte allein kann eben noch keine Erkältung auslösen – dazu ist ein Erreger notwendig, zumeist aus der Gruppe der Rhinoviren. Auf Polarexpeditionen erkranken vergleichsweise wenig Teilnehmer an Erkältungen. Dass im Winter trotzdem mehr Menschen an grippalen Infekten leiden, liegt daran, dass Menschen sich dann öfter in Räumen oder öffentlichen Verkehrsmitteln aufhalten und gegenseitig anstecken. Erst bei starker Auskühlung steigt das Risiko für Infektionen nachweisbar an.

Chronischer Schlafmangel hingegen birgt ein weitaus größeres Risiko für Erkältungen als Kälte. Wie ausgeprägt dieser Zusammenhang ist, haben amerikanische Mediziner und Psychologen aus Pittsburgh mit Hilfe von 150 mutigen Freiwilligen belegt. Die Wahrscheinlichkeit für eine Erkältung verdreifachte sich fast, wenn Probanden weniger als sieben Stunden schliefen.[7] Hatten die Teilnehmer das Gefühl, schlecht zu schlafen, war das Risiko einer Erkältung sogar um das Fünffache erhöht. »Wie erholsam der Schlaf ist, wirkt sich offenbar noch stärker auf das Erkältungsrisiko aus als die Schlafdauer«, sagt der Psychologe Sheldon Cohen, der die Untersuchung geleitet hat.

Dass Schlafmangel das Immunsystem schwächt, ist zwar schon länger bekannt. Die unmittelbaren Folgen zeigten sich jedoch anschaulich, nachdem die 150 Probanden Erkältungsviren in Form von Nasentropfen eingeträufelt bekommen hatten und in Abhängigkeit davon erkrankten, wie ausgeschlafen sie waren. »Schlafstörungen bringen die Antwort des Körpers auf eine Infektion durcheinander«, sagt Cohen. »Die Reaktion von Zytokinen, Histaminen und anderen Abwehrstoffen ist abgeschwächt.«

Während sich die Kälte auf das Infektionsrisiko kaum auswirkt, hat sie – für Betroffene weitgehend unbemerkt – Folgen für den Blutdruck und den Kreislauf. Französische Mediziner um Annick Alpérovitch haben gezeigt, dass sich der Blutdruck im Winter um bis zu acht Millimeter auf der Quecksilbersäule (mm Hg) erhöht.[8] Besonders bei älteren Menschen ist dieser Effekt ausgeprägt – die französischen Ärzte ermittelten ihre Werte bei 8800 Probanden jenseits der 65.

Der Blutdruckanstieg bei niedrigen Temperaturen geht darauf zurück, dass der Körper bei Kälte vermehrt Katecholamine ausschüttet. Diese Hormone, zu denen auch das Adrenalin gehört, erhöhen die Pulsfrequenz und den Blutdruck. Auch ein geringer Blutdruckanstieg kann einen Herzinfarkt, Schlaganfall oder eine Aneurysma-Blutung auslösen. »Es könnte sich lohnen, den Blutdruck im Winter besser zu überwachen«, sagt Annick Alpérovitch. Bedenkt man, dass die Studienteilnehmer aus Bordeaux, Dijon, Montpellier und damit aus Regionen mit milden Wintern kamen, dürfte der Kälteeffekt auf den Blutdruck bei den Minusgraden in Deutschland noch ausgeprägter sein.

Raus aus den Federn

Wenn Napoleon recht hatte, sind die meisten Menschen Idioten: »Vier Stunden schläft der Mann, fünf die Frau und sechs ein Idiot«, soll er gesagt haben. Von sich selbst behauptete der Kaiser, kaum Schlaf zu brauchen. Er hat aber offenbar gemogelt, denn der Eroberer hielt seinen Mittagsschlaf heimlich oder war tagsüber so übermüdet, dass er im Sattel einschlief.

Die Mehrzahl der Menschen gönnt sich mehr Nachtruhe als Napoleon: Erwachsene in Deutschland schlafen durchschnittlich sieben Stunden und vierzehn Minuten lang. Sie gehen im Mittel gegen 23 Uhr ins Bett und in der Frühe treibt es sie zwischen sechs und halb sieben aus den Federn. Damit liegen sie im europäischen Durchschnitt. Briten und Italiener schlafen ein paar Minuten kürzer, Spanier und Portugiesen länger. »Nach allem, was wir wissen, hat sich die mittlere Schlafdauer von täglich rund sieben Stunden bewährt und seit Jahrhunderten kaum verändert«, sagt Jürgen Zulley. »Das war wohl schon im Mittelalter so, wie wir aus alten Aufzeichnungen wissen.«

Wie viel Schlaf der Mensch braucht, diskutieren Experten bis heute. Dabei ist die zentrale Frage des Fachgebiets noch nicht beantwortet: Warum schlafen wir überhaupt? Der Züricher Experte Alexander Borbély, gibt zu, dass dies »eine peinliche Frage« für Schlafforscher sei. Zwar gebe es viele Erklärungsversuche, aber keine Antwort.

Für genug Schlaf in der Nacht gibt es aber zumindest gute Gründe. »Zu wenig Schlaf macht alt und ruiniert die Gesundheit«, so Zulley. Denn im Schlaf leistet der Körper zahlreiche Aufbau- und Reparaturarbeiten an Zellen und Organen. Im Tiefschlaf werden Wachstumshormone ausgeschüttet, die bei Kindern das Längenwachstum anregen. Auch das Immunsystem rüstet sich im Schlaf für neue Abwehraufgaben. So steigt während der Nachtruhe die Konzentration von Interleukinen an – körpereigenen Botenstoffen, die bei Entzündungen vermehrt produziert werden. Und Schlaf ist notwendig, um Gedächtnisinhalte zu speichern.

Zwar dürfte sich der Traum, im Schlaf Vokabeln, mathematische Formeln und sonstiges zu lernen, nicht erfüllen: »Es bringt nichts, wenn man im Schlaf mit Informationen berieselt wird«, so Jan Born, Schlafforscher an der Universität Lübeck. Aber immerhin: Bei der Nachtruhe wird Gedächtnis gebildet. »Man muss sich das als aktives Durcharbeiten und Verdauen der Inhalte vorstellen, die man am Tag aufgenommen hat«, so Born.

Born und Kollegen haben in verblüffenden Versuchen festgestellt: Tiefere Einsichten stellen sich oft erst ein, wenn man geschlafen hat. Die Forscher ließen Probanden Zahlenreihen ergänzen, die bestimmten Regeln folgten. Zwei der Regeln waren offensichtlich, die dritte »versteckt«. Nach dem ersten Test pausierten die Probanden. Eine Gruppe durfte über Nacht schlafen, eine musste die Nacht wach bleiben, eine dritte blieb tagsüber wach. Fast 60 Prozent derjenigen, die schliefen, erkannten die versteckte Regel am nächsten Tag, in den anderen Gruppen gelang das nur rund 20 Prozent.[9]

»Durch den Schlaf gewinnen wir eine neue Sicht auf Probleme. Das führt zu schnelleren Lösungen«, sagt Born. Wenn wir wach sind, so die Vermutung, werden Gedächtnisinhalte zunächst im Hippocampus abgelegt. In dieser Region im Mittelhirn befinden sie sich in einer Art Zwischenspeicher. Erst im Schlaf werden sie dort reaktiviert und an langfristige Gedächtnisinhalte in der Großhirnrinde angepasst. »Der Hippocampus hält die Kopie bereit, die im Langzeitgedächtnis verankert wird«, so Born.

Die Gedächtnisübertragung findet hauptsächlich im Tiefschlaf statt. Wird der Schlaf verkürzt, leidet das Gedächtnis. »Schlafmangel macht müde und dumm«, sagt Jürgen Zulley. Wird der Schlaf von vier auf acht Stunden gesteigert, verbesserte sich das Gedächtnis bei Probanden kontinuierlich. Wenn man am Tag vor einer Prüfung viel lernt, so Borns Rat, »ist es wichtig, genügend zu schlafen, damit man am nächsten Tag keine Abrufschwierigkeiten bekommt«.

Zu wenig Schlaf führt aber nicht nur zu Erinnerungslücken, sondern auch zur Umstellung des Stoffwechsels: Die Zuckerverwertung ist beeinträchtigt. Menschen mit chronischem Schlafdefizit bekommen daher häufiger Diabetes. Sie neigen zu Übergewicht, Bluthochdruck, vermehrter Kortisol-Produktion und Herzleiden. »Auch wenn kurzfristig die psychische Belastung durch Schlafentzug überwiegt, sind langfristig die körperlichen Folgen gravierender«, so Zulley. Wo die kritische Grenze zum Schlafmangel liegt, können Forscher aber nicht sagen. Von Versuchsratten weiß man, dass sie an komplettem Schlafentzug genauso schnell sterben wie bei Nahrungsentzug.

Doch auch zu viel Schlaf könnte schädlich sein. Bisher hat sich die Forschung zwar hauptsächlich mit Schlafmangel und Schlafstörungen beschäftigt. Langschläfer wurden weniger untersucht.

Dabei gibt es viele Hinweise, dass zu langes Schlafen der Gesundheit schaden kann. Sterblichkeit und Anfälligkeit für Krankheiten ist bei jenen erhöht, die täglich länger als acht Stunden schlafen.[10] Daniel Kripke von der University of California in San Diego zieht sogar den Vergleich: »Mit dem Schlafen ist es wie mit der Ernährung – auch hier ist weniger mehr.«

Durch den Wandel von körperlich anstrengenden Tätigkeiten in früheren Jahrhunderten hin zum sitzenden Lebensstil heute sei der Kalorienbedarf ebenso wie das Schlafbedürfnis gesunken. Länger lebe daher, wer weniger isst – und womöglich auch, wer weniger schläft. Befragungen von insgesamt mehreren Millionen Testpersonen belegen die Annahme, dass ausdauernde Langschläfer sich wenig Gutes tun. Demnach ist die Sterblichkeit bei Frauen, die länger als siebeneinhalb Stunden schlafen, sogar größer als die von Frauen, die nachts nur zwischen dreieinhalb und viereinhalb Stunden in den Schlaf sinken. Von einem kausalen Zusammenhang ist Zulley aber noch nicht überzeugt: »In den Studien konnte man nicht unterscheiden, ob die Leute länger schliefen, weil sie krank waren, oder ob sie krank wurden, weil sie lange schliefen.«

Zur Erklärung gibt es verschiedene Ansätze. Einerseits steigt in den letzten Wochen und Monaten des Lebens das Schlafbedürfnis. Bei älteren Menschen könnte eine Erhöhung der Schlafdauer dafür sprechen, dass sie nicht mehr lange zu leben haben. Ein anderes Modell geht davon aus, dass Menschen nur dann regelmäßig mehr als acht Stunden im Bett bleiben, wenn ihr Schlaf öfter für längere Zeit unterbrochen wird. Dieser fragmentierte Schlaf ist ebenfalls ein Zeichen für einen schlechten Gesundheitszustand.

Das Gefühl von Abgeschlagenheit, das Langschläfer kennen, mindert zudem die allgemeine Widerstandsfähigkeit gegen Stress und Krankheiten. Wer lange in den Kissen bleibt, ist nicht nur nicht gesünder – es gibt auch keinen Beleg dafür, dass Langschläfer bessere Laune oder mehr Lebensfreude haben als jene, die sich früh aus den Federn quälen. Im Gegenteil: Langschläfer leiden häufiger unter Stimmungsschwankungen und psychischen Krankheiten.

Michael Bursztyn und seine Mitarbeiter vom Hadassah-Universitätskrankenhaus in Jerusalem stellten sogar fest, dass zu viel Schlaf tödlich sein kann. Zumindest bei 70-Jährigen geht ein regelmäßiger Mittagsschlaf mit einer höheren Sterblichkeit einher.[11] Bursztyn beobachtete 455 ältere Menschen in Jerusalem über einen Zeitraum von fast sieben Jahren und befragte sie nach ihren Schlaf- und Ruhegewohnheiten. Nach dieser Zeit waren 75 Teilnehmer der Studie gestorben. Die Sterblichkeit unter denjenigen, die eine tägliche Siesta einlegten, betrug 20 Prozent, unter denen, die keinen Mittagsschlaf hielten, lag sie bei etwa elf Prozent.

Als Erklärung für ihre ungewöhnliche Beobachtung vermuten die Mediziner, dass wiederholtes Wiederaufwachen den Körper, wenn er schon einige Vorerkrankungen aufweist, ziemlich anstrengt. Ähnlich wie am frühen Morgen, der bekanntlich die gefährlichste Tageszeit für Herzkranke ist, steigen auch beim Aufwachen nach der Siesta Blutdruck und Herzfrequenz kurzfristig an. Bei Menschen mit Gefäßproblemen könnte das zu Schwierigkeiten führen, so die Vermutung. In der Gruppe der Mittagsschläfer fanden sich in der Tat mehr Probanden mit Herz- und Gefäßleiden als unter den Nichtschläfern.

Eine weitere Untersuchung der israelischen Arbeitsgruppe scheint diese Hypothese zu bestätigen: Bei denjenigen Alten, die sich mittags nur ausruhten, aber nicht schliefen, beobachteten die Forscher keine erhöhte Sterblichkeit. Je länger und tiefer der Schlaf war und umso intensiver die Aufwachreaktion danach, desto höher fiel die Sterblichkeit aus. So betrug sie 28,2 Prozent in der Gruppe derjenigen, die länger als eine Stunde schliefen, gegenüber 10,9 Prozent bei denen, die nur ruhten, aber nicht einnickten.

Schlafforscher warnen aber davor, in die andere Richtung zu übertreiben und den Schlaf drastisch zu verkürzen – womit nicht nur Napoleon und Edison kokettierten, sondern auch Politiker,

Wirtschaftsbosse und andere Alphamännchen. Kurzschläfer gelten als effizient und leistungsbereit, Langschläfer als antriebsarm und weniger lebenstüchtig. Als Sabine Christiansen sonntagabends noch durch ihre Talkrunde führte, hatte sie eine Sendung unter das Thema »Deutschland vor dem Untergang – verschlafen wir die Zukunft?« gestellt. Zu Beginn verblüffte sie mit dem Bekenntnis: »Die Deutschen schlafen zu lange. Eine Kuh beispielsweise kommt mit drei bis vier Stunden Schlaf am Tag aus. Ich auch.«

18 ausgeschlafene Tatsachen über gesunden Schlaf

1. Die Medizin hat sich des Schlafs bemächtigt und einen jahrtausendelang als selbstverständlich betrachteten Vorgang in seine Bestandteile zerlegt und pathologisiert. Der Schlaf hat nach Plan zu funktionieren, sonst gilt er als gestört und therapiebedürftig.

2. Das Restless-Legs-Syndrom wird als immer häufiger werdende Krankheit vermarktet, bei dem Patienten keine Ruhe finden, weil ihre Beine zucken.

3. Parallel zu den ruhelosen Beinen in dunklen Stunden machte das Chronische Erschöpfungssyndrom Karriere. Passend zur Schlaflosigkeit in der Nacht gab es die medizinisch legitimierte Erschöpfung am Tag.

4. Unter den Schlafleiden hat die Diagnose Schlaf-Apnoe besonders rasant Karriere gemacht. Bezeichnet werden damit gelegentliche Atemaussetzer, die in seltenen Fällen tatsächlich sehr gefährlich werden und aufs Herz schlagen können.

5. Viele Krankenhäuser verfügen heute über hochgerüstete Schlaflabore, in denen verkabelt und unter Videoaufsicht geschlafen wird, um Stoffwechsel, Atemfrequenz, REM-Phasen und Körperemissionen der Probanden zu bestimmen.

6. Nahezu jede Abweichung vom Normschlaf gilt als krankhaft. Und der Norm nach gehen die Menschen in Mitteleuropa um 23:04 Uhr ins Bett und wachen sieben Stunden und 14 Minuten später wieder auf.

7. Der Schlaf vor Mitternacht gilt als kostbar. Wer jedoch gewöhnt ist, um 1 Uhr ins Bett zu gehen, hat seine tiefste Schlafphase zwischen 1 und 3 Uhr in der Nacht. Die ist genauso gesund wie die vor Mitternacht, wenn dies der regelmäßige Schlafrhythmus ist. Ungesund sind nur häufige Wechsel, wie sie Schichtarbeiter erdulden müssen.

8. Der achtstündige Idealschlaf am Stück ist keine medizinische Notwendigkeit, sondern ein Produkt der industriellen Moderne, die ausgeruhte Arbeitskräfte benötigte – und der Schlafindustrie. Für Menschen in der Steinzeit war der leichte Schlaf mit wachen Phasen vermutlich gesünder. Er bewahrte sie davor, von wilden Tieren gefressen zu werden.

9. Wer ständig einem Schlafideal nacheifert, hat Chancen, besonders schlecht zu schlafen. Statt Schlafregeln zu folgen oder den Schlaf herbeizuzwingen, sollte man versuchen, seine eigenen Zeiten finden, die einem Ruhe und Erholung verschaffen.

10. Tendenziell erholen sich Frauen besser, wenn sie getrennt schlafen, Männer schlafen hingegen tiefer, wenn sie Gesellschaft haben.

11. Ein gestörter und verkürzter Schlaf wirkt sich negativ auf den Zuckerstoffwechsel und damit auch auf die Neigung zu Diabetes und Übergewicht aus. Schlafmangel verstärkt die Neigung zu Diabetes mellitus.

12. Ein gestörter Schlaf kann die Feinregulation der Hormone stören. Untersuchungen haben gezeigt, dass gesunde Freiwillige vor allem morgens mehr essen, wenn sie weniger geschlafen haben als sonst. Zudem hilft ausreichend Schlaf und weniger Stress dabei, effektiver abzunehmen.

13. Schlafmangel schwächt das Immunsystem. Wer chronisch zu wenig schläft, erkältet sich leichter.

14. Im Schlaf leistet der Körper Aufbau- und Reparaturarbeiten an Zellen und Organen. Im Tiefschlaf werden Wachstumshormone ausgeschüttet, die bei Kindern das Längenwachstum anregen. Auch das Immunsystem rüstet sich im Schlaf. Schlaf ist notwendig, um Gedächtnisinhalte zu speichern.

15. Schlaf ermöglicht eine neue Sicht auf Probleme. Das führt zu schnelleren Lösungen. Schlafmangel macht müde und dumm.

16. Menschen mit chronischem Schlafdefizit neigen zu Übergewicht, Bluthochdruck, vermehrter Kortisol-Produktion und Herzleiden.

17. Auch zu viel Schlaf kann schädlich sein. Sterblichkeit und Anfälligkeit für Krankheiten sind bei jenen erhöht, die täglich länger als acht Stunden schlafen.

18. Mittagsschlaf muss nicht gesund sein. In einer Studie waren ältere Menschen, die regelmäßig Mittagsschlaf machen, öfter krank und wurden nicht so alt.

Wie gute Gefühle
gesund machen

Wer schwere Gedanken wieder loswird, lebt gesünder. Wer Depressionen hat, bricht sich leichter die Knochen. Wir haben es immer geahnt: Unsere Gesundheit hängt von unseren Gefühlen ab. Was wir nicht geahnt haben: Jetzt gibt es dafür wissenschaftliche Beweise. Viele davon habe ich in meinem 2010 erschienenen Buch »Körperglück« beschrieben.[1] Ein paar besonders überraschende Beispiele habe ich für dieses Kapitel zusammengefasst.

Ein erstaunliches Experiment wurde in den dreißiger Jahren in Indien zugelassen: Opfer des Versuchs war ein zum Tod durch den Strang verurteilter Verbrecher. Ein Arzt überzeugte den Gefangenen, dass es angenehmer – weil schmerzlos – sei, zu verbluten. Der Gefangene willigte ein, ließ sich ans Bett fesseln und die Augen verbinden. Der Arzt hatte mit Wasser gefüllte Beutel am Bett angebracht. Er ritzte die Haut des Gefangenen an Händen und Füßen ein. Im selben Moment ließ er das Wasser in Blechschüsseln tropfen. Erst schnell, dann langsamer, dazu stimmte er einen monotonen Singsang an. Der Gefangene hörte es tropfen und fühlte sich bald schwächer. Als alles Wasser in die Schüsseln getropft war, hörte der Arzt auf zu singen. Er dachte, der Gefangene schlafe. Ein Irrtum – der gesunde junge Mann war gestorben, dabei hatte er kaum Blut verloren.

Negative Gedanken können immense Kräfte entfalten – sie können gesunde Menschen sogar umbringen. Aber es muss ja nicht immer gleich zu Ende gehen, schlimm genug, dass depressive Gefühle uns auch anfälliger für Krankheiten machen. Angst und Stress erhöhen die Gerinnungsneigung, das Blut wird zäher. »Aus evolutionärer Sicht war es sinnvoll, dass während eines Kampfes das Blut dicker wurde«, sagt Carl Scheidt, Psychosomatiker an der Uniklinik Freiburg. »Die Stressreaktion führte dazu, dass sich Wunden schneller schlossen.« Wer sich dagegen

im Alltag ständig sorgt oder ängstigt, wer bedrückt oder verzweifelt ist, lebt gefährlich: Forscher haben in einer Studie an 20 000
Briten gezeigt, dass Menschen mit depressiver Neigung fast dreimal so oft an Herzinfarkt sterben wie gleichaltrige Nichtdepressive.

Pragmatische Schulmediziner wollten es lange nicht wahrhaben,
aber es stimmt: Unsere Gefühle beeinflussen den Körper, unsere
Stimmung schlägt sich in den Organen nieder. Nicht irgendwann,
sondern sofort. Nicht irgendwie, sondern konkret. Nervenbahnen, Schmerzschwellen, Stressmoleküle und Rezeptoren verändern sich abhängig davon, wie es uns geht. Mehr und mehr
Neurobiologen, Genforscher, Internisten und Chirurgen begeben
sich auf Spurensuche und entdecken, was Wut und Hass, Freude
und Glück im Körper anrichten können. Ihre neuesten Befunde
kommen einer Revolution der Heilkunde gleich. Was lange als
Gefühlsduselei oder Weisheit der Laien galt, als esoterischer
Quatsch und fernöstliche Lebenshilfe, mit der vor allem Geld
gemacht wird, wird derzeit von hochrangigen Wissenschaftlern
experimentell bestätigt.

Andrew Steptoe von der Universität London hat in seinen Forschungen gezeigt, wie positive Affekte die Gesundheit verbessern können. Durch gute Gefühle sinken nicht nur Blutdruck,
Herzfrequenz und Stresshormone ab – auch Entzündungswerte
und Faktoren der Blutgerinnung werden von angenehmen Emotionen gedämpft. Zwar wird das Blut im Streit und unter Stress
auch bei zufriedenen Menschen zähflüssiger, doch die Werte normalisieren sich schneller wieder. So ist das geringere Risiko für
Infarkte, Thrombosen und Schlaganfälle bei glücklichen Zeitgenossen zu erklären. Auch unter Husten, Schnupfen und Heiserkeit leiden sie seltener.

Mit Psycho-Gequatsche hat das nichts zu tun – im Gegenteil.
Experimentelle Wissenschaftler finden immer mehr Beweise für
die Kraft der Empfindungen und Emotionen. So wurde bei Angehörigen von Alzheimer-Patienten nachgewiesen, dass die Rundum-die-Uhr-Betreuung chronischen Stress erzeugt, der nicht nur

schwermütig macht, sondern auch das Immunsystem schwächt. Pflegende Angehörige erkranken öfter, werden schlechter mit Herpes- und Epstein-Barr-Viren fertig, ihre Wunden heilen langsamer.

Die Heilkraft der Liebe

Gefühle wie Freude und Hoffnung, Gelassenheit und Begeisterung fördern die Gesundheit: Zuneigung und Optimismus lindern Schmerzen und helfen bei der Heilung. Zum Beispiel wurden Patienten mit Bluthochdruck darauf untersucht, wie sich liebevolle Unterstützung durch den Partner auf Herz und Gefäße auswirkte. Wer abends freundlich begrüßt wurde, einen Kuss bekam und sich aussprechen konnte, hatte einen um 2,5 Punkte verminderten Blutdruck. Außerdem nahm die Dicke der linken Herzwand ab, während sie bei Menschen in lieblosen Beziehungen zunahm – ist sie verbreitert, zeigt das Schäden durch Bluthochdruck an.

»Zeigt Ihnen Ihre Frau, dass sie Sie liebt?« – diese Frage richteten Mediziner an ihre männlichen Patienten. Von denen, die mit »Ja« antworteten, bekamen nur halb so viele Infarkte im Vergleich zu jenen, die nicht das Gefühl hatten, geliebt zu werden. Auch wenn Cholesterin und Blutdruck erhöht sind, scheinen Männer allein durch das Gefühl, geliebt zu werden, geschützt zu sein. Ähnliches gilt für Geschwüre im Zwölffingerdarm. Wer sich nicht von einer Frau geliebt fühlte, entwickelte häufiger Beschwerden im Bauchraum. Bei Frauen mit Brustkrebs sind die Überlebenschancen höher, wenn sie Rückhalt durch ihren Partner spüren. Hatten Frauen mit dem Tumor das Gefühl, dass sie zu wenig Liebe bekamen, starben sie früher.

Auch unter grippalen Infekten, Magenverstimmung und Blasenentzündung leiden Frauen häufiger, wenn sie mit Männern verheiratet sind, die lieber Fußball schauen oder Karten spielen, statt mit ihnen einen Spaziergang zu machen. In harmonischen Beziehungen werden beide Partner seltener krank. Und so absurd es klingt: Wer einen Hund oder einen Hamster hat, ein paar Orchideen, einen Ficus oder Kaktus, bekommt seltener einen Infarkt oder Schlaganfall. Die regelmäßige Pflege eines Haustiers oder einer Zimmerpflanze macht robust, einer Studie zufolge sind Haustiere sogar gesünder für das Herz als der Partner. Wahrscheinlich widersprechen sie seltener.

Diese Befunde müssten eigentlich zu einer Wende in der gegenwärtigen Medizin führen. Schon jetzt leiden fast die Hälfte aller Patienten, die eine Arztpraxis aufsuchen, an somatoformen Störungen. Das heißt, der Kopf schmerzt, das Herz rast, der Rücken drückt, die Verdauung spielt verrückt – aber für alle diese Beschwerden lässt sich keine organische Ursache finden. Die Gründe für die Symptome sind psychosomatischer Natur – Ärger im Job, mit dem Partner, ungelöste Probleme.

Diesen Patienten helfen keine Spiegelungen und Röntgenbilder, keine Operationen und Medikamente. Die Medizin müsste die Ressourcen der Kranken stärken, ihre Selbstheilungskräfte wecken. Der Arzt wäre dann für den Patienten der unterstützende Partner, der dabei hilft, das Problem eigenständig zu meistern. Stattdessen nehmen Ärzte es weitgehend resigniert hin, wie Verzagtheit und schlechte Stimmung unser Leben verkürzen. Die Folge: Patienten laufen von Arzt zu Arzt und sind am Ende frustriert, weil ihnen keiner zuhört, keiner glaubt und vor allem: keiner helfen kann.

Wie groß der Einfluss unserer Gefühle auf unser Wohlergehen ist, zeigt ein Versuch, in dem sich Patienten nach einer Operation der Gallenblase in verschiedenen Zimmern erholen konnten: Die eine Hälfte schaute tagelang auf den Park, die andere auf einen Parkplatz. Wer in die Natur blicken konnte, erholte sich wesentlich schneller.

Dass sich die eigene Vorstellungskraft auch täuschen lässt, zeigt ein Erlebnis des Schriftstellers Mark Twain: An einem heißen Sommertag übernachtete er in einem Hotel am Mississippi. Die Luft war stickig, er konnte nicht schlafen. Nach Stunden warf er verzweifelt einen Schuh gegen das Fenster. Er hörte das Glas zerspringen, spürte einen kühlen Windhauch und schlief ein. Am nächsten Morgen wachte Twain erholt auf. Er sah, dass er nur das Glas eines Spiegels zerbrochen hatte. Er hatte sich allein durch die Kraft seiner Gedanken Kühlung verschafft. Wie wichtig die Imagination für den Heilungsprozess ist, untersuchen Placeboforscher seit längerem: Zum Beispiel halten Patienten eine Injektion für wirksamer, je dicker die Nadel ist. Tabletten gelten als effektiver, je größer, teurer und bunter sie sind.

Noch stärker als die eigene Imaginationskraft wirkt aber die Energie, die zwei Menschen sich gegenseitig geben können. Der Neuroforscher Michael Meaney konnte zeigen, dass Ratten mehr Rezeptoren für Stressmoleküle ausbilden und Belastungen besser ertragen, wenn sie als Junge viel geleckt werden – Psychosomatiker betonen seit je, dass eine enge Bindung in der ersten Lebensphase körperlich robuster macht.

Laborforscher finden jetzt Beweise für diese These. In einer Studie wurden Frauen, die schon länger mit ihrem Partner zusammenlebten, in Gruppen eingeteilt. Die einen sahen die Partner vor einem Stresstest nicht. Andere konnten sich mit ihnen unterhalten. Die dritte Gruppe hatte zehn Minuten Körperkontakt – in Form einer Massage an Hals und Schultern. Dann kam der Belastungstest. Die Probanden mussten vor Publikum schwierige Aufgaben unter Zeitdruck lösen. Wer vom Partner berührt worden war, hatte weniger Stresshormone im Speichel. Auch der Herzschlag stieg nicht so stark an. Verbale Unterstützung führte hingegen nicht dazu, dass Stress besser abgefangen wurde – die Alarmmoleküle im Blut und der Puls waren so erhöht wie bei Frauen, die ihren Partner nicht gesehen hatten. Dazu passt, dass unter Geschiedenen und Verwitweten Herzleiden, Diabetes und Krebs häufiger sind als unter Eheleuten.

Schlechte Gefühle vermeiden

Natürlich hinterlassen auch Konflikte und Streit Spuren im Körper. Wichtigste Nachricht: Es ist ein Irrtum, dass es dem Körper wohltut, »Dampf abzulassen«. Sich aussprechen, ja – aber
Flüche und Beschimpfungen haben noch keine Partnerschaft ge-
kittet, dem Wohlbefinden schaden sie nur. Um dies zu erforschen,
wurden Paaren münzgroße oberflächliche Wunden am Arm zugefügt. Das erste Mal wurden die Freiwilligen von Psychologen
beraten, wie sie Konflikte sinnvoll lösen können. Beim zweiten
Mal sollten sie sich über ein heikles Thema ihrer Beziehung unterhalten, woraus sich fast immer Streit entwickelte. Bei allen
heilten die Wunden nach den Gesprächen schneller zu. Gerin-
nung und Abwehrsystem waren aktiviert.

Nach einem Streit ohne Beratung lief das Alarmsystem des Körpers hingegen auf Hochtouren: Wunden heilten langsamer, feindliche Erreger konnten nicht gut bekämpft werden. Überraschend
für die Forscher war, dass die Wundheilung bei Paaren, die sich
im Streit freundlich verhielten, kaum beeinträchtigt war. Bei
Partnern, die sich im Streit anschrien und gegenseitig abwer-
teten, waren die Entzündungsfaktoren im Blut hingegen sogar
noch am Morgen nach dem Streit erhöht.

Depressive Verstimmung gilt mittlerweile als ebenso großer Risikofaktor für einen Herzinfarkt wie Bluthochdruck. Im Blut von
Depressiven finden sich mehr Entzündungsstoffe. »Es ist doch
wahnsinnig«, sagt der Münchner Psychokardiologe Karl-Heinz
Ladwig, »dass der Körper nicht nur auf Gift oder Verletzungen
mit einem Anstieg der Entzündungswerte reagiert, sondern auch
auf mentale Überforderung.« Die Art der Belastung führt zu unterschiedlichen Symptomen: Ängste provozieren eher Rhythmusstörungen, Depressionen Koronargefäßverkalkung. Ärger
und Frustrationen erhöhen das Risiko für Arteriosklerose.

Depressionen schlagen sogar auf die Knochen. Der Mineral-
gehalt des Skeletts wird bei Schwermütigen – vermutlich durch
erhöhte Kortisonspiegel – so vermindert, dass es in einer Studie

innerhalb von zehn Jahren zu vierzig Prozent mehr Knochenbrüchen unter Depressiven kam.

Gefühle, die unter die Haut gehen

Auch Hautleiden werden durch Stress oft schlimmer. »Hauterkrankungen lassen sich provozieren«, sagt Matthias Augustin, Dermatologe an der Universitätsklinik Hamburg. Forscher setzten Patienten mit Neurodermitis oder Schuppenflechte unter Stress. Sie sollten ein Bewerbungsgespräch vor Publikum simulieren. Zudem mussten sie von einer vierstelligen Zahl in Sprüngen von 17 herunterzählen. Forscher trieben die Probanden an und riefen »schneller«. Die Neurodermitiker reagierten sofort. Zehn Minuten nach der Belastung waren mehr Entzündungszellen im Blut aktiviert – sie können Blutgefäße angreifen und Organe schwächen.

»Spannend ist, dass die Entzündungsreaktion auf Stress bei Patienten mit Neurodermitis stärker ausfällt als bei denen, die keine Hautprobleme haben«, sagt Augustin. Wer an Neurodermitis oder Schuppenflechte leidet, ist nicht unbedingt dünnhäutiger. Doch auf seiner Haut werden Anspannungen sichtbarer.

Das gilt auch für Menschen, die anfällig für Herpes sind. Einigen Probanden wurden abstoßende Fotos gezeigt – Bilder von benutzten Tellern, auf denen Fliegen lagen. Andere Probanden sahen Bilder von Blumenwiesen: Bei 40 Prozent derjenigen, die die unappetitlichen Bilder sahen, blühten Herpesbläschen auf. In der Gruppe, die angenehme Bilder zu sehen bekam, war nicht eine Unebenheit zu erkennen. Der Organismus reagiert auf Erlebnisse und Erfahrungen – in Extremsituationen wie im Alltag. Er kann sich anpassen, Neues lernen, vergessen und Spuren tilgen.

Auch nach Zeiten der Niedergeschlagenheit ist der Körper wieder empfänglich für Hochgefühle, Lebensfreude und Körperglück. Dann prägen sich positive Signale stärker ein, so wie die

Muskeln eines Leistungssportlers mit der Zeit kraftvoller werden als die eines Stubenhockers. Sind die Nervenbahnen, auf denen Zufriedenheit und Freude weitergeleitet werden, oft in Gebrauch, rasen Moleküle und Glückshormone häufig ihrem Bestimmungsort entgegen, verbreitern sich die »positiven« Nervenbahnen, und die Zentren für Lustgewinn und Überschwang im Gehirn werden größer.

Wie sich die Wege des Glücks permanent verändern, ist mit einem interaktiven Stadtplan zu vergleichen, der zurückgemeldet bekommt, wie viel Verkehr unterwegs ist, und sich anpasst. Anfangs sind die Straßen, auf denen frohe Botschaften verkündet werden, womöglich noch schmal. Je öfter sie befahren – das heißt übertragen auf Nervenbahnen: benutzt – werden, desto stattlicher werden sie. Man kann die Wege der guten Gefühle bahnen und ihnen so auf die Sprünge helfen, dass sie zu prachtvollen Alleen werden. Es dauert eine Weile, aber es lohnt sich.

Der Glaube an die Wirkung

Für die meisten Ärzte und Patienten ist der Begriff Placebo gleichbedeutend mit wirkungslos. Dabei beweisen Kinder täglich das Gegenteil. Sie zeigen immer wieder, welch enorme Wirkungen das richtige Mittel zur richtigen Zeit haben kann. Eben heulen sie noch, doch kaum bekommen sie ein Bonbon, ist ihre Pein wie durch ein Wunder verflogen. Inzwischen wissen Forscher sehr genau, dass Placebos im Hirnstoffwechsel ganz reale Spuren hinterlassen. »Die sozialen und psychischen Reize durch Placebos wirken häufig an denselben Rezeptoren und über dieselben Mechanismen wie Medikamente«, sagt Fabrizio Benedetti. In einer Studie fügte der Neurowissenschaftler Probanden gezielt Schmerzen zu: Sie mussten eine Sprungfeder zusammendrücken, wobei gleichzeitig die Blutzufuhr zur Hand gedrosselt worden war. Nach 15 Minuten war der Schmerz so stark, dass die Mehrzahl aufgab.

In der nächsten Phase bekamen die Teilnehmer Morphin – mit Hilfe des Schmerzmittels hielten sie 23 Minuten durch. Eine Woche später, das Morphin war längst aus ihren Körpern verschwunden, mussten die Probanden wieder unter Schmerzen die Fäuste ballen, wieder bekamen sie etwas gespritzt. Was aussah wie Morphin, war Kochsalz, dennoch hielten sie 20 Minuten durch – fast so lang wie mit echtem Schmerzmittel.

Verantwortlich für diesen Effekt sind offensichtlich Rezeptoren im Gehirn, die für Opioide wie Morphin empfänglich sind: Als Benedetti seinen Probanden ein Medikament gab, das diese Andockstellen blockierte, stellte sich der Placeboeffekt nicht ein. Nach 15-minütigem Federdrücken konnte kein Proband mehr die Hand schließen.

Der Neurowissenschaftler Jon-Kar Zubieta von der Universität von Michigan in Ann Arbor hat ebenfalls untersucht, wie Placebos den Opioidrezeptor beeinflussen und Schmerzen dämpfen. Bei Aufnahmen im Computertomografen zeigte sich: Besonders stark aktivierten die Scheinmedikamente das Belohnungszentrum und das limbische System, das Gefühle verarbeitet. »Das sind reale biochemische Veränderungen«, sagt Zubieta. »Die Placebowirkungen scheinen stärker zu sein als die Endorphine, die der Körper ausschüttet, wenn er schädlichen Reizen ausgesetzt ist.«

Manfred Schedlowski, medizinischer Psychologe an der Universität Duisburg-Essen, konnte zeigen, wie das Abwehrsystem durch Erwartungen beeinflusst werden kann. Dazu verordneten die Forscher ihren Probanden zunächst ein Mittel, das deren Immunantwort unterdrückte. Die Kapsel musste mit einer nach Erdbeer schmeckenden Flüssigkeit eingenommen werden. Eine Woche später bekamen die Teilnehmer wiederum das seltsame Gebräu sowie diesmal nur Placebokapseln. Obwohl der Effekt der Medikamente längst abgeklungen war, unterdrückte auch die Scheinbehandlung das Immunsystem.

Offenbar lässt sich der Placeboeffekt sogar dosieren. Um dies zu erforschen, teilte Ted Kaptchuk von der Harvard-Universität

Patienten mit Reizdarmbeschwerden in drei Gruppen ein. Die
erste Gruppe landete lediglich auf einer Warteliste. Zur zweiten
Gruppe kamen die Ärzte ins Zimmer und spritzten ein Placebo –
ohne viele Worte zu machen. Die dritte Gruppe bekam zwar auch
ein Placebo, doch die vermeintliche Medikamentengabe beglei-
teten die Mediziner mit typischen Ritualen ärztlicher Zuwendung: Sie sprachen den Patienten freundlich zu, fassten sie auf-
munternd an und hörten ihnen zu. Die Probanden, um die sich die
Ärzte am intensivsten gekümmert hatten, spürten schließlich
auch die stärkste Linderung – am geringsten war sie bei jenen
ausgeprägt, die nur auf der Warteliste standen.

Irritierend für die Forscher blieben jedoch ein paar Einzelfälle
aus Gruppe zwei: Einige Ärzte, die ins Zimmer kamen und ohne
viele Worte die Placebospritze setzten, hatten bessere Erfolge erzielt als die sensiblen Patientenversteher. »Selbst nach Analyse
der Videoaufzeichnungen konnten wir uns nicht erklären, was
den Unterschied ausmachte«, sagt Kaptchuk. »Offenbar wirkt
die Ausstrahlung mancher Ärzte auch ohne Worte.«

Bernd Hontschik, psychosomatisch orientierter Chirurg in Frankfurt, bestätigt das: »Es gibt nicht nur Ursache und Wirkung. Der
Patient interpretiert auch die Zeichen, die er von seinem Arzt bekommt, egal, ob es sich dabei um Zuwendung oder um konkrete
Eingriffe handelt.« Folglich enthalte jede medizinische Therapie
nicht nur einen berechenbaren chemisch-physikalischen Anteil,
es komme auch auf die Bedeutung an, die der Kranke der Behandlung zumisst. Die Erwartungshaltung der Patienten könnte
aber auch erklären, warum manche Operationen keine heilende
und oft nicht mal eine lindernde Wirkung haben. Beispiel Knie:
Jeder zehnte Erwachsene klagt über Beschwerden mit dem Gelenk. Ärzte empfehlen Patienten dann häufig eine Arthroskopie,
bei der der Innenraum des Knies gespült, Knochenwülste abge-
fräst und Knorpel glattgehobelt werden.

Der Orthopäde Bruce Moseley aus Houston, Texas, hat bereits
2002 in einer Studie gezeigt, wie fragwürdig der Eingriff ist.
Moseley teilte 180 Patienten mit Kniebeschwerden in drei Grup-

pen ein. Eine bekam das Gelenk arthroskopisch gespült und ge-
glättet, die zweite nur gespült, die dritte Gruppe wurde einer
Scheinoperation unterzogen. Moseley ritzte ihnen dabei nur die
Haut dort ein, wo das Endoskop eingeführt wird. Dazu kamen
Spülgeräusche vom Band. Weder ein noch zwei Jahre später ging
es den operierten Patienten besser als jenen, die nur den Place-
boeingriff über sich ergehen lassen mussten.

Nach und nach entdecken Forscher, welch immense Effekte in
Scheinmedikamenten lauern. Parkinsonpatienten profitieren davon, weil der Botenstoff Dopamin vermehrt ausgeschüttet und
so die Beweglichkeit gesteigert wird. Bei Depressionen verbessern Zuckerpillen offenbar den Serotoninstoffwechsel. Selbst die
fernöstliche Nadeltechnik scheint von Placeboeffekten zu profitieren: In Studien verschaffte Scheinakupunktur – das sind Stiche
an den dafür eigentlich nicht vorgesehenen Stellen jenseits der
Mcridiane – Patienten ebenso viel Linderung wie die traditionel-
le Akupunktur. Es ist also offenbar egal, wohin gestochen wird.

Allerdings kann nicht jeder Arzt seinen Patienten die Hoffnung
auf Therapieerfolg vermitteln – zumal in der modernen Medizin
häufig wenig Raum für die »Droge Arzt« ist. Mediziner lassen
sich in Deutschland durchschnittlich weniger als acht Minuten
Zeit pro Patient. 46 Prozent der Patienten sagen, dass sie von
ihrem Arzt nie oder selten über die Ziele der Behandlung aufge-
klärt werden. Das gefährdet den Erfolg, denn ein gutes Verhältnis
zwischen Therapeut und Patient trägt entscheidend zur Heilung
bei.

Benedetti und Zubieta haben das eindrucksvoll demonstriert: Die
beiden Neurowissenschaftler untersuchten Patienten, denen der
Backenzahn entfernt worden war und die anschließend gegen die
Schmerzen behandelt wurden. Eine Gruppe bekam vom Arzt
eine Lösung injiziert. Der Mediziner sagte, das Mittel würde
gegen Schmerzen helfen. Es war aber lediglich Kochsalz. Eine
andere Gruppe bekam über eine Infusion Morphin zugeführt –
ohne davon zu wissen: Verdeckte Schläuche führten aus dem
Nachbarzimmer zum Tropf der Patienten. So konnte die schmerz-

lindernde Lösung verabreicht werden, ohne dass der Patient es merkte. Und ohne dass ein Arzt im Raum war.

Der Effekt der »Droge Arzt« war enorm. Wenn sie damit rechneten, dass etwas gegen ihre Schmerzen unternommen wurde, fühlten sich Patienten deutlich besser, als wenn das Schmerzmittel heimlich den Körper erreichte. Allein die Mitteilung des Arztes, dass eine Injektion die Schmerzen lindern wird, entsprach einer Morphindosis von sechs bis acht Milligramm. Das Medikament allein hatte nur begrenzte Wirkungen. »Aus Versuchen mit Freiwilligen kennen wir diese Wirkung«, sagt Psychologe Schedlowski. »Das Problem ist, dass wir diesen Effekt noch nicht so standardisieren können, um ihn gezielt bei chronischen Schmerzpatienten einzusetzen.« Immerhin können Ärzte aus solchen Experimenten lernen, wie entscheidend die Symbolkraft ihrer Taten ist: Die Erwartungshaltung bestimmt die Wirkung.

Die Größe zählt

Es gibt sogar eine Hierarchie der ärztlichen Handlungen. So sind Spritzen aus Sicht der Kranken hilfreicher als Pillen – selbst wenn in beiden nur Zuckerlösung enthalten ist. Auch die Wirkung von Tabletten hängt von ihrem Design ab, wie Placeboforscher entdeckt haben. Patienten trauen zweifarbigen Kapseln und Filmdragees mehr zu als Tabletten. Sogar die Farbe spielt eine Rolle: Rote, orangefarbene und gelbe Tabletten gelten als stimulierend, grüne oder blaue als beruhigend.

Auch für Spritzen gibt es eine Hierarchie. Injektionen unter die Haut, die nur ein wenig piksen, sind etwas für Weichlinge. Da sie kaum weh tun, halten die Patienten sie für längst nicht so wirksam wie Injektionen, die tiefer gehen. Das Optimum aus Patientensicht sind Spritzen in den Muskel – die sind oft schmerzhaft und müssen allein schon deshalb helfen, so die Denkweise. Gleiches gilt für Spritzen, die direkt ins Blut gehen. Glauben Patienten, eine Behandlung sei teuer, lassen die Schmerzen ebenfalls schneller nach. Dies gilt sogar dann, wenn die Therapie ausschließlich auf Scheinmedikamenten beruht. Zu diesem Ergebnis kamen Wissenschaftler vom Massachusetts Institute of Technology.

Die Forscher um Dan Ariely warben freiwillige Probanden für ihre Placebostudie an. Die Teilnehmer bekamen am Handgelenk immer stärkere Stromreize in Fünf-Volt-Intervallen verabreicht, bis der Schmerz unerträglich war und der Versuch abgebrochen wurde. Zumeist war dies im Bereich von etwa 80 Volt der Fall. Jeder Stromschlag wurde zweimal gesetzt – einmal vor der Gabe des angeblichen Medikaments, einmal nachdem die Probanden das vermeintliche Schmerzmittel geschluckt hatten. Tatsächlich wurde allen Teilnehmern eine Zuckerpille gegeben, allerdings in zwei Gruppen: Der Hälfte der Probanden wurde in einer Broschüre erklärt, dass die vermeintlichen Schmerzkiller 2,50 Dollar pro Stück kosten würden. In der Broschüre für die anderen Teilnehmer hieß es, dass der Preis der neuen Tabletten ohne Angabe von Gründen auf zehn Cent reduziert worden sei.

Der Unterschied zwischen beiden Gruppen war auffallend groß. Während 85 Prozent der Teilnehmer, die das angeblich teurere Medikament bekamen, von nachlassenden Schmerzen berichteten, waren es in der Gruppe mit den vermeintlich im Preis herabgesetzten Mitteln nur 61 Prozent. Diese Haltung kennen die Ärzte auch aus ihrer täglichen Praxis. So bevorzugen Patienten rezeptpflichtige teure Schmerzmittel gegenüber rezeptfreien billigen. Viele Patienten klagen auch darüber, dass preisgünstige Generika bei ihnen nicht so wirken wie das teure Original – obwohl der Wirkstoff des Nachahmermittels chemisch identisch mit dem des Ursprungspräparats ist.

Wie wichtig der Preis für die Wertschätzung eines Produkts ist, wissen Forscher mittlerweile aus vielen Bereichen. Neuroökonomen vom California Institute of Technology in Pasadena konnten dies etwa bei Weintestern zeigen. Das Einzige, was die Probanden über den Wein erfuhren, war der angebliche Preis, der jedoch zumeist nicht mit dem tatsächlichen übereinstimmte. Fast immer bewerteten Probanden denjenigen Wein als besser, der auch teurer war. So erhielt ein Wein, der eigentlich fünf Dollar kostete, eine viel höhere Wertschätzung, als auf seinem Preisschild 45 Dollar stand. Umgekehrt wurde ein Wein, der 90 Dollar kostete, als mäßig eingestuft, nachdem die Forscher ihn als Zehn-Dollar-Wein vorgestellt hatten. Arielys Schlussfolgerung: Medikamente sollten künftig nicht mehr in uniformen, billig aussehenden Fläschchen und Ampullen verpackt werden. »Wir müssen preiswerte Medikamente verabreichen können, ohne dass die Leute denken, die Mittel wirken schlechter«, sagt er. »Und Ärzte müssen ihren Enthusiasmus für bestimmte Medikamente als Teil der Behandlung sehen – hier liegt großes Potenzial für eine effektivere Therapie.«

Mit Alkohol funktioniert das bereits: Neuseeländische Forscher ließen Studenten Tonic Water trinken, sagten aber jedem zweiten, es handele sich um Wodka Tonic. Studenten, die in dem Glauben tranken, Wodka zu sich genommen zu haben, schnitten in anschließenden Gedächtnistests deutlich schlechter ab. Einige von ihnen hatten sogar Gleichgewichtsstörungen und fingen an zu torkeln.

18 pudelwohle Wahrheiten
über gute und gesunde Gefühle

1. Wer geliebt wird, muss natürlich auch sterben, aber nicht so früh.

2. Depressionen schwächen das Herz und sogar die Knochen. Menschen mit depressiver Neigung sterben fast dreimal so oft an Herzinfarkt wie gleichaltrige Nicht-Depressive.

3. Stress verschlimmert Herpes und kann andere Hautkrankheiten auslösen.

4. Blut wird im Streit und unter Stress auch bei zufriedenen Menschen zähflüssiger, doch die Werte normalisieren sich schneller wieder. So ist das geringere Risiko für Infarkte, Thrombosen und Schlaganfälle bei glücklichen Zeitgenossen zu erklären. Auch unter Husten, Schnupfen und Heiserkeit leiden sie seltener.

5. Wenn Angehörige Alzheimer-Patienten rund um die Uhr betreuen, erzeugt das chronischen Stress, der nicht nur schwermütig macht, sondern auch das Immunsystem schwächt. Pflegende Angehörige erkranken öfter, werden schlechter mit Herpes- und Epstein-Barr-Viren fertig, ihre Wunden heilen langsamer.

6. Zuneigung und Optimismus lindern Schmerzen und helfen bei der Heilung. Wer abends freundlich begrüßt wurde, einen Kuss bekam und sich aussprechen konnte, hatte einen um 2,5 Punkte verminderten Blutdruck. Außerdem nahm die Dicke der linken Herzwand ab, während sie bei Menschen in lieblosen Beziehungen zunahm – ist sie verbreitert, zeigt das Schäden durch Bluthochdruck an.

7. Männer, die sich geliebt fühlten, bekamen nur halb so viele Infarkte im Vergleich zu jenen, die nicht das Gefühl hatten, geliebt zu werden.

8. Wenn sich ein Mann nicht von einer Frau geliebt fühlte, entwickelte er häufiger Beschwerden im Bauchraum.

9. Bei Frauen mit Brustkrebs sind die Überlebenschancen höher, wenn sie Rückhalt durch ihren Partner spüren. Hatten Frauen mit dem Tumor das Gefühl, dass sie zu wenig Liebe bekamen, starben sie früher.

10. Es macht einen Unterschied, wohin man nach einer Operation der Gallenblase schaut: Wer in die Natur blicken kann, erholt sich wesentlich schneller.

11. Die Art der psychischen Belastung führt zu unterschiedlichen Symptomen: Ängste provozieren eher Rhythmusstörungen, Depressionen Koronargefäßverkalkung. Ärger und Frustrationen erhöhen das Risiko für Arteriosklerose.

12. Placebos wirken an denselben Rezeptoren und über dieselben Mechanismen wie Medikamente.

13. Scheinpillen unterdrücken Schmerzen, stärken die Immunabwehr und helfen bei Depressionen.

14. Wenn der Arzt die Infusion nicht selbst startet, hat sogar Morphin nur eine begrenzte Wirkung.

15. Aufmerksamkeit und Einfühlungsvermögen helfen Schmerzpatienten oftmals mehr als eine Spritze mit Morphin.

16. Ob Aufputschmittel oder Schlaftablette – die Wirkung von Medikamenten hängt nicht zuletzt von ihrer Farbe ab: Rote, gelbe und orangefarbene Pillen gelten als eher stimulierend, während grüne und blaue Tabletten beruhigend wirken.

17. Wenn es um die gefühlte Wirkung geht, unterliegen Medikamente und ärztliche Behandlungen einer strengen Hierarchie: Spritzen müssen schmer-

zen, Tabletten sollten groß und bunt sein, die Mittel teuer. Ob sie einen Wirkstoff enthalten, ist dabei zweitrangig.

18. Size matters ... Manchmal ist größer auch besser, bei Tabletten entfalten größere Pillen die stärkere Wirkung, auch wenn nichts drin ist.

Strategien
gegen den Schmerz

Mit Phantasie gegen Bauchweh

Als Erstes tut immer der Bauch weh. Kinder merken oft zu Beginn in der Magengegend, wenn es ihnen nicht gutgeht – auch wenn sie an einer Erkältung oder Mittelohrentzündung leiden. Angst und Ärger spüren Kinder häufig ebenfalls im Bauch. Bis zu 20 Prozent aller Kinder tut der Bauch weh, ohne dass sich eine Ursache finden lässt. Magen-Darm-Experten haben eine Technik entwickelt, wie sich Kinder mit Hilfe ihrer eigenen Vorstellungskraft von den lästigen Beschwerden befreien können.[1] Sie wurden durch eine von den Ärzten entwickelte CD dazu angeregt, an entspannende, angenehme Bilder zu denken.

Die Kinder waren zwischen sechs und 15 Jahre alt und litten immer wieder an Bauchschmerzen unklarer Ursache. Die Hälfte von ihnen nahm an einem achtwöchigen Kurs teil, in denen sie sich beispielsweise vorstellen sollten, auf einer Wolke zu schweben und sich dabei zu entspannen. In einer anderen Sitzung stellten sich die Kinder ein warmes, leuchtendes Objekt vor, das in ihrer Hand schmelzen würde. Anschließend legten sie sich die Hand auf den Bauch, der auf diese Weise vor Schmerzen und anderen Störungen geschützt sein sollte.

Den Kindern machte es Spaß, mit Hilfe der CDs ihr Bauchweh zu kurieren. Nach eigenen Angaben verminderten sich bei 73 Prozent der Teilnehmer die Schmerzen um die Hälfte. In der Gruppe, die medikamentös behandelt wurde, berichteten nur 27 Prozent der Kinder von einer Linderung. Lernten auch jene Kinder ihre Vorstellungskraft gegen Bauchweh einzusetzen, erlebten 58 Prozent eine Besserung ihrer Symptome. Ein halbes Jahr nach Ende des Trainings ging es zwei Drittel der Kinder immer noch besser. »Das Spannende an unserer Studie ist, dass die Kinder selbst dazu beitragen können, weniger Bauchweh zu haben«, sagt Miranda van Tilburg von der University of North Carolina. »Die Methode hilft besser als die konventionelle Behandlung und ist zudem sehr kostengünstig.« Entspannungsübungen wie Autogenes Training und Hypnose bedienen sich ähnlicher Techniken. »Wir müssen mehr darüber wissen«, sagt der britische Magen-Darm-Experte David Candy, der Kinder erfolgreich mit Hypnose behandelt hat. »Das Problem ist schließlich sehr häufig, und viele Kinder können deshalb nicht in die Schule.«

Bessere Laune, weniger Leid

Schmerz drückt auf die Stimmung. Chronische Schmerzen können sogar depressiv machen. Bisher wissen Ärzte allerdings nicht genau, welches Leid das andere heftiger beeinflusst und warum in 30 bis 50 Prozent der Fälle Schmerzen und Depressionen gemeinsam auftreten. Nehmen Depressive ihre Schmerzen stärker wahr? Oder macht sie der Schmerz überhaupt erst trübsinnig? Ärzte aus den USA zeigen einen verblüffend einfachen Weg, um die Beschwerden zu mildern. Mit einer besseren Anpassung der Medikamente und psychotherapeutischen Verfahren lassen sich beide Leiden, Schmerzen wie Depressionen, erheblich lindern.[2] »Wir haben uns sehr gefreut, um wie viel besser es unseren Patienten ging«, sagt Kurt Kroenke von der Indiana-Universität in Indianapolis, der die Studie geleitet hat. »Wir vermuten sogar, dass wir Schmerz und Depression noch besser in den Griff bekommen könnten.«
Das Team um Kroenke untersuchte 250 Patienten, die sowohl an chronischen Rückenschmerzen, Arthrose in Hüfte oder Knie als auch an einer Depression litten. Die Hälfte der Patienten wurde wie bisher von ihren Ärzten betreut. Bei der anderen Gruppe wurden die Medikamente regelmäßig überprüft. Halfen die verordneten Antidepressiva nicht, wurde die Dosis verändert oder ein anderes Mittel probiert. Zusätzlich bekamen die Patienten der

zweiten Gruppe beigebracht, wie sie Schmerzen mental besser verarbeiten konnten. Sie lernten beispielsweise, in welchen Situationen der Schmerz besonders intensiv auftrat, wie sie ihre Muskeln dann entspannen konnten, statt zu verkrampfen, und auf welche Weise Atemübungen und feste Schlafgewohnheiten die Beschwerden linderten.

Die Erfolge waren deutlich. Bei nahezu 40 Prozent der Patienten verbesserten sich durch diese simplen Veränderungen die Symptome der Depression – in der Gruppe derer, die wie üblich weiterbehandelt wurden, waren es weniger als halb so viele. Auch die Schmerzen ließen durch die veränderte Therapie bei mehr als 41 Prozent der Teilnehmer nach. In der anderen Gruppe verspürten nur 17 Prozent eine Linderung. »Depressionen zu behandeln müsste so sein wie die Therapie von Bluthochdruck. Da werden auch so lange die Medikamente probiert und angepasst, bis man weiß, was am besten hilft«, sagt Kroenke. »Gegen Depressionen wird hingegen oft ein Medikament verschrieben und dieses Schema nicht mehr verändert. Die Schmerztherapie hinkt sowieso Jahrzehnte hinterher.«

Schmerztherapeuten wissen, dass Antidepressiva nicht nur die Laune heben, sondern auch Schmerzen bei Menschen dämpfen können, die nicht depressiv sind. »Wer chronische Beschwerden hat, erlebt sie mal stärker als Schmerz, dann stärker als Depression oder Angst«, sagt Peter Henningsen, Chef der Psychosomatik an der TU München. »Es ist daher naheliegend, diese Symptome zusammen anzugehen – und im Praxisalltag ist es wichtig, dass der Arzt bei Schmerzpatienten das Ausmaß ihrer Depressivität erfasst.« Weil die Hirnregionen, in denen Schmerzen und Gefühle verarbeitet werden, eng miteinander verknüpft sind, trägt bessere Stimmung dazu bei, körperliche Qualen weniger stark zu empfinden. Die Therapieforschung hat zudem gezeigt, dass im Gehirn ansetzende Behandlungen – ob medikamentös oder psychotherapeutisch – Patienten besser helfen als Pharmaka, die an Knochen oder Muskeln wirken.

»Für chronisch Kranke ist es wichtig, ihre Schmerzerwartung zu unterbrechen«, sagt Carl Scheidt, Professor für Psychosomatik an der Universität Freiburg. »Schafft man es nicht, bleibt ein Teufelskreis bestehen: Dann sagt chronischer Schmerz weiteren chronischen Schmerz voraus.« Die Patienten kommen dann selten in den Genuss zu erleben, wie schön es ist, wenn der Schmerz nachlässt.

Angst macht Pein – die Erwartung bestimmt den Schmerz

Die gute Nachricht zuerst: Die Kraft positiver Gedanken kann Schmerzen so stark lindern wie eine Dosis Morphin. Die schlechte Nachricht: Stellt man sich auf heftige Schmerzen ein – etwa vor dem Zahnarztbesuch –, empfindet man sie stärker, als wenn sie den Körper unvorbereitet heimsuchen. Wissenschaftler wissen mittlerweile, wie subjektiv körperliche Pein erlebt wird.[3] Denn die Intensität der unangenehmen Empfindungen wird entscheidend davon beeinflusst, welches Ausmaß an Schmerzen zuvor erwartet wurde.

Neurobiologen aus den USA haben dies in einer ausgeklügelten Versuchsanordnung gezeigt: Freiwilligen Probanden fügten sie unangenehme, aber ungefährliche Hitzereize zu. Im immer gleichen zeitlichen Abstand erhöhten die Forscher die Schmerzreize von »gering« über »mäßig« bis »stark«. Nachdem diese Steigerung zwei Tage lang trainiert worden war, variierten sie die Tortur: Nun bekamen die Teilnehmer einen starken Schmerzreiz zu dem Zeitpunkt versetzt, zu dem sie nur mit einem mäßigen gerechnet hatten. So unerwartet mit starker Hitze malträtiert, verringerte sich die Schmerzwahrnehmung um 28 Prozent im Vergleich zu den Versuchen, in denen starke Schmerzen erwartet und auch verabreicht wurden. Um etwa 30 Prozent werden Schmerzen auch durch Opiate gemildert – die stärkste Gruppe der medikamentösen Schmerzkiller.

»Wir erleben Schmerz nicht im luftleeren Raum«, sagt Neurowissenschaftler Robert Coghill, der die Untersuchung geleitet hat. »Schmerz ist nicht nur das Ergebnis von Signalen aus einer malträtierten Körperregion, sondern er entwickelt sich aus dem gedanklichen Umfeld eines Menschen, das bei jedem einzigartig ist.« In der Studie zeigte sich, dass die Erwartung starker Schmerzen mit einer gesteigerten Nervenaktivierung in verschiedenen Hirnregionen einherging. Die Wege der Schmerzempfindung waren gleichsam gebahnt, bevor der entsprechende Reiz überhaupt da war.

Wenn nicht nur Fakire und Yogi, sondern auch durchschnittliche Schmerzensmänner und -frauen in der Lage sind, ihre Wahrnehmung positiv zu beeinflussen, könnte sich das auf den Alltag Kranker segensreich auswirken. »Schmerzen müssen mit mehr als nur mit Pillen behandelt werden«, fordert Neurobiologe Coghill. »Unser Gehirn kann den Schmerz formen – diese Fähigkeit müssen wir ausnützen.«

Den Schmerz im Blick

Beim Arzt kommt es immer wieder zu ähnlichen Szenen: Der Patient tritt dem Doktor angespannt gegenüber und entblößt seinen Arm, den Allerwertesten oder andere Körperpartien. In banger Erwartung der Impfungen, Infusionen oder Blutentnahmen wenden die meisten Patienten jedoch den Blick ab, bevor der Arzt zusticht. Doch statt Protestplakate gegen die Gesundheitsreform oder die Bücherregale in der Praxis anzustarren, während sich die Nadel durch die Haut bohrt, sollten Patienten der Bedrohung lieber gefasst ins Auge sehen. Das dämpft den Schmerz und macht den Einstich erträglicher. »Den eigenen Körper anzuschauen ist schmerzlindernd«, sagt die Neuroforscherin Flavia Mancini von der Universität London.

Das Team um Mancini berichtet von erstaunlichen Ergebnissen.[4] Die Forscher hatten Freiwillige mit Hitzereizen am Handrücken traktiert, die sich kontinuierlich um zwei Grad pro Sekunde steigerten. In der Schmerzforschung gilt diese Tortur als Gradmesser dafür, wie stark Pein – etwa durch Spritzen – empfunden wird. Probanden, die ihre Hand ansahen, während die Wärmesonde auf maximal 50 Grad Celsius aufheizte, hielten mehr als drei Grad höhere Temperaturen aus als jene Teilnehmer, deren Hände verdeckt waren und die stattdessen einen neutralen Gegenstand, in diesem Fall einen Holzklotz, anschauten.

»Kindern wird immer geraten, sie sollen wegschauen, wenn sie eine Spritze kriegen oder Blut abgenommen bekommen«, sagt der Schmerzforscher Patrick Haggard. »Ich würde ihnen stattdessen empfehlen, auf ihren Arm zu schauen und sich – wenn möglich – vorher nicht die Spritze anzusehen.« Peter Henningsen, Chefarzt der Psychosomatik an der Technischen Universität München, rät kurz und knapp: »Guck hin beim Stich, guck weg, wenn das Blut kommt.«

Wie intensiv der Schmerz empfunden wird, hängt stark von den begleitenden Gefühlen und der Erwartungshaltung ab. Wer nach einer durchzechten Nacht morgens eine Schmerztablette schluckt, spürt augenblicklich Linderung – auch wenn die Arznei noch gar nicht dort im Körper angekommen sein kann, wo sie ihre Wirkung entfaltet. Sieht man ein Bild vom geliebten Partner oder von einem guten Freund, peinigen Schmerzen deutlich weniger, als wenn das Bild eines Unbekannten betrachtet wird.

Angst und Niedergeschlagenheit verstärken die Schmerzwahrnehmung, unbekümmerte Zufriedenheit und Ablenkung dämpfen sie. »Wenn ich bei der Spritze hinsehe, heißt das, ich bin stark genug, mich zu stellen und es auszuhalten«, sagt Henningsen. »Ich habe dann ein Gefühl von Kontrolle, und diese Aufmerksamkeit für den eigenen Körper lindert den Schmerz.« Umgekehrt drückt Wegsehen aus, dass man sich schwächer fühlt und es nicht gut aushält – entsprechend heftiger wirkt die Pein.

Die Wissenschaftler aus London haben außerdem entdeckt, dass der Anblick des eigenen Körpers umso schmerzlindernder wirkt, je größer er erscheint. Wurde die betrachtete Hand im Spiegel vergrößert, waren die Probanden weniger empfindlich. Flavia

Mancini leitet daraus Hoffnung für neue Behandlungsformen ab. »Viele Psychotherapien konzentrieren sich ja nur auf die Ursache der Schmerzen und haben den Körper zu wenig im Auge«, sagt die Forscherin. Wer den Schmerz in den Blick nimmt, so scheint es, kann ihn besser bewältigen.

Bewegung gegen Schmerz

Für Laien und sogar für Ärzte ist es oft ein Rätsel: Gerade junge Leute, die körperlich aktiv sind und kein Übergewicht aufweisen, leiden häufig unter Kniebeschwerden. Nach dem Sport und nach anderen körperlichen Anstrengungen tut ihnen das Gelenk weh. Besonders der vordere Bereich rund um die Kniescheibe schmerzt. Bei starker Beugung oder schneller Streckung des Beines verschlimmern sich die von Medizinern als Patellofemorales Schmerzsyndrom bezeichneten Beschwerden noch. Mit der Zeit nehmen viele Betroffene eine Schonhaltung ein und vermeiden Sport. Das entspricht durchaus dem traditionellen ärztlichen Rat: aufhören, wenn die Beschwerden beginnen, und auf Aktivitäten verzichten, die den Schmerz auslösen könnten.

Diese abwartende Strategie könnte allerdings falsch sein. Niederländische Mediziner haben beobachtet, dass Belastungen und Sport die Kniebeschwerden besser lindern als die gängige Schonbehandlung.[5] »Training unter Anleitung ist effektiver als das übliche Vorgehen«, so die Autoren um Robbart van Linschoten von der Erasmus-Universität Rotterdam.

Die Sportärzte, Allgemeinmediziner und Orthopäden aus Holland, hatten mehr als 130 Patienten im durchschnittlichen Alter von 24 Jahren untersucht, die neuerdings unter Knieschmerzen litten. Die Hälfte wurde abwartend behandelt und vermied stärkere Belastungen des Gelenks. Die andere Hälfte der Probanden nahm an einem sechswöchigen Sportprogramm teil. Unter Anleitung von Physiotherapeuten wurden die Oberschenkel- und die Gesäßmuskeln gestärkt. Dynamische wie isometri-

sche Anspannung gehörten ebenso dazu wie Gleichgewichts-
übungen.

Nach drei Monaten ging es den Teilnehmern, die Übungspro-
gramme absolviert hatten, deutlich besser als den anderen. Sie
klagten über weniger Schmerzen in Ruhe wie bei Belastung, und
auch ihre Gelenkbeweglichkeit war größer. Nach einem Jahr litten die Teilnehmer, die ihre Beinmuskeln gestärkt hatten, immer
noch unter weniger Schmerzen. Die Beweglichkeit und Funktion
des Gelenks unterschied sich aber nicht von der in der anderen
Gruppe. Allen Probanden war es gestattet, zusätzlich Bandagen,
Einlagen, Salben oder Schmerzmedikamente zu verwenden. Diese Mittel wurden genau erfasst, veränderten das Ergebnis aber
nicht.

Für die zumeist jüngeren Menschen, die am Patellofemoralen
Syndrom leiden, sind das gute Nachrichten. Sie müssen nicht mit
dem Sport pausieren, sondern können weiterhin ihren Bewe-
gungsdrang ausleben – am besten nachdem sie gelernt haben,
wie sie ihre Beinmuskeln stärken.

11 lindernde Tatschen gegen den Schmerz

1. Kinder merken oft zu Beginn in der Magengegend, wenn es ihnen nicht gutgeht. Angst und Ärger spüren Kinder häufig ebenfalls im Bauch. Bis zu 20 Prozent aller Kinder tut der Bauch weh, ohne dass sich eine Ursache finden lässt.

2. Vorstellungsübungen helfen Kindern gegen Bauchweh. Stellen sie sich vor, auf einer Wolke zu schweben und sich zu entspannen oder ein warmes, leuchtendes Objekt zu halten, das in ihrer Hand schmilzt, werden die Schmerzen weniger. Ein halbes Jahr nach Ende des Trainings ging es zwei Drittel der Kinder immer noch besser.

3. Schmerz drückt auf die Stimmung. Chronische Schmerzen können sogar depressiv machen. Bekommen Patienten beigebracht, wie sie Schmerzen mental besser verarbeiten, wie sie ihre Muskeln entspannen, statt zu verkrampfen, und auf welche Weise Atemübungen und feste Schlafgewohnheiten helfen, wurden die Beschwerden gelindert.

4. Die Hirnregionen, in denen Schmerzen und Gefühle verarbeitet werden, sind eng miteinander verknüpft. Deshalb trägt bessere Stimmung dazu bei, körperliche Qualen weniger stark zu empfinden.

5. Für chronisch Kranke ist es wichtig, ihre Schmerzerwartung zu unterbrechen. Schafft man es nicht, bleibt ein Teufelskreis: Dann sagt chronischer Schmerz weiteren chronischen Schmerz voraus.

6. Die Kraft positiver Gedanken kann Schmerzen so stark lindern wie eine Dosis Morphin. Stellt man sich hingegen auf heftige Schmerzen ein, empfindet man sie stärker, als wenn sie den Körper unvorbereitet heimsuchen. Die Intensität unangenehmer Empfindungen wird entscheidend davon beeinflusst, welches Ausmaß an Schmerzen erwartet wurde.

7. Schmerz ist nicht nur das Ergebnis von Signalen aus einer malträtierten Körperregion, er entwickelt sich aus dem gedanklichen Umfeld eines Menschen, das bei jedem einzigartig ist. Das Gehirn kann den Schmerz formen.

8. Bei Impfungen, Infusionen oder Blutentnahmen sollten Patienten der Bedrohung gefasst ins Auge sehen. Das dämpft den Schmerz und macht den Einstich erträglicher. Motto: Guck hin beim Stich, guck weg, wenn das Blut kommt.

9. Sieht man ein Bild vom geliebten Partner oder von einem guten Freund, peinigen Schmerzen deutlich weniger, als wenn das Bild eines Unbekannten betrachtet wird.

10. Angst und Niedergeschlagenheit verstärken die Schmerzwahrnehmung, unbekümmerte Zufriedenheit und Ablenkung dämpfen sie.

11. Wenn junge Leute, die körperlich aktiv sind, unter Kniebeschwerden leiden, lindern Belastungen und Sport die Schmerzen besser als die gängige Schonbehandlung.

Zufrieden alt werden

Bäume können maximal 120 Meter hoch werden. Die Schwerkraft hindert die Flüssigkeit daran, weiter nach oben zu steigen und die Äste und Blätter dort zu versorgen. Ein Baum von 150 Metern Länge wäre nicht überlebensfähig, ihm ginge der Saft aus. Menschen können etwa 120 Jahre alt werden, dann geht auch ihnen der Saft aus, wenn man das so nennen will. Der bisher älteste Mensch der Welt war die Französin Jeanne Calment. Sie starb 1997 und hatte in ihrer Jugend noch Vincent van Gogh kennengelernt. Mit 122 Jahren, fünf Monaten und 14 Tagen ist sie die offizielle Rekordhalterin; ihre Geburt 1875 ist amtlich dokumentiert.

Warum manche Menschen alt werden und andere früh sterben, können Wissenschaftler nicht genau sagen. Ebenso wenig ist bekannt, warum manche Menschen mit 65 Jahren einen Marathon bewältigen, andere hingegen kaum die Treppe ins nächste Stockwerk schaffen. Gene, Stoffwechsel und Enzyme spielen eine Rolle, lange Telomere, wie die Chromosomen-Enden genannt werden, sprechen für die Chance auf ein hohes Alter. Mittlerweile sind mehr als 150 Genvarianten bekannt, die über die Lebensspanne miteintscheiden.[1] Genauso wichtig sind aber Umweltfaktoren, Speiseplan und Lebensführung.

In den besten Jahren: die Best Ager

Aus medizinischer Sicht ist es ein willkürlicher Trennstrich, das Arbeitsleben mit 55, 65 oder 70 Jahren zu beenden, auch wenn die Leistungskraft immer länger auf hohem Niveau bestehen bleibt. »Die 75-Jährigen heute sind wahrscheinlich so leistungsfähig wie die 65-Jährigen vor 30 Jahren«, sagt Martin Halle, Direktor des Zentrums für Prävention und Sportmedizin der Technischen Universität München. »Das macht bestimmt zehn Jahre aus.«

Andererseits gibt es genügend Gründe, die Erwerbstätigkeit schon früh einzustellen. Die Augenlinse kann nie so scharf gestellt werden wie im Alter von 16, 18 Jahren – sollten Elektriker, Mikrochirurgen und Kosmetikerinnen später umschulen? Muskelkraft und Ausdauer gehen spätestens ab 35 nach unten, Herz und Kreislauf können mit 20 am stärksten belastet werden. Die tägliche Filterleistung der Nierenkanälchen, die Sauerstoffaufnahme der Lungen, die Elastizität der Venenklappen – alles wird in dem Alter schlechter, in dem die meisten Menschen gerade erst ihre Ausbildung abgeschlossen haben. Die Produktionskraft der Industrieländer beruht auf Arbeitskräften, die vom Verfall gezeichnet sind.

Sport und entspannte Lebensführung verhindern, dass man vorzeitig altert. »Durch Sport bleiben die Telomere länger lang, Stress verkürzt sie«, sagt Martin Halle.[2] Die Telomere sind eine Art Altersfäden in den Chromosomen. Mit zunehmendem Alter werden sie kürzer, daher gelten sie auch als Zündschnur des Lebens. Warum Alterungsprozesse unterschiedlich schnell ablaufen, ist für die Wissenschaft noch ein Rätsel. Die Medizin hat sich daher auf die Beschreibung verlegt. Wird ein Patient untersucht, zielt der erste Punkt in der Krankenakte darauf ab, ob der »altersgemäße Allgemein- und Ernährungszustand« vorliegt. Ist das nicht der Fall, gilt der Patient als »vorgealtert« oder er wird anerkennend als »biologisch jünger« bewertet.

Die Ärzte gehen dabei nicht allein nach dem äußeren Anschein vor. Mancher Mittfünfziger mag zwar passabel aussehen, wird von den Medizinern aber womöglich wenig mitfühlend als »Gefäßwrack« eingestuft, weil seine Koronarien schwer verkalkt und die Hirnschlagadern kaum noch durchblutet sind. Der Patient sieht sich in den besten Jahren, der Arzt sieht drohenden Infarkt und Schlaganfall.

Das gesellschaftliche Bild der Generation 50 plus hat sich ebenfalls verändert. Neben dem biologischen und dem kalendarischen Alter gibt es neuerdings das gefühlte Alter. Die Wortschöpfung vom rüstigen Rentner zeigt das ebenso wie die Gewinnspanne der Anti-Aging-Industrie. Die Werbewirtschaft hat die »Best Ager« als Zielgruppe entdeckt und meint damit eine Klientel ab 55, die Geld und Zeit hat. Dazu passt der Slogan des Mediziners Dietrich Grönemeyer: »Turne bis zur Urne«. In den sechziger Jahren war das noch anders, besonders Frauen waren damals in der zumeist männlich geprägten Sicht früh alt. In Medizinbüchern wurde die Frau in den Wechseljahren gar als Greisin bezeichnet. Ein krummer Rücken durch Osteoporose wurde »Witwenbuckel« genannt. Iris Berben (Jahrgang 1950), Kim Basinger (Jahrgang 1953), Meryl Streep (Jahrgang 1949) oder Glenn Close (Jahrgang 1947) gelten hingegen heute als Schönheitsideale, obwohl sie um die 60 sind. Vor 40, 50 Jahren hätten Frauen dieses Alters noch unter dem Verdacht gestanden, es Bertolt Brechts »unwürdiger Greisin« nachzutun. In der Erzählung geht es um eine Frau jenseits der 70, die es sich nach dem Tod ihres Mannes – gegen alle Konventionen – gutgehen lässt.

Erfolgreich und alt

Es gibt nicht nur medizinische Gründe dafür, dass die Menschen älter werden und im Alter jünger wirken. Auch Erfolg scheint ein langes Leben zu begünstigen. Zumindest bei Schauspielern. Preisgewinne verlängern die Lebenszeit. In einer Studie mit mehr als 1600 Schauspielerinnen und Schauspielern zeigte sich, dass Oscar-Preisträger durchschnittlich 79,7 Jahre alt wurden, während es die nicht ausgezeichneten Kollegen nur auf 75,8 Jahre brachten.[3]
Unter denen, die lediglich nominiert waren, aber den begehrten Preis nicht bekamen, war hingegen kein positiver Effekt auf die Lebensdauer festzustellen. Wer den Oscar zweimal bekam, wurde sogar um durchschnittlich sechs Jahre älter als die Kollegen ohne Preis. Nach oben sind kaum Grenzen gesetzt: Katharine Hepburn wurde viermal ausgezeichnet und ist 94 geworden. An-

thony Quinn, zweimal ausgezeichnet, ist mit 86 gestorben. Der
sechsmalige Oscarpreisträger Billy Wilder wurde noch älter. Er
starb im Alter von 96 Jahren.

Erfolg im Filmgeschäft ist allerdings eine zweischneidige An-
gelegenheit. Dieselbe Forschergruppe, die das Alter der Oscar-
Gewinner unter den Schauspielern analysiert hatte, widmete sich
auch den Drehbuchschreibern und Autoren, die einen Oscar
bekommen hatten. Hier zeigte sich bei 850 Teilnehmern ein
gegenteiliger Effekt. Zwar verlief ihre Karriere länger und er-
folgreicher und sie trugen zu mehr Filmen bei, wenn sie den
höchsten Preis der Filmbranche erhalten hatten. Die Lebenserwartung der Oscar-Gewinner unter den Autoren war jedoch
verkürzt.[4] Sie wurden im Mittel nur 74,1 Jahre alt, während es
die Kollegen, die nominiert waren, aber keine Auszeichnung erhielten, im Durschschnitt auf 77,7 Jahre brachten.

Die Männer holen auf

»Frauen leben zwar länger, aber sie haben nichts davon«, steht
auf einem Poster. Darauf sieht man ihn, die Beine vor dem Fern-
seher hochgelegt, Bier und Zigarette in der Hand, während sie im
Hintergrund staubsaugt. Dieses Klischee findet im Alltag einiger
Paare in Deutschland zwar noch seine Entsprechung. Doch die
Lebensverhältnisse von Männern und Frauen gleichen sich an.
Das schlägt sich auch in den Daten zur Lebenserwartung nieder,
die das Statistische Bundesamt veröffentlicht: Sie ist für beide
Geschlechter gestiegen, doch der Unterschied zwischen Männern
und Frauen liegt nur noch bei 5,2 Jahren. In den siebziger Jahren
betrug die Differenz sieben Jahre, 1993 waren es noch 6,5. Ein
neugeborener Junge hat in Deutschland nach den jüngsten Erhebungen der Statistiker eine Lebenserwartung von 77,3 Jahren,
ein Mädchen von 82,5 Jahren.

Erklärungen für die kontinuierliche Angleichung gibt es viele:
»Der soziale Unterschied von Mann und Frau wird geringer«,

sagt Rembrandt Scholz vom Max-Planck-Institut für demographische Forschung in Rostock. »Dieser Trend ist seit 30 Jahren zu beobachten.« Dazu zählt, dass Unterschiede im Arbeitsalltag und Verkehr abnehmen. »Früher fuhr der Mann mit dem Auto zur Arbeit und war dort manchmal großen Risiken ausgesetzt, etwa im Bergbau oder in handwerklichen Berufen«, sagt Scholz. Heute würden viele Männer einer ungefährlichen Tätigkeit nachgehen. Gleichzeitig benutzten immer mehr Frauen das Auto. Traditionell essen Männer aber immer noch ungesünder, das heißt zu viel, in großer Hektik, zu lustlos. Sie achten zudem weniger auf ihren Körper und setzen sich in Beruf wie Freizeit größeren Gefahren aus. Das Risikoverhalten der Geschlechter ändert sich jedoch. Seit Jahren beobachten Forscher, dass sich der Anteil der rauchenden Frauen dem der Männer annähert. Und immer mehr Männer kümmern sich um ihre Ernährung und Figur.

»Es gibt viele Hinweise dafür, dass sich der Vorsorgegedanke durchgesetzt hat«, sagt Gerald Kolb, ehemals Präsident der Deutschen Gesellschaft für Geriatrie. Die Altersmediziner haben beobachtet, dass das durchschnittliche Alter steigt, in dem Männer an den Volksleiden Herzinfarkt, Schlaganfall und Diabetes erkranken oder sterben. »Auch Männer haben inzwischen begriffen, dass regelmäßige Bewegung und ausgewogenes Essen wichtig sind«, sagt Kolb. Ein weiterer Grund: In höherem Alter kommt es zwar häufiger zu Krebserkrankungen. Doch durch verbesserte Therapien überleben die Menschen mit bösartigen Tumoren heutzutage länger als vor 20 Jahren. »Dieser Effekt wirkt sich bei den Männern derzeit noch stärker aus«, sagt Kolb.

Eine biologische Grenze für die Angleichung der Lebenserwartung von Mann und Frau gibt es dennoch. »Geringer als ein Jahr wird die Differenz nicht werden«, sagt Demograph Scholz. Die Forscher wissen das aus Untersuchungen von Nonnen und Mönchen. Im Kloster seien kaum Unterschiede in der Lebensführung vorhanden. Da Frauen dort im Durchschnitt trotzdem zwölf Monate länger leben, müsse das an ihrem hormonell bedingten Schutz vor Herzerkrankungen liegen.[5]

Wenn sich zukünftig die Lebenserwartung von Männern und
Frauen klösterlichen Werten annähern würde, hätte das auch
Auswirkungen auf die Kommunikation der Geschlechter. Dann
würde nicht mehr gelten: Frauen reden mehr als Männer, weil sie
alles mit ihm besprechen will, solange er noch lebt.

Jahrhundert-Babys – die Hälfte der heute Neugeborenen wird 100

Ein 100. Geburtstag wird in vielen Lokalzeitungen als besonderes Ereignis gemeldet. Vor 30, 40 Jahren war dieser Ehrentag
eine Rarität, heute erreichen immer mehr Menschen dieses Alter.
Bald könnten sogar große Teile der Bevölkerung ihr Jahrhundert-
jubiläum erleben, prognostizieren Experten. Die Hälfte aller
Babys, die in den reichen Ländern derzeit zur Welt kommen,
könnte 100 Jahre oder älter werden. Zu diesem Ergebnis kommen Alternsforscher aus Dänemark und Rostock.[6] Allerdings gilt
die Vorhersage nur, wenn der seit 150 Jahren kontinuierlich an-
steigende Trend der Lebenserwartung weiter anhält.
»Wenn die Lebenserwartung bald an ihre Grenzen stoßen würde,
müsste sich der Anstieg verlangsamen«, so die Forscher. »Da
dies nicht der Fall ist, scheinen wir vom Limit noch weit entfernt
zu sein.« Die Wissenschaftler um Kaare Christensen und James
Vaupel vom Max-Planck-Institut für Bevölkerungsforschung in
Rostock haben die Alters- und Krankheitsentwicklung in zahlreichen Industrienationen untersucht. Daten zeigen, dass von
den Frauen, die 1950 ein Alter von 80 Jahren erreicht hatten,
15 Prozent auch ihren 90. Geburtstag erlebten, 2002 schafften
dies bereits 37 Prozent.
Die Menschen werden nicht nur älter, sie bleiben auch länger
gesund und selbständig. Viele von ihnen kommen deshalb bis ins
hohe Alter ohne fremde Hilfe aus. Die Gründe dafür sind vielfältig. Immer weniger Menschen müssen körperlich schwer arbeiten. Die Ernährung ist in den reichen Ländern besser geworden,

und die Zahl derer, die vernünftig Sport treiben und auf ihre Gesundheit achten, nimmt zu. Forscher kennen diese Gruppe als »Interventionisten«. Dazu gehören meist Frauen, die nicht rauchen, wenig Alkohol trinken, gesund essen und wenig Stress haben. Gestört wird die Entwicklung allerdings durch die Gruppe der »aktiven Bonvivants« – stark übergewichtige, viel arbeitende und rauchende Männer. Auch die »Nihilisten«, korpulente Nichtsportler, die nichts für ihre Gesundheit tun, vermasseln die Statistik. Insgesamt führen die Änderungen der Lebensführung und die Fortschritte der Medizin dennoch dazu, dass die Menschen immer länger leben.

Die stetig steigende Lebenserwartung bringt zwar viele Vorteile mit sich – im Bundespräsidialamt führt sie allerdings zu mehr Arbeit. Traditionell gratuliert der Bundespräsident zum 100. Geburtstag. Während es 1991 »nur« 1745 Jubilare in Deutschland gab, wurden 2007 bereits 5120 Gratulationen zum Hundertsten ausgesprochen.

Durchhalten bis 110

Die Parole kann nur lauten: Durchhalten. Denn von 110 Jahren an nimmt das Risiko zu sterben nicht mehr jedes Jahr weiter zu. Bis 114 bleibt es in etwa konstant. Das heißt, wer wirklich alt werden will, ist aus dem Gröbsten raus, wenn er erst mal die 110 erreicht hat. Dies ist eine der überraschenden Erkenntnisse von James Vaupel, Direktor des Max-Planck-Institutes für demographische Forschung in Rostock.[7] Die schlechte Nachricht: Bis zum Alter von 110 steigt bei Senioren jedes Jahr das Risiko zu sterben.

Dass der eine oder andere Zeitgenosse die 110 erreichen wird, ist Vaupel zufolge alles andere als unwahrscheinlich – besonders wenn man weiblich und in diesem Jahrtausend geboren ist. Gut dokumentiert ist die Entwicklung der Lebenserwartung in Schweden. Dort gab es um das Jahr 1860 herum jährlich nur drei Menschen – zumeist Frauen –, die ihren 100. Geburtstag feiern konnten. Im Jahr 2007 waren es bereits 750 Jubilare – ein Anstieg um den Faktor 250. Im Jahr 2107 könnten Vaupel zufolge sogar 50 000 Schweden ihren Hundertsten feiern – falls der Trend zur Langlebigkeit so unvermindert anhält. »Sollten wir die Sterblichkeit weiter senken können, ist es sogar möglich, dass die meisten Kinder, die seit dem Jahr 2000 geboren worden sind, ihren 100. Geburtstag erleben können – im 22. Jahrhundert«, sagt Vaupel.

Aus rückblickenden Studien lässt sich eine beeindruckend erfolgreiche Überlebensgeschichte des Menschen ableiten. In den vergangenen 170 Jahren ist die Lebensspanne in den Ländern mit der höchsten Lebenserwartung in jeder Dekade kontinuierlich um etwa 2,5 Jahre gestiegen – das bedeutet umgerechnet jeden Tag um sechs Stunden. Kinder werden demnach statistisch gesehen ungefähr zehn Jahre älter als ihre Eltern, wenn diese erst mit 40 Nachwuchs bekommen haben. Im Alter werden die Damen aber nur wenig männliche Gesellschaft haben. Das lehrt auch das Beispiel Schweden: Bis zum 60. Lebensjahr gibt es dort ähnlich viele Männer wie Frauen. Mit 80 kommen drei Frauen auf zwei Männer, mit 100 sind es sechs Frauen, die einem gleichaltrigen Mann gegenüberstehen. Paradoxerweise sind Männer im Alter gesünder als Frauen – die meisten Herren sterben aber früher.

Vaupel hat in Dutzenden Studien analysiert, wie alt Menschen werden können und wie sie altern. Wissenschaftler hatten lange vermutet, dass es für jede Spezies eine feste maximale Lebensspanne geben würde und dass diese von den Menschen schon fast erreicht sei. Zudem nahmen die meisten Forscher an, dass es im hohen Alter vor allem eine Todesursache geben würde – das hohe Alter.

Das Dogma einer erblich vorgegebenen Lebensspanne ist in der Wissenschaft jedoch nicht mehr so dominant. In Zwillingsstudien hat sich nicht bestätigt, dass identische Erbanlagen zu einer identischen Lebenserwartung führen. Genetische Faktoren haben wohl nur zu etwa 25 Prozent Einfluss auf die Lebenserwartung. Die Lebensumstände und das Gesundheitsverhalten sind weitaus prägender. Zudem verfügt der Mensch – anders als etwa der Fadenwurm – auch nicht über ein »Altersgen«. Immer wieder wurde das Gen bei dem Kriechtier ausgeschaltet, und der Wurm lebte daraufhin doppelt so lange.

Beim Menschen haben jedoch Hunderte, wenn nicht Tausende Gene einen jeweils minimalen Anteil daran, wenn jemand vor oder nach der statistischen Lebenserwartung seiner Altersgruppe stirbt. Der einseitige Rat des Arztes und Schriftstellers Oliver Wendell Holmes (1809–1894) an Menschen, die alt werden wollen, sich »per Anzeige um ein Paar Eltern zu bemühen, die aus einer langlebigen Familie stammen«, kann jedenfalls als überholt gelten.

Anders als von Gesundheitspolitikern oft angegeben, um steigende medizinische Kosten zu rechtfertigen, steigt mit zunehmendem Alter auch nicht automatisch die Dauer der Gebrechlichkeit. »Wir leben länger, weil die Menschen in besserer Gesundheit alt werden«, sagt Vaupel. »Der körperliche und geistige Verfall wird nach hinten verlagert und nicht ausgedehnt.« Wenn der Prozess der Hinfälligkeit beginnt, scheint er aber in ähnlicher Geschwindigkeit und Intensität voranzuschreiten wie vor Jahrzehnten. Besonders Herz-Kreislauf-Erkrankungen und Demenzen nehmen dann zu.

Wüssten die Menschen, dass viele von ihnen vermutlich 100 Jahre oder älter werden und sie davon 90 oder 95 Jahre in geistig und körperlich regem Zustand verbringen können, würde ihre Lebensplanung wohl anders aussehen. Vaupel regt eine andere Aufteilung der Lebensphasen an. Gerade in Ländern mit einer hohen Lebenserwartung arbeiten die Menschen in der Zeit hart, in der sie sich beruflich festigen, womöglich ein Haus bauen oder kaufen und Kinder bekommen und sich intensiv mit ihnen beschäftigen könnten. Im Ruhestand haben sie zwar viel Zeit, aber dann brauchen oder wollen die Kinder sie nicht mehr, und beruflich gibt es auch nichts mehr zu tun.

Die fitten Greise

Wer ein hohes Alter erreicht, hat die Hoffnung, nicht nur mehr
Jahre zum Leben, sondern auch mehr Leben zu den Jahren hin-
zuzufügen. Bisher ist unter Forschern allerdings ungewiss, ob
die gestiegene Lebenserwartung den Menschen vermehrt Leiden
einbringt oder ob längeres Leben auch mit einer verlängerten Lebensqualität einhergeht. Alternsforscher aus Dänemark und vom
Max-Planck-Institut für demographische Forschung in Rostock
vermuten, dass der Anteil stark pflegebedürftiger Alter in der
Gesellschaft nicht ansteigt, wenn mehr Menschen aufgrund des
medizinischen Fortschritts ein höheres Lebensalter erreichen.[8]
Die Forscher aus Odense und Rostock hatten Dänen des Jahr-
gangs 1905 erfasst. Mehr als 2200 Hochbetagte wurden von 1998
an auf ihre körperliche und geistige Leistungsfähigkeit hin untersucht. Zudem wurde bis 2005 erhoben, wie viele dieser »Super-
Alten« noch unabhängig zurechtkamen oder bereits auf Hilfe
angewiesen waren. In dem Zeitraum, in dem die Dänen vom 93.
auf das 100. Lebensjahr zusteuerten, sank der Anteil der Selb-
ständigen in den Altersgruppen nur geringfügig von 39 auf etwa
33 Prozent.

»Aus gesellschaftlicher Sicht steigt der Anteil der auf regelmäßige Hilfe oder Pflege angewiesenen Alten mit dem Alter nicht
wesentlich an«, sagt James Vaupel, Direktor des Max-Planck-
Instituts in Rostock. Politiker und Wissenschaftler hatten immer
wieder vermutet, dass die Lebensverlängerung in den meisten
Ländern damit erkauft wird, dass die Menschen krank und stark
beeinträchtigt – und damit zu hohen Kosten für die Gesellschaft –
immer älter werden.

Der fast gleichbleibende Anteil der Pflegebedürftigen in den Altersgruppen zwischen 92 und 100 täuscht jedoch darüber hinweg,
dass der Einzelne in hohem Alter seine Selbständigkeit mit großer Wahrscheinlichkeit dennoch verliert. Dieses vermeintliche
Paradox ist damit zu erklären, dass zu Beginn der Studie mehr als
2000 Teilnehmer lebten. Die letzte Untersuchung erlebten – im

Alter von 100 Jahren – hingegen nur noch 156 Probanden. Die Kranken und Pflegebedürftigen waren inzwischen gestorben. Betrachtet man die Hundertjährigen, die den Untersuchungszeitraum überlebt haben, zeigt sich, welches Schicksal dem Einzelnen droht: Während von 156 Hochbetagten im Alter von 92 Jahren noch etwa 70 Prozent ihren Alltag selbständig bewältigen konnten, waren es acht Jahre später nur noch 33 Prozent. »Die Leute, die die hundert geschafft haben, waren mit 92 viel unabhängiger«, sagt Vaupel. »Und diejenigen, die mit 92 auf Hilfe angewiesen waren, sind schnell gestorben.«
Die steigende Lebenserwartung in vielen Ländern sagt zudem wenig darüber aus, wie es den Menschen tatsächlich geht.[9] »Wir müssen uns fragen, ob die Länder mit der höchsten Lebenserwartung tatsächlich auch die gesündesten sind«, sagt Carol Jagger von der Universität Leicester. »In Großbritannien sieht es beispielsweise besser aus, als die Lebenserwartung vermuten lässt.« Gerade im Alter gibt es große Unterschiede im Wohlbefinden. Auch wenn die Lebenserwartung in den meisten Ländern bei annähernd 80 Jahren oder darüber liegt, erleben viele Senioren ihre letzten Jahre krank oder behindert. Mit Mitte 60 fängt das Leiden an.
Wie viel Zeit im Alter in guter Gesundheit verbracht wird, variiert innerhalb Europas stark. Gesundheitswissenschaftler um Jagger haben in 25 europäischen Ländern die Lebenserwartung für Menschen berechnet, die bereits die 50 erreicht haben. Zusätzlich erfassten sie, in welchem Alter die Menschen jenseits der 50 krank wurden, und bestimmten daraus, wie viele gesunde Lebensjahre ihnen noch verbleiben würden. Die besten Aussichten gibt es demnach für ältere Menschen in Dänemark, Schweden, Italien, Griechenland, Großbritannien und den Niederlanden. Als 50-Jährige haben sie statistisch gesehen die Chance, dass sie noch etwa 30 Jahre leben – und etwa 20 Jahre davon in guter Gesundheit verbringen. In diesem Fall kann man tatsächlich von fitten Greisen sprechen.
Schlechter sind die Perspektiven hingegen für Bewohner der bal-

tischen Staaten Lettland, Litauen und Estland sowie in Ungarn
und der Slowakei. Hier liegt die Lebenserwartung für 50-jährige
Männer bei nur 71 oder 72 Jahren. Aber höchstens die Hälfte dieser etwa 20 Jahre, die noch vor ihnen liegen, werden sie wohl bei
guter Gesundheit verbringen. Frauen leben in diesen Staaten
zwar deutlich länger als die Männer und werden 80 Jahre und
damit fast so alt wie ihre Geschlechtsgenossinnen in Westeuropa.
Doch auch den Frauen im Baltikum, in Ungarn und der Slowakei
drohen im Durchschnitt schon mit Anfang 60 verschiedene Gebrechen.

Erstaunlich schlecht sieht die Prognose für ältere Menschen in
Deutschland und Österreich aus. Hier klafft eine große Lücke
zwischen der Lebenserwartung und den gesunden Jahren, die
noch zu erwarten sind. Zwar haben 50-jährige Männer in beiden Ländern eine durchschnittliche Lebenserwartung von etwa
79 Jahren. Beschwerdefrei werden davon aber wohl nur die
ersten 14 Jahre sein. Ab Anfang, Mitte 60 droht das Siechtum.
Frauen, die einmal die 50 erreicht haben, werden in Deutschland
und Österreich im Mittel sogar 83 Jahre alt. Aber auch sie müssen schon nach 15 Jahren mit diversen Krankheiten rechnen.
Ähnlich düstere Aussichten gibt es – außer in den Ländern im
Osten der EU – sonst nur noch in Finnland.

Soziale Faktoren erklären offenbar, warum zum Beispiel die
Unterschiede zwischen Deutschland und seinen Nachbarländern
Dänemark, den Niederlanden, Belgien und Frankreich so groß
sind. Die Menschen dort haben immerhin sechs bis zehn mehr
beschwerdefreie Jahre vor sich. Bei Männern ging Langzeitarbeitslosigkeit ab 55 und ein erhöhtes Armutsrisiko mit früherem
und häufigerem Leid im Alter einher. Umgekehrt zeigte sich,
dass Fortbildungen, Aufbaukurse, kurz: lebenslanges Lernen, zu
mehr gesunden Jahren im Alter führen. Zudem ergaben die Analysen der Gesundheitswissenschaftler, dass die Menschen schon
ein gesundes Jahr mehr erwarten könnten, wenn die Ausgaben
für die Betreuung älterer Menschen um ein Prozent erhöht würden.

»Für Politiker bieten diese Berechnungen hilfreiche Vergleichs-
möglichkeiten«, sagen Errol Crook und Terry Hundley von der
University of South Alabama. »Sie sagen viel mehr aus als die
Lebenserwartung.« So beträgt die Lebenserwartung in den
USA – wie in den meisten europäischen Ländern – fast 80 Jahre.
Trotzdem können diejenigen, die zur privilegiertesten Bevölke-
rungsgruppe gehören, in den USA mit 21 mehr Lebensjahren
rechnen als jene, die benachteiligt sind.

Inseln des Überlebens

Was haben Männer auf Island und Frauen auf Zypern gemeinsam? Dass sie auf einer Insel leben, ist vermutlich nicht der einzige Grund dafür, dass beide Gruppen sehr gute Chancen haben,
gesund alt zu werden. Mediziner und Epidemiologen aus den
USA haben untersucht, wie sich die Sterblichkeit für Erwachsene
auf der Erde in den vergangenen 40 Jahren verändert hat. Die
Kindersterblichkeit wird zwar immer wieder erhoben. Die Entwicklung im fortgeschrittenen Alter sagt aber mindestens so viel
über die Gesundheitsstandards eines Landes aus, wird jedoch
meistens ignoriert. Deshalb haben Wissenschaftler aus Seattle
Daten zu der Frage vorgelegt, wie wahrscheinlich es in 187 Ländern ist, vor dem 60. Lebensjahr zu sterben, wenn man einmal
das Alter von 15 erreicht hat.[10]
Weltweit ist die Sterblichkeit in dieser Altersspanne bei Männern
in Island, Schweden, Malta, den Niederlanden und der Schweiz
am geringsten. Australien, Norwegen, Italien, Katar und Israel
folgen. Bei den Frauen sind Zypern, Südkorea, Japan und Griechenland führend. Italien, die Schweiz, Australien, Schweden
und Island folgen und sind damit bei beiden Geschlechtern unter
den ersten zehn. Deutschland liegt im europäischen Vergleich im
hinteren Mittelfeld.
Besonders positiv hat sich bei beiden Geschlechtern seit 1970
Australien entwickelt (von Rang 44 auf Platz 6 bei den Män-

nern). Für Frauen haben sich offenbar in Südkorea die Lebensbe-
dingungen stark verbessert – das Land stieg von Platz 123 auf
Rang 2. Die Autoren machen sozioökonomische Veränderungen
und besseres Gesundheitswesen für den Rückgang der Sterblichkeit verantwortlich. Dass in Afrika und der ehemaligen Sowjet-
union heute mehr Menschen früh sterben als 1970, liegt den
Autoren zufolge an der HIV-Epidemie wie an den gesellschaftlichen Problemen nach dem Zusammenbruch der UdSSR.

Alte Menschen leiden anders

Alte Menschen haben aus ärztlicher Sicht komplizierte Eigenschaften: Erstens werden sie häufiger krank als junge. Zweitens
leiden sie oft an mehreren Gebrechen gleichzeitig. Drittens erholen sie sich langsamer, weswegen ihre Behandlung aufwendiger
und langwieriger ist. Die Medizin hat sich aber nur unzureichend
auf ihre größte Klientel eingestellt: In Leitlinien und Therapieempfehlungen der Ärzte wird kaum berücksichtigt, dass alte
Menschen anders leiden und anders krank sind als junge.
Altersmediziner der Johns-Hopkins-Universität in Baltimore haben beispielhaft beschrieben, welche absurden Folgen es in der
Praxis hätte, würden die gängigen Leitlinien immer befolgt:[11]
Die Ärzte nannten in ihrem Artikel als Exempel eine 79-Jährige,
die an Diabetes, Bluthochdruck, chronischer Bronchitis, Osteoporose und Gelenkrheuma leidet. Eine typische Krankheits-
kombination in diesem Alter. Die ältere Dame müsste nach den
Empfehlungen der medizinischen Fachgesellschaften zu fünf
verschiedenen Tageszeiten zwölf Medikamente in insgesamt
19 Dosierungen einnehmen. Außerdem müsste sie ein Dutzend
nicht pharmakologische Therapieempfehlungen beherzigen wie
richtige Ernährung, spezielles Schuhwerk und Bewegung.
Die unübersichtliche Vielzahl der Medikamente und Ratschläge
ist jedoch nicht das einzige Problem bei der Behandlung alter
Menschen. Mindestens ebenso misslich ist, dass sich etliche The-

rapieempfehlungen widersprechen. Wenn die empfohlene Arznei gegen Gelenkrheuma die Wirkung der Tabletten gegen Bluthochdruck abschwächt oder sich andere Arzneikombinationen konterkarieren, bringt das die Patienten in Gefahr und verursacht nebenbei unnötig hohe Kosten. So fanden die Autoren der Studie, dass unerwünschte Nebenwirkungen wahrscheinlicher werden, wenn die Ärzte fünf der neun untersuchten Leitlinien befolgen.

»Die Leitlinien sind von Expertengremien zur Behandlung einzelner Krankheiten erstellt worden«, sagt Cynthia Boyd, die Leiterin der Untersuchung. »Den Ärzten, die es mit alten Menschen zu tun haben, die an mehreren Krankheiten leiden, ist damit nur wenig geholfen.« Dass der Beispielfall aus der Fachzeitschrift nicht der Phantasie praxisferner Statistiker entspringt, zeigt die demographische und gesundheitliche Entwicklung der Industrienationen: In diesen Ländern klagt fast die Hälfte der Menschen jenseits der 65 über mindestens drei chronische Leiden. 20 Prozent dieser Altersgruppe haben sogar fünf oder mehr chronische Erkrankungen. Doch obwohl ältere Menschen einen immer größeren Anteil unter den Patienten ausmachen, stellt sich die Medizin unzureichend auf ihre Bedürfnisse ein.

»Natürlich gibt es die Forderung, medizinische Leitlinien interdisziplinär besser abzustimmen«, sagt Gerd Antes, der das Cochrane-Zentrum zur Bewertung medizinischer Studien in Freiburg leitet. »Viele Ärzte sind überfordert, Einzelinformationen zu den Erkrankungen zusammenzuführen.« Doch bisher blieb es bei Versuchen. Dabei ist es gerade für die Behandlung alter Patienten wichtig, nicht einzelne Krankheiten zu therapieren, sondern den Menschen als Ganzes.

23 weise Tatsachen über ein langes Leben

1. Mehr als 150 Genvarianten entscheiden mit darüber, wie alt jemand wird. Aber viel wichtiger sind Umweltfaktoren und Lebensführung. Genetische Faktoren haben wohl nur zu 25 Prozent Einfluss auf die Lebenserwartung. Lebensumstände sind weitaus prägender.

2. Aus medizinischer Sicht ist die Rente mit 60, 65 oder 67 willkürlich. Die 75-Jährigen heute sind oft so leistungsfähig wie die 65-Jährigen vor 30 Jahren.

3. Der Verfall beginnt früh: Die Augenlinse kann nie so scharf gestellt werden wie mit 16, 18 Jahren. Muskelkraft und Ausdauer lassen ab 35 nach, Herz und Kreislauf mit 20. Filterleistung der Nierenkanälchen, Sauerstoffaufnahme der Lungen, Elastizität der Venenklappen – alles wird in dem Alter schlechter, in dem viele Menschen erst ihre Ausbildung abgeschlossen haben.

4. Sport und entspannte Lebensführung verhindern, dass man vorzeitig altert. Durch Sport bleiben die Telomere – die »Altersfäden« in den Chromosomen – länger lang, Stress verkürzt sie.

5. Erfolg scheint ein langes Leben zu begünstigen. Schauspieler, die den Oscar gewonnen haben, werden fast vier Jahre älter als ihre nominierten, aber nicht ausgezeichneten Kollegen.

6. Die Lebenserwartung von Männern und Frauen gleicht sich an. Sie ist für beide Geschlechter gestiegen, doch der Unterschied zwischen Männern und Frauen liegt nur noch bei 5,2 Jahren. In den siebziger Jahren betrug die Differenz sieben Jahre.

7. Männer werden älter, weil ihr Arbeitsalltag heute weniger gefährlich ist und sich mehr Männer um ihre Ernährung und Figur kümmern.

8. Das durchschnittliche Alter steigt, in dem Männer an Herzinfarkt, Schlaganfall und Diabetes erkranken oder sterben. Durch verbesserte Therapien überleben Menschen mit bösartigen Tumoren heutzutage länger als vor 20 Jahren.

9. Mann und Frau werden im Durchschnitt nie gleich alt werden. Eine Differenz von etwa einem Jahr scheint biologisch festgelegt zu sein.

10. Die Hälfte aller Babys, die in den reichen Ländern derzeit zur Welt kommen, könnte 100 Jahre oder älter werden, prognostizieren Alternsforscher.

11. Die »Interventionisten« erhöhen die durchschnittliche Lebenserwartung. Damit sind meist Frauen gemeint, die nicht rauchen, wenig Alkohol trinken, gesund essen und wenig Stress haben. Zwar vermasseln die »aktiven Bonvivants« die Statistik ein bisschen. Das sind stark übergewichtige, viel arbeitende und rauchende Männer. Auch die »Nihilisten«, korpulente Nichtsportler, die nichts für ihre Gesundheit tun, senken den Schnitt, können den Trend aber nicht umkehren.

12. Halten Sie durch bis 110. Denn von 110 Jahren an nimmt das Risiko zu sterben nicht mehr jedes Jahr weiter zu. Bis 114 bleibt es in etwa konstant. (Doch leider gilt auch: Bis zum Alter von 110 steigt bei Senioren jedes Jahr das Risiko zu sterben.)

13. In den vergangenen 170 Jahren ist die Lebensspanne in den Ländern mit der höchsten Lebenserwartung in jeder Dekade um etwa 2,5 Jahre gestiegen.

14. Umgerechnet steigt die Lebenserwartung jeden Tag um sechs Stunden. Kinder werden demnach statistisch gesehen zehn Jahre älter als ihre Eltern, wenn diese erst mit 40 Nachwuchs bekommen haben.

15. Die Menschen werden nicht nur älter, sie bleiben auch länger gesund und selbständig. Der körperliche und geistige Verfall wird nach hinten verlagert und nicht ausgedehnt.

16. Wüssten die Menschen, dass viele von ihnen vermutlich 90 oder 95 Jahre in geistig und körperlich regem Zustand verbringen können, würde ihre Lebensplanung wohl anders aussehen.

17. Die steigende Lebenserwartung allein sagt wenig darüber aus, wie es den Menschen tatsächlich geht. Die besten Aussichten gibt es für ältere Menschen in Dänemark, Schweden, Italien, Griechenland, Großbritannien und den Niederlanden. Als 50-Jährige haben sie statistisch gesehen die Chance, dass sie noch etwa 30 Jahre leben – und 20 Jahre davon in guter Gesundheit verbringen.

18. Erstaunlich schlecht ist die Prognose für ältere Menschen in Deutschland und Österreich. Zwar haben 50-jährige Männer in beiden Ländern eine durchschnittliche Lebenserwartung von etwa 79 Jahren. Beschwerdefrei werden davon aber nur die ersten 14 Jahre sein. Frauen, die die 50 erreicht haben, werden in Deutschland und Österreich im Mittel 83 Jahre alt. Aber auch sie müssen schon nach 15 Jahren mit diversen Krankheiten rechnen.

19. Langzeitarbeitslosigkeit ab 55 und ein erhöhtes Armutsrisiko gehen mit früherem und häufigerem Leid im Alter einher. Umgekehrt führen Fortbildungen, Aufbaukurse, kurz: lebenslanges Lernen, zu mehr gesunden Jahren im Alter.

20. Die Menschen können ein gesundes Jahr mehr im Alter erwarten, wenn die Ausgaben für die Betreuung älterer Menschen um ein Prozent erhöht würden.

21. Wissenschaftler haben untersucht, wie wahrscheinlich es in 187 Ländern ist, vor dem 60. Lebensjahr zu sterben, wenn man das Alter von 15 erreicht hat. Weltweit ist die Sterblichkeit in dieser Altersspanne bei Männern in Island, Schweden, Malta, den Niederlanden und der Schweiz am geringsten. Australien, Norwegen, Italien, Katar und Israel folgen. Bei Frauen sind Zypern, Südkorea, Japan und Griechenland führend. Italien, die Schweiz, Australien, Schweden und Island folgen. Deutschland liegt im europäischen Vergleich im hinteren Mittelfeld.

22. Alte Menschen werden häufiger krank als junge. Zudem leiden sie oft an mehreren Gebrechen gleichzeitig. Auch erholen sie sich langsamer, weswegen ihre Behandlung langwieriger ist. In Therapieempfehlungen der Ärzte wird aber kaum berücksichtigt, dass alte Menschen anders leiden und anders krank sind als junge.

23. Unerwünschte Nebenwirkungen werden wahrscheinlicher, wenn Ärzte fünf der neun untersuchten Leitlinien zur Behandlung älterer Menschen befolgen.

Der Kampf gegen die Vergesslichkeit

Im Alter lässt bei allen Menschen das Gedächtnis nach. Das ist kein Grund zur Besorgnis, sondern normal. Beim einen passiert das früher und schneller, andere sind später davon betroffen. Neue Verbindungen zwischen den Nervenzellen, die Synapsen, werden mit zunehmendem Alter seltener geknüpft. Ein weiterer Grund für die abnehmende Gedächtnisleistung ist das langsame Absterben von Nervenzellen, und zwar besonders im Bereich des Hippocampus, einer Region in der Mitte des Gehirns, die besonders für das Erinnern und Lernen zuständig ist.[1]

Ständige Forderung und vielfältige Aufgaben für das Gehirn beugen zwar dem Abbau vor. Negative Belastungen wie Stress oder Angst beschleunigen hingegen den Untergang der Nervenzellen. Dies liegt an erhöhten Konzentrationen der Hormone Adrenalin und Kortisol im Blut – beides sind die typischen Stresshormone, die bei Belastung und Aufregung vermehrt abgegeben werden und die den Neuronen und Überträgerstoffen im Gehirn nicht guttun.

Im Tierversuch bei Ratten zeigt sich, dass weniger Nervenzellen absterben, wenn die Forscher wenige oder keine Stresshormone im Blut der Nagetiere zirkulieren lassen. Menschen, die sich wenig gestresst fühlen, schneiden in Gedächtnistests und Erinnerungsübungen besser ab als jene, die ständig unter Strom stehen. Ein weiterer Beleg dafür, dass regelmäßiges Training von Gedächtnis und Gehirn sowie Beruhigung und Entspannung dem Abbau des Denkorgans entgegenwirkt. Gehirnjogging in Form von Denksportaufgaben oder Gedächtnistests ist daher günstig, um dem altersbedingten Nachlassen von Gehirn und Gedächtnis vorzubeugen. Der Nutzen ist erwiesen. Völlig verhindern kann man die zunehmende Vergesslichkeit aber auch dann nicht, wenn man gelassen lesend und von diskutierenden Freunden umgeben den Tag verbringt und in den raren Pausen Sudoku löst.

Wenn Alzheimer droht

»Wie heißen Sie?« »Auguste.« – »Familienname?« »Auguste.« –
»Wie heißt Ihr Mann?« »Auguste.« Der Mann, der in Wirklichkeit Karl Deter hieß, hatte seine Frau Auguste am Tag zuvor, dem
25. November 1901, in die »Anstalt für Irre und Epileptische« in
Frankfurt gebracht. Er hatte in letzter Zeit massive Gedächtnislücken an ihr bemerkt, oftmals wusste sie nicht mehr, wo und wer
sie war. Der Arzt verordnete warme Bäder, berichtete von »gewissen Fortschritten«, doch den Verfall seiner Patientin konnte er
nicht aufhalten.

Der Nervenarzt, der die damals 51-jährige Auguste Deter behan-
delte, untersuchte ihr Gehirn, nachdem die Patientin am 8. April
1906 in geistiger Umnachtung gestorben war. Unter dem Mikro-
skop sah der Mediziner »merkwürdige Veränderungen der Neurofibrillen«. Zudem fand er im Gehirn von Auguste Deter »hirse-
korngroße Herdchen, welche durch Einlagerung eines eigenarti-
gen Stoffes bedingt« waren, wie er notierte. Als der Arzt den Fall
am 4. November 1906 auf der Versammlung der Süddeutschen
Irrenärzte vortrug, gab es keine Reaktion der Fachkollegen.
Immerhin wurde das zuvor unbekannte Leiden vier Jahre später
nach dem jungen Nervenarzt benannt. Heute fällt sein Name
sofort, sobald jemand eine Spur von Vergesslichkeit bemerkt:
Aloys Alzheimer.

Vieles, was Alzheimer bei Auguste Deter beschrieb, ist bis heute
charakteristisch für das Leiden – ungewöhnlich sind allerdings
die schweren Symptome des »Greisenblödsinns« mit nur 51 Jahren. Denn die Alzheimer-Demenz ist ein Leiden des hohen Alters
und wird deshalb immer häufiger: Weniger als fünf Prozent der
Fälle treten vor dem 65. Lebensjahr auf, aber nahezu die Hälfte der
85-Jährigen leidet an der Erkrankung. Weltweit rechnen Ärzte
mit etwa 15 Millionen Alzheimer-Kranken. Etwa 1,2 Millionen
Menschen leiden in Deutschland an Demenz. »Nicht alle von
ihnen haben eine reine Alzheimer-Demenz, bei den meisten liegen verschiedene Hirnveränderungen, etwa durch Gefäßschäden

vor«, sagt Hans Förstl, Leiter der Psychiatrie an der Technischen Universität München.

Bis heute kann eine Alzheimer-Diagnose mit Sicherheit nur während der Obduktion gestellt werden: Im Gehirn sind dann spezifische Eiweißablagerungen (sogenannte senile Plaques) und Bündel mit Neurofibrillen zu erkennen. Zudem schrumpft die Hirnmasse. »Besonders im Frühstadium ist die Diagnose schwierig«, sagt Förstl. Schließlich können auch Depressionen, mangelnde Flüssigkeitszufuhr sowie Schlaganfälle und Durchblutungsstörungen zu Gedächtnisverlusten führen.

Das Nationale Institut für Altersforschung der USA hat gemeinsam mit der Universität Süd-Florida sieben Warnsignale beschrieben, die auf eine beginnende Alzheimer-Demenz hinweisen: 1) Immer wieder wird dieselbe Frage gestellt. 2) Immer wieder wird – oft wortwörtlich – dieselbe Geschichte erzählt. 3) Alltagsaktivitäten wie kochen oder Karten spielen sind vergessen. 4) Wie man Rechnungen bezahlt oder Geld überweist, wird vergessen. 5) Man weiß – auch in gewohnter Umgebung – nicht mehr, wo man ist, und verlegt Gegenstände. 6) Die Körperpflege lässt nach, was aber geleugnet wird. 7) Plötzlich ist man stark vom Partner oder anderen Bezugspersonen abhängig.

Die Ursachen für den Verfall von Gedächtnis, Sprache und Denkvermögen sind auch mehr als 100 Jahre nach der Erstdiagnose noch unklar. Hans Förstl vermutet, dass Alzheimer eine Form des »beschleunigten Alterns« ist. Es gibt aber auch die seltene Form der familiären frühen Alzheimer-Erkrankung. Einen genetischen Risikofaktor stellt eine Variante des Apolipoproteins E dar, eines Eiweißstoffes, der Cholesterin im Blut transportiert. Auch Bluthochdruck scheint die Wahrscheinlichkeit zu erhöhen, an Alzheimer zu erkranken. Es gibt aber auch Faktoren des Lebensstils, die sich ändern lassen und günstig auf eine Demenzerkrankung auswirken.

Die Suche nach der Schutzformel

Die Möglichkeiten der Therapie von Alzheimer und anderen Formen der Demenz sind noch ziemlich bescheiden. Keine Behandlung kann Alzheimer stoppen oder heilen. Allerdings können Psychopharmaka lästige Begleitsymptome wie Schlaflosigkeit, Unruhe, Angstattacken und Depressionen deutlich lindern. Experten wie Hans Förstl können sich zwar theoretisch vorstellen, dass irgendwann »eine Impfung Gesunder gegen Alzheimer möglich ist«, um zu verhindern, dass senile Plaques entstehen. »Allerdings höre ich seit 20 Jahren, dass die Impfung in drei Jahren kommt. Ich bin gegenüber zeitlichen Versprechen der Grundlagenforscher skeptisch.« Zudem sind Medikamente in Planung, die unterbinden sollen, dass sich Ablagerungen bilden. Bisher besteht die beste Vorsorge jedoch in Hirntraining und Veränderungen des Lebensstils. »Der Verlust geistiger Fähigkeiten muss nicht zwangsläufig zum Altern gehören«, sagt der New Yorker Alternsforscher Howard Fillit.

Es ist die bekannte Theorie des »use it or lose it«. Gebrauche dein Gehirn, sonst verlierst du es, könnte man diese Empfehlung übersetzen. Immer wieder legen Untersuchungen nahe, dass ein bestimmter Persönlichkeitstyp eher dement wird. Demnach unterliegen neurotische Menschen und introvertierte Charaktere einer höheren Wahrscheinlichkeit, an Alzheimer zu erkranken. Wer aktiv und sozial integriert ist, hat hingegen angeblich ein geringeres Risiko.

In der neueren Forschung ließen sich immer wieder Hinweise auf diese Vermutung finden. Hirnforscher aus Stockholm entdeckten in einer Untersuchung an mehr als 500 älteren Menschen, dass zwar weder neurotische Wesenszüge allein noch stille, innere Einkehr später unweigerlich in die Demenz führten.[2] Andererseits bot die Kombination aus einem wenig neurotischen Wesen zusammen mit einem offenen, extrovertierten Charakter, der eingebunden ist in verschiedene Netze, einen gewissen Schutz vor Demenz. »Eine ruhige Persönlichkeit, die aktiv ist und viele

Kontakte hat, könnte das Risiko senken«, sagte Hui-Xin Wang, der Leiter der Studie.

Der Vergesslichkeit vorbeugen

Es gibt verschiedene Möglichkeiten, die zumindest die Wahrscheinlichkeit erhöhen, der Alzheimer-Demenz zu entrinnen oder sie hinauszuzögern. Sicher verhindern lässt sich der geistige Abbau damit nicht, aber je früher diese Aspekte berücksichtigt werden, desto größer ist die Chance auf mehr Lebensqualität im Alter.

Zeit mit Freunden und der Familie zu verbringen erhöht die geistige Leistungsfähigkeit. Die Kommunikation mit guten Bekannten und Verwandten regt das Gehirn an und stimuliert das Sprach- wie das Erinnerungsvermögen. Zudem tragen die Zufriedenheit und Freude bei gemeinsamen Aktivitäten dazu bei, dass die Gedächtniszentren im Gehirn nicht so schnell vom Abbau bedroht sind.

Bewegung steigert ebenfalls die Gehirnfunktion und zögert die Demenz hinaus.[3] Wer körperlich aktiv ist, kurbelt nicht nur die Durchblutung im Gehirn an, sondern fordert sich auch noch auf andere Weise: Sport und Bewegung stärken die Koordination und den Gleichgewichtssinn, zudem werden die Sinne angeregt, weil intensiver und in schnellerer Abfolge neue Eindrücke aufgenommen und verarbeitet werden müssen. All dies regt das Gehirn positiv an, und die Abbauprozesse werden offenbar verlangsamt. Nervenzellen bleiben länger am Leben, und die Erinnerung lässt nicht so schnell nach.

Viel Fisch und Gemüse und Obst in der Nahrung scheinen das Risiko für Alzheimer ebenfalls etwas zu senken.[4] Der genaue Mechanismus hierfür ist noch unklar, aber verschiedene Untersuchungen weisen darauf hin, dass eine solche Ernährung einen gewissen Schutz vor Alzheimer bietet, auch wenn sich auf diese Weise die Erkrankung nicht verhindern lässt.

Stress und Stresshormone wie Kortisol schädigen das Gehirn –
Entspannung schont es hingegen.[5] Chronische Anspannung, Belastungen und Stress wirken sich negativ auf den ganzen Körper
aus. Verschiedene Organe altern schneller und sind in ihrer Funktion früher beeinträchtigt – nicht nur das Gehirn. Stress wirkt wie
ein Beschleunigungsmittel für den Organverschleiß. Ruhe und
Entspannung tragen hingegen dazu bei, das Gehirn zu schonen
und das Gedächtnis zu erhalten.

Erholsamer Schlaf tut dem Gehirn gut. Schlaf ist das beste Erho-
lungsmittel, das es gibt. Während der nächtlichen Ruhe erholt
sich der Körper, und die einzelnen Organe tanken wieder auf.
Denken und Gedächtnis werden im Schlaf unmerklich sortiert
und geordnet – das ist auch der Grund dafür, dass Lerninhalte
nach dem Schlaf besser memoriert werden. Wer hingegen zu wenig Schlaf hat oder seinen Schlaf immer wieder gewaltsam unter-
bricht, strapaziert sein Gehirn und damit auch das Gedächtnis.

Diabetes, Depression und Bluthochdruck mindern die geistige
Leistungskraft und sollten schon aus diesem Grund gut behandelt
werden. Diabetes und Hochdruck wirken sich mittelfristig auf
die Blutgefäße aus, und dies führt zu einer Schädigung der Ner-
venzentren im Gehirn. Unbehandelt beschleunigen diese Leiden
den Gedächtnisverlust und andere Einschränkungen der kogniti-
ven Fähigkeiten. Auch bei einer Depression ist die Hirnleistung
beeinträchtigt, so dass eine Therapie nicht nur zur Behandlung
des Leidens selbst, sondern auch wegen der Komplikationen und
Folgen sinnvoll ist.

»Gehirn-Jogging«, regelmäßige Lektüre, Kartenspiele oder Musizieren bauen dem geistigen Abbau vor. Fernsehkonsum ist hingegen nicht zu empfehlen. Alles, was das Gehirn auf konstruktive
Weise anregt, schützt vor Alzheimer und anderen Demenz-Erkrankungen. Dass können Kreuzworträtsel, Sudoku, die mor-
gendliche Stunde mit der Tageszeitung oder ein Buch sein. Aber
auch Karten- oder Gesellschaftsspiele und Musik tragen dazu
bei, den Abbau der Hirnleistungen hinauszuzögern.

Aus diesem Grund ist es nicht verwunderlich, dass auch ein

höherer Bildungsgrad offenbar das Risiko vermindert, an einer
Demenz zu erkranken. Längere Ausbildungszeiten schützen zwar
nicht vor den typischen Veränderungen des Hirngewebes. Die
Krankheit macht sich aber erst später bemerkbar.[6] Britische und
finnische Wissenschaftler hatten die Gehirne von 872 Menschen
untersucht, die an drei Altersstudien teilgenommen hatten. Dabei zeigte sich, dass diejenigen, die eine längere Ausbildung ge-
nossen hatten, weniger Alzheimer-Symptome entwickelten. Ihr
höherer Bildungsgrad bewahrte sie aber nicht davor, typische
Gehirnveränderungen einer Demenz zu erleiden; seien es Alzhei-
mer-Plaques, kleine Infarkte oder eine Hirnschrumpfung. Jedes
zusätzliche Bildungsjahr senkte das Risiko einer Demenz um elf
Prozent. Unklar ist, ob es sich hier um Ursache oder Wirkung
handelt. Vielleicht können Patienten mit höherer Bildung ihre beginnende Demenz einfach besser verbergen.

Das Beamtenhirn –
wenig im Kopf, erstaunliche Leistung

Einstein wird das Bonmot zugeschrieben, wonach die meisten
Menschen nur fünf bis sechs Prozent ihrer Gehirnkapazität nutzen. Die Behauptung ist zwar populär – aber falsch. Denn auch
wenn es Hirnareale gibt, deren Funktion noch weitgehend uner-
forscht ist, heißt das nicht, dass sie nicht benötigt werden. Den
Luxus, Teile des Gehirns kaum zu benutzen, kann sich ein 44-jäh-
riger Mann aus Südfrankreich jedenfalls nicht leisten. Er verfügt
nur über etwa zehn Prozent der üblichen Hirnmasse, führt aber
ein relativ normales Leben. Neurologen der Universität Marseille
haben den erstaunlichen Fall beschrieben.[7]
Der Mann ging zum Arzt, weil er eine Schwäche im linken Bein
spürte. Die Mediziner ließen Kernspin- und Computertomogra-
phieschnitte von seinem Schädel anfertigen und fanden zu großen Teilen – nichts. In der Mitte des Kopfes sahen sie eine große,
schwarze Fläche. Dabei handelt es sich um die enorm erweiterten

Hirnkammern, in denen sich Nervenwasser befindet. Normalerweise sind die Kammern fingerdick. Die Reste des Gehirns klebten wie eine wellige Tapete am Schädelknochen. Als Baby drohte dem Mann ein Wasserkopf. Für das überschüssige Nervenwasser wurde ein Abfluss geschaffen. Seitdem hatte der Patient nur noch als Jugendlicher gelegentlich Beschwerden.

»Es ist das erste Mal, dass wir so stark erweiterte Hirnkammern und so wenig Hirnmasse sehen«, sagt Lionel Feuillet, der behandelnde Neurologe in Marseille. Zur Überraschung der Ärzte führt der Patient ein ziemlich unauffälliges Leben. Er ist verheiratet, hat zwei Kinder und arbeitet als Beamter in der Steuerbehörde. Sein IQ liegt bei 75, der verbale IQ sogar bei 84. Das ist zwar ein niedriger Wert, doch eine enorme Leistung angesichts der beschränkten Zahl an Nervenzellen, die ihm zur Verfügung stehen. »Das ist schon extrem, aber es gibt immer wieder Patienten mit erstaunlich wenig Gehirn«, sagt Florian Heinen, Experte für Gehirnentwicklung am Haunerschen Kinderspital der Universität München. »Die wenigen Nervenzellen leisten dann offenbar genauso viel, wie es Millionen mehr Zellen bei anderen Menschen tun.«

Nicht allein Größe und Struktur des Gehirns beeinflussen die kognitive Leistung. »Auch wenn das Gehirn anders aussieht als gewohnt, kann es funktionieren«, sagt Heinen. »Umgekehrt kann das Gehirn normal aussehen und nur ein Detail gestört sein – und schon geht nichts mehr.« Dass Masse nicht alles ist, wissen Mediziner. Das männliche Gehirn ist etwa 15 Prozent größer und schwerer als das weibliche, ohne deshalb leistungsfähiger zu sein. Es kommt eben auch darauf an, wie dicht die Nerven verpackt sind und wie die mehr als 100 Milliarden Nervenzellen in einem normalen Gehirn miteinander verbunden sind. Was Auslastung und Effizienz seines Gehirns angeht, scheint der französische Beamte bisher unerreicht zu sein. »Wir wissen nicht, wie wenig Hirn zum Überleben nötig ist«, sagt Neurologe Feuillet. »Aber auch ein sehr dünnes Gehirn ermöglicht offenbar einen normalen Alltag.«

15 erinnerungswerte Tatsachen gegen das Vergessen

1. Im Alter lässt bei allen Menschen das Gedächtnis nach. Neue Verbindungen zwischen den Nervenzellen, die Synapsen, werden mit zunehmendem Alter seltener geknüpft.

2. Ständige Forderung und vielfältige Aufgaben für das Gehirn beugen dem Abbau vor. Negative Belastungen wie Stress oder Angst beschleunigen den Untergang der Nervenzellen.

3. Seien Sie offen, interessieren Sie sich für Menschen und Dinge. Hören Sie zu und fragen Sie nach.

4. Konzentrieren Sie sich. Widmen Sie Ihre ganze Aufmerksamkeit dem, was Sie gerade tun, oder demjenigen, mit dem sie gerade zusammen sind.

5. Menschen, die sich wenig gestresst fühlen, schneiden in Gedächtnistests und Erinnerungsübungen besser ab als jene, die ständig unter Strom stehen.

6. »Use it or lose it«. Gebrauche dein Gehirn, sonst verlierst du es.

7. Seien Sie nicht so neurotisch! Neurotische Menschen und introvertierte Charaktere haben eine höhere Wahrscheinlichkeit, an Alzheimer zu erkranken. Wer aktiv und sozial integriert ist, hat hingegen ein geringeres Risiko.

8. Verbringen Sie Zeit mit Freunden und der Familie, das erhöht die geistige Leistungsfähigkeit. Wer sozial integriert ist und im regen Austausch mit anderen, tut seinem Gehirn Gutes.

9. Bewegung steigert ebenfalls die Gehirnfunktion. Es ist unklar, ob die vermehrte Durchblutung oder die Anregungen durch Koordination und Orientierung dazu beitragen.

10. Ein höherer Anteil von Fisch und Obst und Gemüse in der Nahrung scheint das Risiko für Alzheimer zu senken.

11. Stress und Stresshormone wie Kortisol schädigen das Gehirn – Entspannung schont es hingegen. Versuchen Sie daher ausgeglichen und ruhig zu bleiben; Ihr Hirn wird es Ihnen danken.

12. Erholsamer Schlaf tut dem Gehirn gut. Währenddessen haben die Nervenbahnen Zeit zu regenerieren. Gedächtnisinhalte können neu sortiert werden. Das sprichwörtliche Buch unter dem Kopfkissen hilft tatsächlich – morgens kann man sich oft besser an abends Gelesenes oder Gelerntes erinnern.

13. Diabetes, Depression und Bluthochdruck mindern die geistige Leistungskraft und sollten allein schon aus diesem Grund gut behandelt und optimal eingestellt werden.

14. »Gehirn-Jogging«, regelmäßige Lektüre, Kartenspiele oder Musizieren bauen dem Abbau vor. Es müssen nicht spezielle Gedächtnisübungen sein, doch auch die helfen. Fernsehkonsum ist hingegen nicht zu empfehlen.

15. Eine bessere Ausbildung schützt vor Alzheimer – oder damit kann man die ersten Anzeichen besser verbergen. Jedes zusätzliche Bildungsjahr senkt das Risiko einer Demenz um elf Prozent.

Schonprogramm für die Organe

Reden für den Rücken

D as Kreuz mit dem Kreuz ist eines der häufigsten Leiden in wohlhabenden Ländern. Etwa 70 Prozent aller Menschen in Europa klagen mindestens einmal im Jahr über Rückenschmerzen – zumeist ist die Lendenwirbelsäule betroffen. Kein anderes Leiden verursacht so viele Arbeitsausfälle, Krankschreibungen und Kosten. Britische Ärzte haben jedoch einen ebenso hilfreichen wie preiswerten Weg ausprobiert, um die Pein im Kreuz zu lindern: Eine Gesprächstherapie mit nur sechs Sitzungen ließ die Beschwerden abklingen. Auch ein Jahr nach Ende der Therapie war der schmerzstillende Effekt noch nachzuweisen, so die Orthopäden und Rheumatologen.[1]

»Das ist ziemlich aufregend«, sagt Zara Hansen, die an der britischen Untersuchung beteiligt war. »Bei den meisten medizinischen Interventionen gegen Rückenschmerzen erreicht man nur eine momentane Verbesserung.« Die Patienten fühlten sich zwar wohler, aber eben nur kurzfristig. »In unserem Fall ließen die Beschwerden aber für mehr als sechs Monate nach«, sagt Hansen. »Und wenn die Patienten gelernt hatten, mit ihrem Leiden besser umzugehen, ließ sich der lindernde Effekt sogar noch mehr als ein Jahr später nachweisen.«

Für ihre Studie hatte das Team um Sarah Lamb 700 Patienten mit chronischen Rückenschmerzen untersucht. Mehr als 400 Patienten nahmen an gesprächstherapeutischen Sitzungen teil, die anderen erhielten die übliche Behandlung – vor allem Schmerzmittel. In der Gesprächstherapie ging es darum, Patienten negative Vorstellungen über Rückenschmerzen und deren Folgen zu nehmen. Noch immer glauben viele Patienten mit Kreuzweh, sich schonen zu müssen. Sie rechnen damit, die Beschwerden kaum loszuwerden. Die mittlerweile bei Rückenschmerzen medizinisch empfohlene körperliche Aktivität scheuen viele Patienten – aus Angst, sich damit zu schaden.

Nach den sechs Sitzungen wurde im Abstand von drei Monaten nicht nur der Grad der Beschwerden erhoben. Die Patienten sollten zudem angeben, wie eingeschränkt sie sich fühlten und wie sie ihre Lebensqualität einschätzten. Nach den ersten Monaten war die Linderung durch Gesprächstherapie vergleichbar mit medikamentöser Behandlung. Sie hielt aber länger an. »Angst zu vermeiden und mit Schmerz umgehen zu lernen sind wichtige psychologische Konstrukte, um langfristig zum Heilerfolg zu kommen«, schreiben die Autoren.

Zu diesen Ergebnissen passen auch die Untersuchungen von australischen Ärzten. Sie stellten fest, dass jene Patienten ihre Rückenschmerzen am besten in den Griff bekamen, die sich damit beschäftigten und nicht »katastrophisierten«.[2] Wer daran glaubte, dass er etwas gegen die Schmerzen tun konnte, sich bewegte und sich nicht passiv in sein vermeintliches Schicksal ergab, wurde die Beschwerden am schnellsten wieder los. »Die psychologischen und sozialen Faktoren in der Entstehung und Dauer von Rückenschmerzen können kaum überschätzt werden«, sagt Andrew Briggs, der Leiter der Studie.

Seit ein paar Jahren schon fordern Ärzte bei Rückenschmerzen ein Umdenken – ob das Kreuz chronisch weh tut, ist weniger von der Statik der Wirbelsäule abhängig als vom seelischen Grundgerüst. »Psychotherapeutische Methoden können chronische Körperbeschwerden gut und dauerhaft lindern«, sagt Peter Henningsen, Chef der Psychosomatik an der TU München. »Das gilt auch für andere Beschwerden wie Erschöpfungssyndrome und Reizdarm – die Therapien sind kostengünstig und meist wirksamer als Spritzen, Tabletten oder Wirbelsäulenmanipulation.«

Glück fürs Herz –
wer optimistisch und zufrieden ist, bekommt seltener Infarkte

Pessimisten bezweifeln natürlich, dass solche Studien überhaupt etwas taugen. Solch komplexe Dinge wie die Gemütsverfassung lassen sich nur unter reduktionistischen Verrenkungen mit wissenschaftlichen Kriterien erfassen, bemängeln sie. Und überhaupt, was soll das Ganze? Einem notorischen Nörgler, der es sich mit seiner Selbst- und Fremdsicht bequem gemacht hat, kann man ja wohl kaum den plumpen Rat »Sei positiv« geben. Oder etwa doch?

Seine Sicht auf die Welt verändern – oder es zumindest versuchen – kann schließlich jeder. Und Kardiologen könnten demnächst zum Gefühlsberater werden und ihren Patienten bessere Laune verordnen. Schließlich hat ein Team um Karina Davidson von der Columbia Universität in New York festgestellt, dass Menschen, die zumeist optimistisch, glücklich und zufrieden sind, seltener an Herzerkrankungen leiden als Grantler und Schwarzseher.[3] »Jeder sollte versuchen, in seinen Alltag ein paar Aktivitäten zu integrieren, die ihm wirklich Freude bereiten«, rät Davidson. »Es gibt ja Menschen, die warten auf ihre zwei Wochen Jahresurlaub, um ein bisschen Spaß zu haben.«

Die Forscher hatten mehr als 1700 beschwerdefreie Erwachsene über einen zehnjährigen Zeitraum begleitet. Zu Beginn wurden die typischen Risikofaktoren für Herzinfarkt erfasst. Zudem erstellten die Forscher ein detailliertes Persönlichkeitsprofil und ermittelten die Alltagszufriedenheit wie auch die emotionale Balance. Wie groß waren Angst und negative Gefühle, kamen depressive Verstimmungen vor und konnten positive Gefühle erlebt und gezeigt werden? Nach zehn Jahren zeigte sich, dass in der Gruppe mit optimistischer Grundhaltung 22 Prozent weniger Herzinfarkte und Angina-Pectoris-Anfälle auftraten. »Wenn jemand, der grundsätzlich positiv eingestellt ist, während der Untersuchung gerade depressiv verstimmt war, hatte er den-

noch insgesamt ein geringeres Risiko für Infarkte«, sagt Davidson.

Warum Optimismus Herz und Gefäße schont, ist im Detail noch
unklar. Ärzte vermuten, dass Menschen mit positiver Einstellung
weniger Stress erleben und ihr Körper so längere Phasen der Entspannung genießen kann, in denen Herz und Gefäße nicht durch
Adrenalin, Kortison und andere Alarmmoleküle aufgepeitscht
werden. Zudem erholen sich optimistische Menschen offenbar
schneller von belastenden Erlebnissen, anstatt sie immer wieder
in Negativ-Schleifen nachzubearbeiten.

»Wir kennen den Teufelskreis aus Depression und Herz-Kreislauf-Leiden schon länger und sollten uns in der Forschung stärker auf Abhilfe konzentrieren«, fordern Bertram Pitt und Patricia
Deldin in einem begleitenden Kommentar. »Behandlungen, in
denen positive Affekte gestärkt werden, könnten zur optimalen
Therapie werden – und uns alle mehr lächeln lassen.«

Den Infarkt der Seele vermeiden

Kränkungen machen krank, Krankheiten bedeuten Kränkung.
Kein Zweifel, dass seelische Erschütterungen die Entstehung und
den Verlauf von Leiden beeinflussen können. Herzerkrankungen, besonders verengte Kranzgefäße, Rhythmusstörungen sowie Herzschwäche treten häufiger auf, wenn Stress und Belastungen zu viel sind. Die Belege für den Zusammenhang zwischen
Herz und Seele sind inzwischen vielfältig. »Das höhere Infarktrisiko ist ja kein Voodoo-Phänomen, sondern schlägt sich im
Körper nieder«, sagt Karl-Heinz Ladwig vom Helmholtz-Zen-
trum und der TU München.

Dennoch werden psychische Einflüsse im Vergleich zu den »klas-
sischen« Risikofaktoren von Ärzten wie Patienten noch zu wenig
beachtet. In einer Studie mit mehr als 30 000 Teilnehmern in 52
Ländern beobachteten kanadische Ärzte schon vor Jahren, dass
emotionale Belastungen die Infarktgefahr stark steigern.[4] Stress

und Unzufriedenheit in Beruf, Familie oder Partnerschaft erhöhten das Infarktrisiko um den Faktor 2,67. Damit wirkten sich emotionale Belastungen fast so stark auf die Gefahr aus, einen Infarkt zu bekommen, wie das klassische Risiko Rauchen (Faktor 2,87) – und stärker als Diabetes (Faktor 2,37) oder Bluthochdruck (Faktor 1,91).

»Man kann eine Depression als chronische Stresserkrankung sehen«, sagt Michael Deuschle vom Zentralinstitut für seelische Gesundheit in Mannheim. Bei krankhafter Niedergeschlagenheit ist das Stresshormon Kortisol erhöht, gleichzeitig sind die Zellen weniger empfindlich für Insulin, so dass der Blutzucker und mittelfristig auch die Diabetes-Neigung steigt. Der zudem erhöhte Blutdruck erhöht das Infarktrisiko zusätzlich. Die genetische Prägung kann das Risiko für seelische wie kardiovaskuläre Probleme gleichzeitig erhöhen. Eine Variation in einer als 5-HTTLPR bezeichneten Genregion für den Transport des Überträgerstoffs Serotonin verstärkt die Neigung für eine Depression, fördert aber gleichzeitig auch die Verklumpung der Blutplättchen, so dass eine Gerinnselbildung wahrscheinlicher wird.

Auffällig ist, wie oft die beiden großen Volksleiden Herzinfarkt und Depression gemeinsam vorkommen. 17 bis 27 Prozent der Patienten mit koronarer Herzkrankheit leiden zusätzlich an Depressionen. »Bis zu 20 Prozent der Männer zwischen 45 und 75 Jahren erleben in dieser Altersspanne eine depressive Verstimmung, die das Infarktrisiko erhöht«, sagt Karl-Heinz Ladwig. Roland von Känel vom Inselspital Bern zeigte, wie bei psychischen Belastungen kleine Entzündungen und verdicktes Blut das Infarktrisiko erhöhen. Evolutionär betrachtet sei das in akuten Kampf- oder Stresssituationen zwar sinnvoll. »Wenn man verletzt ist, will man ja dickeres Blut«, sagt Känel. »Werden Entzündungs- und Gerinnungswerte aber um mehr als 15 Prozent aktiviert, wird die physiologische Reaktion krankhaft.« Zellen der Gefäßinnenwand besitzen eigens Andockstellen für Stresshormone wie Adrenalin – über diese Rezeptoren stimuliert Stress die Gerinnungsfaktoren.

Für die Hamburger Psychotherapeutin Annegret Boll-Klatt geht es darum, negative Affekte – etwa depressive Ängste, Scham, Neid oder Aggression – in die Behandlung von Herzpatienten einzubeziehen und »Entängstigungsarbeit« zu leisten. Narzisstische Persönlichkeiten seien besonders anfällig für Herzleiden. »Man muss die emotionale Regulationsfähigkeit dieser Menschen stärken, die oft zwischen grandiosen Omnipotenzphantasien und Nichtigkeitsgedanken schwanken«, sagt Boll-Klatt. Infarkte können narzisstische Krisen auslösen, weil sie mit Kontrollverlust einhergehen und die Vorstellung der eigenen Unverletzlichkeit zerstören. Narzissmus und die damit einhergehende Neigung zum Herzschlag wird – in treffender Analogie von Herz und Seele – daher auch als »Ego-Infarkt« bezeichnet.

13 Pflegehinweise für Ihre Organe

1. 70 Prozent aller Menschen in Europa klagen mindestens einmal im Jahr über Rückenschmerzen – meist in der Lendenwirbelsäule. Eine Gesprächstherapie mit nur sechs Sitzungen lässt die Beschwerden abklingen.

2. Werden Patienten negative Vorstellungen über Rückenschmerzen und deren Folgen genommen, tritt oft Linderung ein.

3. Sich bei Kreuzweh zu schonen ist oft der falsche Rat. Körperliche Aktivität hilft viel eher. Patienten bekommen ihre Rückenschmerzen am besten in den Griff, wenn sie sich damit beschäftigten und nicht »katastrophisierten«. Wer daran glaubt, dass er etwas gegen die Schmerzen tun kann, sich bewegt und sich nicht passiv in sein vermeintliches Schicksal ergibt, wird die Beschwerden am schnellsten wieder los.

4. Ob das Kreuz chronisch weh tut, ist weniger von der Statik der Wirbelsäule abhängig als vom seelischen Grundgerüst.

5. Menschen, die optimistisch, glücklich und zufrieden sind, leiden seltener an Herzerkrankungen als Grantler und Schwarzseher. In einer Gruppe mit optimistischer Grundhaltung traten nach zehn Jahren 22 Prozent weniger Herzinfarkte und Angina-Pectoris-Anfälle auf.

6. Menschen mit positiver Einstellung erleben weniger Stress, und ihr Körper kann längere Phasen der Entspannung genießen, in denen Herz und Gefäße nicht durch Adrenalin, Kortisol und andere Alarmmoleküle aufgepeitscht werden. Zudem erholen sich optimistische Menschen offenbar schneller von belastenden Erlebnissen, anstatt sie immer wieder in Negativ-Schleifen nachzubearbeiten.

7. Kränkungen machen krank, Krankheiten bedeuten Kränkung. Herzerkrankungen, besonders verengte Kranzgefäße, Rhythmusstörungen sowie Herzschwäche treten häufiger auf, wenn Stress und Belastungen zu viel sind.

8. Stress und Unzufriedenheit in Beruf, Familie oder Partnerschaft erhöhen das Infarktrisiko um den Faktor 2,67. Damit wirken sich emotionale Belastungen fast so stark auf die Gefahr aus, einen Infarkt zu bekommen, wie Rauchen (Faktor 2,87) – und stärker als Diabetes (Faktor 2,37) oder Bluthochdruck (Faktor 1,91).

9. Auffällig oft kommen die beiden großen Volksleiden Herzinfarkt und Depression gemeinsam vor. 17 bis 27 Prozent der Patienten mit koronarer Herzkrankheit leiden zusätzlich an Depressionen. Bei psychischen Belastungen erhöhen kleine Entzündungen und verdicktes Blut das Infarktrisiko.

10. Wer anfällig für Hautleiden ist, bekommt unter Stress schneller Herpes, Neurodermitis und Schuppenflechte.

11. Zellen der Gefäßinnenwand besitzen eigens Andockstellen für Stresshormone wie Adrenalin – über diese Rezeptoren stimuliert Stress die Gerinnungsfaktoren.

12. Negative Affekte – depressive Ängste, Scham, Neid oder Aggression – sollten in die Behandlung von Herzpatienten einbezogen werden. »Entängstigungsarbeit« hilft.

13. Narzisstische Persönlichkeiten sind anfällig für Herzleiden. Wird die emotionale Regulationsfähigkeit dieser Menschen gestärkt, beugt das dem Infarkt vor.

Dank

Die Erkenntnisse in diesem Buch beruhen auf zahlreichen Gesprächen mit Patienten, Ärzten und Wissenschaftlern. Ihnen danke ich vielmals für die Zeit und Mühe, mir ihre Geschichte und Geschichten zu erzählen und Einblicke in ihre Erfahrungen und Erkenntnisse zu geben. Viel verdanke ich auch zahlreichen Büchern und Fachartikeln. Die meisten davon sind in diesem Buch erwähnt und alphabetisch im Literaturverzeichnis aufgeführt.

Weiterhin danke ich folgenden Ärzten, Wissenschaftlern und Freunden für ihre Unterstützung sowie für die Zeit und Geduld, die sie in Gesprächen und bei Besuchen immer wieder für mich aufbrachten:
Prof. Dr. Martin Halle, Prof. Dr. Martin Reincke, Dr. Bernd Hontschik, Prof. Dr. Peter Henningsen, Prof. Dr. Felix Beuschlein, Prof. Dr. Karl Heinz Brisch, Prof. Dr. Ulrich Bröckling, Dr. Gerd Antes, Prof. Dr. Matthias Augustin, Prof. Dr. Florian Heinen, Prof. Dr. Karl-Heinz Ladwig, Sebastian Herrmann, Prof. Dr. Martin Fischer, Prof. Dr. Carl Eduard Scheidt, Prof. Dr. Hans Förstl, Prof. Dr. Werner Franke.
Sie haben hilfreiche Anregungen und Hinweise gegeben. Für etwaige Fehler und Missverständnisse können sie natürlich nichts – die gehen allein auf mich zurück.
Mein herzlichster Dank gilt meiner Frau Silke. Sie weiß meistens, was wirkt.

Literaturverzeichnis

In diesem Verzeichnis sind die Fachartikel und Bücher in alphabetischer Reihenfolge angegeben, aus denen ich zitiert habe oder in denen sich interessante Forschungsergebnisse finden. Zudem habe ich weitere hilfreiche Literaturhinweise und Leseempfehlungen aufgeführt. Die große Mehrzahl der hochwertigen medizinischen Untersuchungen wird leider nicht auf Deutsch, sondern in englischsprachigen Zeitschriften veröffentlicht. Viele dieser Fachartikel sind mittlerweile frei zugänglich. Zu finden sind diese Texte zumeist in der National Library of Medicine der USA, die inzwischen mehr als 20 Millionen medizinische Fachartikel bereithält. Von den meisten ist eine kurze Zusammenfassung kostenlos online erhältlich, bei etlichen kann sogar der gesamte Artikel unentgeltlich heruntergeladen werden.

Ein Wort noch zu der angegebenen Fachliteratur. Es gibt mittlerweile mehr als 20 000 Fachzeitschriften weltweit, in denen medizinische Artikel publiziert werden können. Der Großteil von ihnen ist das Papier nicht wert, auf dem sie gedruckt werden, weil die Fachbeiträge von zu schlechter Qualität sind. Ich habe im Folgenden Artikel aus besonders hochwertigen Zeitschriften angegeben. Das *New England Journal of Medicine, Lancet, JAMA, BMJ* und die *Annals of Internal Medicine* sind die fünf weltweit führenden medizinischen Fachjournale. Die Cochrane-Datenbank ist die zuverlässigste Quelle für Überblicksarbeiten und systematische Meta-Analysen. *Nature, Science* und *PNAS* gelten als die besten Zeitschriften zu allgemeinen Wissenschaftsthemen. Zudem sind hier immer wieder führende Fachzeitschriften der medizinischen Subdisziplinen aufgeführt, so zum Beispiel Neurology, Pediatrics, das *American Heart Journal* oder *Psychosomatic Medicine.*

Die Abkürzung der Literaturhinweise folgt den international üblichen Standards. Die Angabe »Sonne P, Wohlgemut M, Liebherr K: Happiness in daily life. N Engl J Med. 2010;374:117«

bedeutet beispielsweise, dass ein (fiktiver) Artikel der Forscher Sonne, Wohlgemut und Liebherr in einer der weltweit angesehensten Fachzeitschriften für Ärzte erschienen ist, dem *New England Journal of Medicine*. Er findet sich dort im Jahr 2010, im Band 374 der Zeitschrift und beginnt auf Seite 117.

Ackard DM, Cronemeyer CL, Franzen LM, Richter SA, Norstrom J: Number of different purging behaviors used among women with eating disorders: psychological, behavioral, self-efficacy and quality of life outcomes. Eat Disord 2011;19:156

Alderman MH, Cohen HW, Madhavan S: dietary sodium intake and mortality: the National Health and Nutrition Examination Survey (NHANES I). Lancet 1998;351:781

Alderman MH: Salt, blood pressure, and human health. Hypertension 2000;36:890

Alderman MH, Cohen HW: Impact of dietary sodium on cardiovascular disease morbidity and mortality. Current Hypertension Report 2002;4:453

Allan JL, Johnston M, Campbell N: Why do people fail to turn good intentions into action? BMC Public Health 2008;8:123

Allen K, Blascovich J, Mendes WB: Cardiovascular reactivity and the presence of pets, friends, and spouses: the truth about cats and dogs. Psychosom Med. 2002;64:727

Allen NE, Beral V, Casabonne D, Kan SW, Reeves GK, Brown A, Green J; Million Women Study Collaborators. Moderate alcohol intake and cancer incidence in women. J Natl Cancer Inst 2009;101:296

Almeida ND, Loucks EB, Kubzansky L, Pruessner J, Maselko J, Meaney MJ, Buka SL: Quality of parental emotional care and calculated risk for coronary heart disease. Psychosom Med 2010;72:148

Almond CS, Shin AY, Fortescue EB, Mannix RC, Wypij D, Binstadt BA, Duncan CN, Olson DP, Salerno AE, Newburger JW, Greenes DS: Hyponatremia among runners in the Boston Marathon. N Engl J Med 2005;352:1550

Alpérovitch A, Lacombe JM, Hanon O, Dartigues JF, Ritchie K, Ducimetière P, Tzourio C: Relationship between blood pressure and outdoor temperature in a large sample of elderly individuals: the Three-City study. Arch Intern Med 2009;169:75

Als H, Lawhon G, Duffy FH, McAnulty GB, Gibes-Grossman R, Blickman JG: Individualized developmental care for the very low-birthweight preterm infant. Medical and neurofunctional effects. JAMA 1994;272:853

Andel R, Crowe M, Pedersen NL, Fratiglioni L, Johansson B, Gatz M: Physical exercise at midlife and risk of dementia three decades later: a population-based study of Swedish twins. J Gerontol A Biol Sci Med Sci 2008;63:62

Anderson SE, Whitaker RC: Household routines and obesity in US preschool-aged children. Pediatrics 2010;125:420

Asimaki A, Tandri H, Huang H, Halushka MK, Gautam S, Basso C, Thiene G, Tsatsopoulou A, Protonotarios N, McKenna WJ, Calkins H, Saffitz JE: A new diagnostic test for arrhythmogenic right ventricular cardiomyopathy. N Engl J Med 2009;360:1075

Bakker J: Sexual differentiation of the neuroendocrine mechanisms regulating mate recognition in mammals. Journal of Neuroendocrinology 2003;15:615

Barberger-Gateau P, Raffaitin C, Letenneur L, Berr C, Tzourio C, Dartigues JF, Alpérovitch A: Dietary patterns and risk of dementia: the Three-City cohort study. Neurology 2007;69:1921

Bartens W: Sprechstunde. Was Patienten wollen. Woran die Medizin krankt. Wie man einen guten Arzt erkennt. München 2008

Bartens W: Vorsicht Vorsorge. Wenn Prävention nutzlos oder gefährlich wird. Frankfurt 2008

Bartens W: Körperglück. Wie gute Gefühle gesund machen. München 2010

Beulens JW, Rimm EB, Ascherio A, Spiegelman D, Hendriks HF, Mukamal KJ: Alcohol consumption and risk for coronary heart disease among men with hypertension. Ann Intern Med 2007;146:10

Bjelakovic G, Nikolova D, Gluud LL, Simonetti RG, Gluud C: Mortality in randomized trials of antioxidant supplements for primary and secondary prevention: systematic review and meta-analysis. JAMA 2007;297:842

Bjelakovic G, Nikolova D, Gluud LL, Simonetti RG, Gluud C: Antioxidant supplements for prevention of mortality in healthy participants and patients with various diseases. Cochrane Database Syst Rev 2008 Apr 16;(2):CD007176

Bjelakovic G, Nikolova D, Simonetti RG, Gluud C: Antioxidant supplements for preventing gastrointestinal cancers. Cochrane Database Syst Rev 2008 Jul 16;(3):CD004183

Bloss CS, Schork NJ, Topol EJ: Effect of Direct-to-Consumer genome-wide profiling to assess disease risk. N Engl J Med 2011;364:524

Bluemke M, Brand R, Schweizer G, Kahlert D: Exercise might be good for me, but I don't feel good about it: do automatic associations predict exercise behavior? J Sport Exerc Psychol 2010;32:137

Boffetta P, Couto E, Wichmann J, Ferrari P, Trichopoulos D, Bueno-de-Mesquita HB, van Duijnhoven FJ, Büchner FL, Key T, Boeing H, Nöthlings U, Linseisen J, Gonzalez CA, Overvad K, Nielsen MR, Tjønneland A, Olsen A, Clavel-Chapelon F, Boutron-Ruault MC, Morois S, Lagiou P, Naska A, Benetou V, Kaaks R, Rohrmann S, Panico S, Sieri S, Vineis P, Palli D, van Gils CH, Peeters PH, Lund E, Brustad M, Engeset D, Huerta JM, Rodríguez L, Sánchez MJ, Dorronsoro M, Barricarte A, Hallmans G, Johansson I, Manjer J, Sonestedt E, Allen NE, Bingham S, Khaw KT, Slimani N, Jenab M, Mouw T, Norat T, Riboli E, Trichopoulou A: Fruit and vegetable intake and overall cancer risk in the European Prospective Investigation into Cancer and Nutrition (EPIC). J Natl Cancer Inst 2010;102:529

Bourdieu P: Die feinen Unterschiede: Kritik der gesellschaftlichen Urteilskraft. Frankfurt 1987

Boyd CM, Darer J, Boult C, Fried LP, Boult L, Wu AW: Clinical practice guidelines and quality of care for older patients with multiple comorbid diseases: implications for pay for performance. JAMA 2005;294:716

Bradley RG, Binder EB, Epstein MP, Tang Y, Nair HP, Liu W, Gillespie CF, Berg T, Evces M, Newport DJ, Stowe ZN, Heim CM, Nemeroff CB, Schwartz A, Cubells JF, Ressler KJ: Influence of Child Abuse on Adult Depression: Moderation by the Corticotropin-Releasing Hormone Receptor Gene. Arch Gen Psychiatry 2008;65:190

Bradt J, Dileo C: Music for stress and anxiety reduction in coronary heart disease patients. Cochrane Database Syst Rev 2009;2:CD 006577

Bradt J, Magee WL, Dileo C, Wheeler BL, McGilloway E: Music therapy for acquired brain injury. Cochrane Database Syst Rev 2010;7:CD006787

Briggs AM, Jordan JE, Buchbinder R, Burnett AF, O'Sullivan PB, Chua JY, Osborne RH, Straker LM: Health literacy and beliefs among a community cohort with and without chronic low back pain. Pain 2010;150:275

Bröckling U: Das unternehmerische Selbst. Soziologie einer Subjektivierungsform. Frankfurt 2007

Bursztyn M, Ginsberg G, Hammerman-Rozenberg R, Stessman J: The siesta in the elderly: risk factor for mortality? Arch Intern Med 1999;159:1582

Bursztyn M, Ginsberg G, Stessman J: The siesta and mortality in the elderly: effect of rest without sleep and daytime sleep duration. Sleep 2002;25:187

Buunk AP, Park JH, Zurriaga R, Klavina L, Massar K: Height predicts jealousy differently for men and women. Evol Hum Behav 2008; 29:133

Cameron HA, McKay RD: Restoring production of hippocampal neurons in old age. Nature Neuroscience 1999;2:894

Chen TY, Smith W, Rosenstock JL, Lessnau KD: A life-threatening complication of Atkins diet. Lancet 2006;367:958

Cholesterol Treatment Trialists' (CTT) Collaborators, Kearney PM, Blackwell L, Collins R, Keech A, Simes J, Peto R, Armitage J, Baigent C: Efficacy of cholesterol-lowering therapy in 18,686 people with diabetes in 14 randomised trials of statins: a meta-analysis. Lancet 2008;371:117

Christensen K, McGue M, Petersen I, Jeune B, Vaupel JW: Exceptional longevity does not result in excessive levels of disability. Proc Natl Acad Sci 2008;105:13 274

Christensen K, Doblhammer G, Rau R, Vaupel JW: Ageing populations: the challenges ahead. Lancet 2009;374:1196

Chugani HT, Behen ME, Muzik O, Juhász C, Nagy F, Chugani DC: Local brain functional activity following early deprivation: a study of postinstitutionalized Romanian orphans. Neuroimage 2001;14: 1290

Cohen S, Doyle WJ, Alper CM, Janicki-Deverts D, Turner RB: Sleep habits and susceptibility to the common cold. Arch Intern Med 2009;169:62

Corrado D, Basso C, Pavei A, Michieli P, Schiavon M, Thiene G: Trends in sudden cardiovascular death in young competitive athletes after implementation of a preparticipation screening program: JAMA 2006;296:1593

Dahabreh IJ, Paulus JK: Association of episodic physical and sexual activity with triggering of acute cardiac events. Systematic review and meta-analysis. JAMA 2011;305:1225

Danner DD, Snowdon DA, Friesen WV: Positive emotions in early life and longevity: findings from the nun study. J Pers Soc Psychol 2001;80:804

Davidson KW, Mostofsky E: Anger expression and risk of coronary heart disease: evidence from the Nova Scotia Health Survey. Am Heart J 2010;159:199

Davidson KW, Mostofsky E, Whang W: Don't worry, be happy: positive affect and reduced 10-year incident coronary heart disease: the Canadian Nova Scotia Health Survey. Eur Heart J 2010;31:1065

Diener E, Chan MY: Happy People Live Longer: Subjective Well-Being Contributes to Health and Longevity. Applied Psychology: Health and Well-Being 2011;3:1

Dijkstra SC, Brouwer IA, van Rooij FJ, Hofman A, Witteman JC, Geleijnse JM: Intake of very long chain n-3 fatty acids from fish and the incidence of heart failure: the Rotterdam Study. Eur J Heart Fail 2009;11:922

Ditzen B, Neumann ID, Bodenmann G, von Dawans B, Turner RA, Ehlert U, Heinrichs M: Effects of different kinds of couple interaction on cortisol and heart rate responses to stress in women. Psychoneuroendocrinology 2007;32:565

Ditzen B, Schmidt S, Strauss B, Nater UM, Ehlert U, Heinrichs M:

Adult attachment and social support interact to reduce psychological but not cortisol responses to stress. J Psychosom Res 2008;64:479

Doane LD, Adam EK: Loneliness and cortisol: momentary, day-to-day, and trait associations. Psychoneuroendocrinology 2010;35:430

Dobson R: Women who drink wine get pregnant more quickly. BMJ 2003;327:468

Donga E, van Dijk M, van Dijk JG, Biermasz NR, Lammers GJ, van Kralingen KW, Corssmit EP, Romijn JA: A single night of partial sleep deprivation induces insulin resistance in multiple metabolic pathways in healthy subjects. J Clin Endocrinol Metab 2010;95: 2963

Dörner K: Gesundheitssystem: In der Fortschrittsfalle. Dtsch Ärztebl 2002;99:A2462

EClipSE Collaborative Members, Brayne C, Ince PG, Keage HA, Mc-Keith IG, Matthews FE, Polvikoski T, Sulkava R: Education, the brain and dementia: neuroprotection or compensation? Brain 2010; 133:2210

Elder CR, Gullion CM, Funk KL, DeBar LL, Lindberg NM, Stevens VJ: Impact of sleep, screen time, depression and stress on weight change in the intensive weight loss phase of the LIFE study. Int J Obes 2011; bisher nur online verfügbar

Ellison RC: Cheers! Epidemiology 1990;1:337

Eluvathingal TJ, Chugani HT, Behen ME, Juhász C, Muzik O, Maqbool M, Chugani DC, Makki M: Abnormal brain connectivity in children after early severe socioemotional deprivation: a diffusion tensor imaging study. Pediatrics 2006;117:2093

Erickson KI, Raji CA, Lopez OL, Becker JT, Rosano C, Newman AB, Gach HM, Thompson PM, Ho AJ, Kuller LH: Physical activity predicts gray matter volume in late adulthood: the Cardiovascular Health Study. Neurology 2010;75:1415

Feuillet L, Dufour H, Pelletier J: Brain of a white-collar worker. Lancet 2007;370:262

Finniss DG, Kaptchuk TJ, Miller F, Benedetti F: Biological, clinical, and ethical advances of placebo effects. Lancet 2010;375:686

Flegal KM, Graubard BI, Williamson DF, Gail MH. Excess deaths associated with underweight, overweight, and obesity. JAMA 2005; 293:1861

Flegal KM, Graubard BI, Williamson DF, Gail MH: Cause-specific excess deaths associated with underweight, overweight, and obesity. JAMA 2007;298:2028

Flegal KM, Carroll MD, Ogden CL, Curtin LR: Prevalence and trends in obesity among US adults, 1999–2008. JAMA 2010;303: 235

Flegel K, Macdonald N, Hébert PC: Binge drinking: all too prevalent and hazardous. CMAJ 2011;183:411

Fowler JH, Christakis NA: Dynamic spread of happiness in a large social network: longitudinal analysis over 20 years in the Framingham Heart Study. BMJ 2008;337:a2338

Frey BS: Happy people live longer. Science 2011;331:542

Friedmann E, Thomas SA: Pet ownership, social support, and one-year survival after acute myocardial infarction in the Cardiac Arrhythmia Suppression Trial (CAST). Am J Cardiol 1995;76:1213

Gadamer HG: Über die Verborgenheit der Gesundheit: Aufsätze und Vorträge. Frankfurt 2010

Gallus S, Tavani A, La Vecchia C: Pizza and risk of acute myocardial infarction. Eur J Clin Nutr 2004;58:1543

Garavaglia J: Besser leben, später sterben. So vermeiden Sie Fehler, die für andere tödlich waren. München 2010

Gardner CD, Kiazand A, Alhassan S, Kim S, Stafford RS, Balise RR, Kraemer HC, King AC: Comparison of the Atkins, Zone, Ornish, and LEARN diets for change in weight and related risk factors among overweight premenopausal women: the A TO Z Weight Loss Study: a randomized trial. JAMA 2007;297:969

Gaziano JM: Fifth phase of the epidemiologic transition: the age of obesity and inactivity. JAMA 2010;303:275

Gregg EW, Cheng YJ, Cadwell BL, Imperatore G, Williams DE, Flegal KM, Narayan KM, Williamson DF: Secular trends in cardiovascular disease risk factors according to body mass index in US adults. JAMA 2005;293:1868

Grønbaek M, Deis A, Sørensen TI, Becker U, Schnohr P, Jensen G:

Mortality associated with moderate intakes of wine, beer, or spirits. BMJ 1995;310:1165

Gupta S, Warner J: Alcohol-related dementia: a 21st-century silent epidemic? Br J Psychiatry 2008;193:351

Hackman DA, Farah MJ, Meaney MJ: Socioeconomic status and the brain: mechanistic insights from human and animal research. Nat Rev Neurosci 2010;11:651

Hankinson AL, Daviglus ML, Bouchard C, Carnethon M, Lewis CE, Schreiner PJ, Liu K, Sidney S: Maintaining a high physical activity level over 20 years and weight gain. JAMA 2010;304: 2603

Haskell WL, Lee IM, Pate RR, Powell KE, Blair SN, Franklin BA, Macera CA, Heath GW, Thompson PD, Bauman A; American College of Sports Medicine; American Heart Association. Physical activity and public health: updated recommendation for adults from the American College of Sports Medicine and the American Heart Association. Circulation 2007;116:1081

Hauner H: Übergewicht: Alles halb so schlimm? Dtsch Arztebl Int 2009;106:639

Healy GN, Matthews CE, Dunstan DW, Winkler EA, Owen N: Sedentary time and cardio-metabolic biomarkers in US adults: NHANES 2003–06. Eur Heart J 2011;32:590

Heyn P, Abreu BC, Ottenbacher KJ: The effects of exercise training on elderly persons with cognitive impairment and dementia: a meta-analysis. Arch Phys Med Rehabil 2004;85:1694

Höfner E: Die Kunst der Ehezerrüttung. Hamburg 1993

Holt-Lunstad J, Birmingham W, Jones BQ: Is there something unique about marriage? The relative impact of marital status, relationship quality, and network social support on ambulatory blood pressure and mental health. Ann Behav Med 2008;35:239

Holt-Lunstad J, Birmingham W, Howard AM, Thoman D: Married with children: the influence of parental status and gender on ambulatory blood pressure. Ann Behav Med 2009;38:170

Holt-Lunstad J, Smith TB, Layton JB: Social relationships and mortality risk: a meta-analytic review. PLoS Med 2010;7:e1 000 316

Hontschik B: Körper, Seele, Mensch. Versuch über die Kunst des Heilens. Frankfurt a. M. 2006

Hontschik B: Herzenssachen. So schön kann Medizin sein. Frankfurt a. M. 2009

Hooper L, Bartlett C, Davey SG, Ebrahim S: Advice to reduce dietary salt for prevention of cardiovascular disease. Cochrane Database Syst Rev 2004;1:CD00365

Howard BV, Van Horn L, Hsia J, Manson JE, Stefanick ML, Wassertheil-Smoller S, Kuller LH, LaCroix AZ, Langer RD, Lasser NL, Lewis CE, Limacher MC, Margolis KL, Mysiw WJ, Ockene JK, Parker LM, Perri MG, Phillips L, Prentice RL, Robbins J, Rossouw JE, Sarto GE, Schatz IJ, Snetselaar LG, Stevens VJ, Tinker LF, Trevisan M, Vitolins MZ, Anderson GL, Assaf AR, Bassford T, Beresford SA, Black HR, Brunner RL, Brzyski RG, Caan B, Chlebowski RT, Gass M, Granek I, Greenland P, Hays J, Heber D, Heiss G, Hendrix SL, Hubbell FA, Johnson KC, Kotchen JM: Low-fat dietary pattern and risk of cardiovascular disease: the Women's Health Initiative Randomized Controlled Dietary Modification Trial. JAMA 2006;295: 655

Intersalt cooperative Research Group: Intersalt. An international study of electrolyte excretion and blood pressure: results for 24 hour sodium and potassium excretion. BMJ 1998;297:319

Jackson R, Broad J, Connor J, Wells S: Alcohol and ischaemic heart disease: probably no free lunch. Lancet 2005;366:1911

Jagger C, Gillies C, Moscone F, Cambois E, Van Oyen H, Nusselder W, Robine JM; EHLEIS team: Inequalities in healthy life years in the 25 countries of the European Union in 2005: a cross-national metaregression analysis. Lancet 2008;372:2124

Jefferis BJ, Power C, Manor O: Adolescent drinking level and adult binge drinking in a national birth cohort. Addiction 2005;100:543

Juhl M, Olsen J, Andersen AM, Gronbaek: Intake of wine, beer, spirits and waiting time to pregnancy. Human Reproduction 2003;18:1967

Katz LF, Gottman JM: Buffering children from marital conflict and dissolution. J Clin Child Psychol 1997;26:157

Kauhanen J, Kaplan GA, Goldberg DE, Salonen JT: Beer binging and mortality: results from the Kuopio ischaemic heart disease risk factor study, a prospective population based study. BMJ 1997;315:846

Kiecolt-Glaser JK, Bane C, Glaser R, Malarkey WB: Love, marriage, and divorce: newlyweds' stress hormones foreshadow relationship changes. Journal of Consulting in Clinical Psychology 2003;71:176

Klaus D, Hoyer J, Middeke M: Salt restriction for the prevention of cardiovascular disease. Dtsch Arztebl Int 2010;107:457

Kodama S, Saito K, Tanaka S, Maki M, Yachi Y, Asumi M, Sugawara A, Totsuka K, Shimano H, Ohashi Y, Yamada N, Sone H: Cardiorespiratory fitness as a quantitative predictor of all-cause mortality and cardiovascular events in healthy men and women: a meta-analysis. JAMA 2009;301:2024

Korinth A, Schiess S, Westenhoefer J: Eating behaviour and eating disorders in students of nutrition sciences. Public Health Nutr 2010;13: 32

Koyama T, McHaffie JG, Laurienti PJ, Coghill RC: The subjective experience of pain: where expectations become reality. Proc Natl Acad Sci U S A 2005;102:12 950

Kroenke K, Bair MJ, Damush TM, Wu J, Hoke S, Sutherland J, Tu W: Optimized antidepressant therapy and pain self-management in primary care patients with depression and musculoskeletal pain: a randomized controlled trial. JAMA 2009;301:2099

Lamb SE, Hansen Z, Lall R, Castelnuovo E, Withers EJ, Nichols V, Potter R, Underwood MR; Back Skills Training Trial investigators: Group cognitive behavioural treatment for low-back pain in primary care: a randomised controlled trial and cost-effectiveness analysis. Lancet 2010;375:916

Laumann EO, Paik A, Rosen RC: Sexual dysfunction in the United States: prevalence and predictors. JAMA 1999;281:537

Lazarus AA, Lazarus CN: Der kleine Taschentherapeut. Stuttgart 1999

Lee IM, Djoussé L, Sesso HD, Wang L, Buring JE: Physical activity and weight gain prevention. JAMA 2010;303:1173

Lemmer B: The sleep-wake cycle and sleeping pills. Physiol Behav 2007;90:285

Lenz M, Richter T, Mühlhauser I: Morbidität und Mortalität bei Übergewicht und Adipositas im Erwachsenenalter: Eine systematische Übersicht. Dtsch Arztebl Int 2009;106:641

Leon DA: Trends in European life expectancy: a salutary view. Int J Epidemiol 2011;40:271

van Linschoten R, van Middelkoop M, Berger MY, Heintjes EM, Verhaar JA, Willemsen SP, Koes BW, Bierma-Zeinstra SM: Supervised exercise therapy versus usual care for patellofemoral pain syndrome: an open label randomised controlled trial. BMJ 2009;339:b4074

Luhmann N: Soziologie des Risikos. Berlin 2003

Luy M: Unnatural deaths among nuns and monks: is there a biological force behind male external cause mortality? J Biosoc Sci 2009;41: 831

Mancini F, Longo MR, Kammers MP, Haggard P: Visual distortion of body size modulates pain perception. Psychol Sci 2011;22:325

Marantz PR, Bird ED, Alderman MH: A call for higher standards of evidence for dietary guidelines. Am J Prev Med 2008;34:234

Maron BJ, Poliac LC, Kaplan JA, Mueller FO: Blunt impact to the chest leading to sudden death from cardiac arrest during sports activities. N Engl J Med 1995;333:337

Maselko J, Kubzansky L, Kawachi I, Staudenmayer J, Berkman L: Religious service attendance and decline in pulmonary function in a high-functioning elderly cohort. Ann Behav Med 2006;32:245

Maselko J, Kubzansky L, Lipsitt L, Buka SL: Mother's affection at 8 months predicts emotional distress in adulthood. J Epidemiol Community Health 2010;65:621

Matser EJ, Kessels AG, Lezak MD: Neuropsychological impairment in amateur soccer players. JAMA 1999;282:971

Matser EJ, Kessels AG, Lezak MD, Troost J: A dose-response relation of headers and concussions with cognitive impairment in professional soccer players. J ClinExp Neuropsych 2001;23:770

Maxwell JR, Gowers IR, Moore DJ, Wilson AG: Alcohol consumption is inversely associated with risk and severity of rheumatoid arthritis. Rheumatology 2010;49:2140

McGowan PO, Sasaki A, D'Alessio AC, Dymov S, Labonté B, Szyf M, Turecki G, Meaney MJ: Epigenetic regulation of the glucocorticoid receptor in human brain associates with childhood abuse. Nat Neurosci 2009;12:342

Moffitt TE, Arseneault L, Belsky D, Dickson N, Hancox RJ, Harrington H, Houts R, Poulton R, Roberts BW, Ross S, Sears MR, Thomson WM, Caspi A: A gradient of childhood self-control predicts health, wealth, and public safety. Proc Natl Acad Sci 2011;108:2693

Moynihan R, Doran E, Henry D: Disease mongering is now part of the global health debate. PLoS Med 2008 May 27;5:e106

Nagano J, Kakuta C, Motomura C, Odajima H, Sudo N, Nishima S, Kubo C: The parenting attitudes and the stress of mothers predict the asthmatic severity of their children: a prospective study. Biopsychosoc Med 2010;4:12

Naimi TS, Brown DW, Brewer RD, Giles WH, Mensah G, Serdula MK, Mokdad AH, Hungerford DW, Lando J, Naimi S, Stroup DF: Cardiovascular risk factors and confounders among nondrinking and moderate-drinking U. S. adults. Am J Prev Med 2005;28:369

Nettle D: Women's height, reproductive succes and the evolution of sexual dimorphism in modern humans. Proceedings of the Royal Society of London in Biological Sciences 2002;269:1919

Pawlowski B, Dunbar RI, Lipowicz A: Tall men have more reproductive succes. Nature 2000;13:156

Pereira MA, Kartashov AI, Ebbeling CB, Van Horn L, Slattery ML, Jacobs DR Jr, Ludwig DS: Fast-food habits, weight gain, and insulin resistance (the CARDIA study): 15-year prospective analysis. Lancet 2005;365:36

Peterson CL, Ferrara MS, Mrazik M: Evaluation of neuropsychological domain scores and postural stability following cerebral concussion in sports. Clin J Sport Med 2003;13:230

Portillo W, Paredes RG: Sexual and olfactory preference in noncopulating male rats. Physiology and Behaviour 2003;80:155

Prospective Studies Collaboration, Whitlock G, Lewington S, Sherliker P, Clarke R, Emberson J, Halsey J, Qizilbash N, Collins R, Peto R: Body-mass index and cause-specific mortality in 900 000 adults: collaborative analyses of 57 prospective studies. Lancet 2009;373:1083

Punjabi NM; Workshop Participants: Do sleep disorders and associated treatments impact glucose metabolism? Drugs 2009;69 Suppl 2:13

Rajaratnam JK, Marcus JR, Levin-Rector A, Chalupka AN, Wang H, Dwyer L, Costa M, Lopez AD, Murray CJ: Worldwide mortality in men and women aged 15–59 years from 1970 to 2010: a systematic analysis. Lancet 2010;375:1704

Rauschenbach BS, Sobal J, Frongillo EA: The influence of change in marital status on weight change over one year. Obesity Research 1995;3:319

Redelmeier DA, Singh SM: Survival in Academy Award-winning actors and actresses. Ann Intern Med 2001;134:955

Redelmeier DA, Singh SM: Longevity of screenwriters who win an academy award: longitudinal study. BMJ 2001;323:1491

Reeves MJ, Rafferty AP, Miller CE, Lyon-Callo SK: The Impact of Dog Walking on Leisure-Time Physical Activity: Results From a Population-Based Survey of Michigan Adults. J Phys Act Health 2011;8:436

Rehm J, Mathers C, Popova S, Thavorncharoensap M, Teerawattananon Y, Patra J: Global burden of disease and injury and economic cost attributable to alcohol use and alcohol-use disorders. Lancet 2009; 373:2223

Reid S, Wessely S, Crayford T, Hotopf M: Medically unexplained symptoms in frequent attenders of secondary health care: retrospective cohort study. BMJ 2001;322:767

Reid S, Crayford T, Patel A, Wessely S, Hotopf M: Frequent attenders in secondary care: a 3-year follow-up study of patients with medically unexplained symptoms. Psychol Med 2003;33:519

Rodin J, Langer EJ: Long-term effects of a control-relevant intervention with the institutionalized aged. J Pers Soc Psychol 1977;35:897

Ronksley PE, Brien SE, Turner BJ, Mukamal KJ, Ghali WA: Association of alcohol consumption with selected cardiovascular disease outcomes: a systematic review and meta-analysis. BMJ 2011;342:d671

Rose N, Koperski S, Golomb BA: Mood food: chocolate and depressive symptoms in a cross-sectional analysis. Arch Intern Med 2010;170: 699

Rossouw JE, Anderson GL, Prentice RL, LaCroix AZ, Kooperberg C, Stefanick ML, Jackson RD, Beresford SA, Howard BV, Johnson KC, Kotchen JM, Ockene J; Writing Group for the Women's Health Initiative Investigators: Risks and benefits of estrogen plus progestin in healthy postmenopausal women: principal results from the Women's Health Initiative randomized controlled trial. JAMA 2002;288:321

Rozanski A, Blumenthal JA, Kaplan J: Impact of psychological factors on the pathogenesis of cardiovascular disease and implications for therapy. Circulation 1999;99:2192

Ruidavets JB, Ducimetière P, Evans A, Montaye M, Haas B, Bingham A, Yarnell J, Amouyel P, Arveiler D, Kee F, Bongard V, Ferrières J: Patterns of alcohol consumption and ischaemic heart disease in culturally divergent countries: the Prospective Epidemiological Study of Myocardial Infarction (PRIME). BMJ 2010;341:c6077

Sabaté J, Fraser GE, Burke K, Knutsen SF, Bennett H, Lindsted KD: Effects of Walnuts on serum lipid levels and blood pressure in normal men. N Engl J Med 1993;328:603

Sacks FM, Campos H: Dietary therapy in hypertension. N Engl J Med 2010;362:2102

Salmon P, Humphris GM, Ring A, Davies JC, Dowrick CF: Primary care consultations about medically unexplained symptoms: patient presentations and doctor responses that influence the probability of somatic intervention. Psychosom Med 2007;69:571

Salmon P, Ring A, Humphris GM, Davies JC, Dowrick CF: Primary care consultations about medically unexplained symptoms: how do patients indicate what they want? J Gen Intern Med 2009;24:450

Salmon P, Wissow L, Carroll J, Ring A, Humphris GM, Davies JC, Dowrick CF: Doctors' attachment style and their inclination to propose somatic interventions for medically unexplained symptoms. Gen Hosp Psychiatry 2008;30:104

Schmidt-Semisch H, Schorb F: Kreuzzug gegen Fette: Sozialwissenschaftliche Aspekte des gesellschaftlichen Umgangs mit Übergewicht und Adipositas. Wiesbaden 2007

Schorb F: Dick, doof und arm: Die große Lüge vom Übergewicht und wer von ihr profitiert. München 2009

Sebastiani P, Solovieff N, Puca A, Hartley SW, Melista E, Andersen S, Dworkis DA, Wilk JB, Myers RH, Steinberg MH, Montano M, Baldwin CT, Perls TT: Genetic Signatures of Exceptional Longevity in Humans. Science 2010; bisher nur online verfügbar

See R, Abdullah SM, McGuire DK, Khera A, Patel MJ, Lindsey JB, Grundy SM, de Lemos JA: The association of differing measures of overweight and obesity with prevalent atherosclerosis: the Dallas Heart Study. J Am Coll Cardiol 2007;50:752

Sen A: Health: perception versus observation. Self reported morbidity has severe limitations and can be extremely misleading. BMJ 2002; 324:860

Shirtcliff EA, Coe CL, Pollak SD: Early childhood stress is associated with elevated antibody levels to herpes simplex virus type 1. Proc Natl Acad Sci 2009;106:2963

Siegel JM: Stressful life events and use of physician services among the elderly: the moderating role of pet ownership. J Pers Soc Psychol 1990;58:1081

Sobal J, Rauschenbach BS, Frongillo EA: Marital status, fatness and obesity. Social Science Medicine 1992;35:915

Sobal J, Rauschenbach BS, Frongillo EA: Marital status changes and body weight change: a US longitudinal analysis. Social Science Medicine 2003;56:1543

Sorensen TIA, Rissanen A: Korkeila M, Kaprio J: Intention to lose weight, weight changes, and 18-y mortality in overweight individuals without co-morbidities. PLoS Medicine 2005;2:e171

Stamatakis E, Hamer M, Dunstan DW: Screen-based entertainment time, all-cause mortality, and cardiovascular events: population-based study with ongoing mortality and hospital events follow-up. J Am Coll Cardiol 2011;57:292

Stampfer MJ, Kang JH, Chen J: Effects of moderate alcohol consumption on cognitive function in women. N Engl J Med 2005;352:245

St Leger AS, Cochrane AL, Moore F: Factors associated with cardiac mortality in developed countries with particular reference to the consumption of wine. Lancet 1979;1(8124):1017

Sutin AR, Scuteri A, Lakatta EG, Tarasov KV, Ferrucci L, Costa PT Jr,

Schlessinger D, Uda M, Terracciano A: Trait antagonism and the progression of arterial thickening: women with antagonistic traits have similar carotid arterial thickness as men. Hypertension 2010; 56:617

Thoolen BJ, de Ridder D, Bensing J, Gorter K, Rutten G: Beyond good intentions: The role of proactive coping in achieving sustained behavioural change in the context of diabetes management. Psychol Health 2009;24:237

Thorp AA, Healy GN, Owen N, Salmon J, Ball K, Shaw JE, Zimmet PZ, Dunstan DW: Deleterious associations of sitting time and television viewing time with cardiometabolic risk biomarkers: Australian Diabetes, Obesity and Lifestyle (AusDiab) study 2004–2005. Diabetes Care 2010;33:327

van Tilburg MA, Chitkara DK, Palsson OS, Turner M, Blois-Martin N, Ulshen M, Whitehead WE: Audio-recorded guided imagery treatment reduces functional abdominal pain in children: a pilot study. Pediatrics 2009;124:e890

Trappe HJ: The effects of music on the cardiovascular system and cardiovascular health. Heart 2010;96:1868

Uexküll T: Psychosomatische Medizin. Modelle ärztlichen Denkens und Handelns. München 2008

Vandereycken W: Media hype, diagnostic fad or genuine disorder? Professionals' opinions about night eating syndrome, orthorexia, muscle dysmorphia, and emetophobia. Eat Disord 2011;19:145

Vaupel JW: Biodemography of human ageing. Nature 2010;464:536

Veenhoven R: Healthy happiness: effects of happiness on physical health and the consequences for preventive health care. J Happiness Stud 2008;9:449

Virtamo J, Pietinen P, Huttunen JK, Korhonen P, Malila N, Virtanen MJ, Albanes D, Taylor PR, Albert P; ATBC Study Group: Incidence of cancer and mortality following alpha-tocopherol and beta-carotene supplementation: a postintervention follow-up. JAMA 2003;290:476

Wagner U, Gais S, Haider H, Verleger R, Born J: Sleep inspires insight. Nature 2004;427:352

Wald NJ, Law MR: A strategy to reduce cardiovascular disease by more than 80 %. BMJ 2003;326:1419

Wang HX, Karp A, Herlitz A, Crowe M, Kåreholt I, Winblad B, Fratiglioni L: Personality and lifestyle in relation to dementia incidence. Neurology 2009;72:253

Werner C, Fürster T, Widmann T, Pöss J, Roggia C, Hanhoun M, Scharhag J, Büchner N, Meyer T, Kindermann W, Haendeler J, Böhm M, Laufs U: Physical exercise prevents cellular senescence in circulating leukocytes and in the vessel wall. Circulation 2009;120:2438

Werner P: Vitamine als Mythos. Dokumente zur Geschichte der Vitaminforschung. Berlin 1998

Whelton PK, Appel LJ, Espeland MA: Sodium reduction and weight loss in the treatment of hypertension in older people. JAMA 1998; 279:839

Wilson RS, Begeny CT, Boyle PA, Schneider JA, Bennett DA: Vulnerability to stress, anxiety, and development of dementia in old age. Am J Geriatr Psychiatry 2011;19:327

Yanovski JA, Yanovski SZ, Sovik KN: A prospective study of holiday weight gain. N Engl J Med 2000;342:861

Youngstedt SD, Kripke DF: Long sleep and mortality: rationale for sleep restriction. Sleep Med Rev 2004;8:159

Yusuf S, Hawken S, Ounpuu S, Dans T, Avezum A, Lanas F, McQueen M, Budaj A, Pais P, Varigos J, Lisheng L; INTERHEART Study Investigators: Effect of potentially modifiable risk factors associated with myocardial infarction in 52 countries (the INTERHEART study): case-control study. Lancet 2004;364:937

Zaridze D, Brennan P, Boreham J, Boroda A, Karpov R, Lazarev A, Konobeevskaya I, Igitov V, Terechova T, Boffetta P, Peto R: Alcohol and cause-specific mortality in Russia: a retrospective case-control study of 48,557 adult deaths. Lancet 2009;373:2201

Anmerkungen

Einleitung

1 Sen A: Health: perception versus observation. Self reported morbidity has severe limitations and can be extremely misleading. BMJ 2002;324:860

2 Dörner K: Gesundheitssystem: In der Fortschrittsfalle. Dtsch Ärztebl 2002;99:A2462

Das Leben ist keine Problemzone

1 Reid S, Wessely S, Crayford T, Hotopf M: Medically unexplained symptoms in frequent attenders of secondary health care: retrospective cohort study. BMJ 2001;322:767

2 Reid S, Crayford T, Patel A, Wessely S, Hotopf M: Frequent attenders in secondary care: a 3-year follow-up study of patients with medically unexplained symptoms. Psychol Med 2003;33:519

3 Laumann EO, Paik A, Rosen RC: Sexual dysfunction in the United States: prevalence and predictors. JAMA 1999;281:537

4 Gadamer HG: Über die Verborgenheit der Gesundheit: Aufsätze und Vorträge. Frankfurt 2010

5 Luhmann N: Soziologie des Risikos. Berlin 2003

6 Flegal KM, Graubard BI, Williamson DF, Gail MH: Cause-specific excess deaths associated with underweight, overweight, and obesity. JAMA 2007;298:2028

7 Ackard DM, Cronemeyer CL, Franzen LM, Richter SA, Norstrom J: Number of different purging behaviors used among women with eating disorders: psychological, behavioral, self-efficacy and quality of life outcomes. Eat Disord 2011;19:156

8 Virtamo J, Pietinen P, Huttunen JK, Korhonen P, Malila N, Virtanen MJ, Albanes D, Taylor PR, Albert P; ATBC Study Group: Incidence of cancer and mortality following alpha-tocopherol and beta-carotene supplementation: a postintervention follow-up. JAMA 2003; 290: 476

9 Bjelakovic G, Nikolova D, Gluud LL, Simonetti RG, Gluud C: Mortality in randomized trials of antioxidant supplements for primary and secondary prevention: systematic review and meta-analysis. JAMA 2007;297:842

10 Werner P: Vitamine als Mythos. Dokumente zur Geschichte der Vitaminforschung. Berlin 1998

11 Allan JL, Johnston M, Campbell N: Why do people fail to turn good intentions into action? BMC Public Health 2008;8:123
Thoolen BJ, de Ridder D, Bensing J, Gorter K, Rutten G: Beyond good intentions: The role of proactive coping in achieving sustained behavioural change in the context of diabetes management. Psychol Health 2009;24:237

12 Bloss CS, Schork NJ, Topol EJ: Effect of Direct-to-Consumer genomewide profiling to assess disease risk. N Engl J Med 2011;364: 524

13 Bluemke M, Brand R, Schweizer G, Kahlert D: Exercise might be good for me, but I don't feel good about it: do automatic associations predict exercise behavior? J Sport Exerc Psychol 2010;32:137

14 Rose N, Koperski S, Golomb BA: Mood food: chocolate and depressive symptoms in a cross-sectional analysis. Arch Intern Med 2010;170:699

15 Siegel JM: Stressful life events and use of physician services among the elderly: the moderating role of pet ownership. J Pers Soc Psychol 1990;58:1081
Rodin J, Langer EJ: Long-term effects of a control-relevant intervention with the institutionalized aged. J Pers Soc Psychol 1977;35:897

Erfolgsrezepte für den Alltag

1 Maselko J, Kubzansky L, Kawachi I, Staudenmayer J, Berkman L: Religious service attendance and decline in pulmonary function in a high-functioning elderly cohort. Ann Behav Med 2006;32:245

2 Frey BS: Happy people live longer. Science 2011;331:542

3 Danner DD, Snowdon DA, Friesen WV: Positive emotions in early life and longevity: findings from the nun study. J Pers Soc Psychol 2001;80:804

4 Veenhoven R: Healthy happiness: effects of happiness on physical health and the consequences for preventive health care. J Happiness Stud 2008;9:449

5 Diener E, Chan MY: Happy People Live Longer: Subjective Well-Being Contributes to Health and Longevity. Applied Psychology: Health and Well-Being 2011;3:1

6 Sutin AR, Scuteri A, Lakatta EG, Tarasov KV, Ferrucci L, Costa PT Jr, Schlessinger D, Uda M, Terracciano A: Trait antagonism and the progression of arterial thickening: women with antagonistic traits have similar carotid arterial thickness as men. Hypertension 2010; 56:617

7 Rozanski A, Blumenthal JA, Kaplan J: Impact of psychological factors on the pathogenesis of cardiovascular disease and implications for therapy. Circulation 1999;99:2192

8 Holt-Lunstad J, Birmingham W, Howard AM, Thoman D: Married with children: the influence of parental status and gender on ambulatory blood pressure. Ann Behav Med 2009;38:170

9 Holt-Lunstad J, Birmingham W, Jones BQ: Is there something unique about marriage? The relative impact of marital status, relationship quality, and network social support on ambulatory blood pressure and mental health. Ann Behav Med 2008;35:239

10 Friedmann E, Thomas SA: Pet ownership, social support, and one-year survival after acute myocardial infarction in the Cardiac Arrhythmia Suppression Trial (CAST). Am J Cardiol 1995;76:1213
Siegel JM: Stressful life events and use of physician services among the elderly: the moderating role of pet ownership. J Pers Soc Psychol 1990;58:1081

11 Reeves MJ, Rafferty AP, Miller CE, Lyon-Callo SK: The Impact of Dog Walking on Leisure-Time Physical Activity: Results From a Population-Based Survey of Michigan Adults. J Phys Act Health 2011;8:436

12 Allen K, Blascovich J, Mendes WB: Cardiovascular reactivity and the presence of pets, friends, and spouses: the truth about cats and dogs. Psychosom Med 2002;64:727

13 Rodin J, Langer EJ: Long-term effects of a control-relevant inter-

vention with the institutionalized aged. J Pers Soc Psychol 1977;35: 897

14 Erickson KI, Raji CA, Lopez OL, Becker JT, Rosano C, Newman AB, Gach HM, Thompson PM, Ho AJ, Kuller LH: Physical activity predicts gray matter volume in late adulthood: the Cardiovascular Health Study. Neurology 2010;75:1415

15 Rejeski WJ, Brubaker PH, Goff DC Jr, Bearon LB, McClelland JW, Perri MG, Ambrosius WT: Translating Weight Loss and Physical Activity Programs Into the Community to Preserve Mobility in Older, Obese Adults in Poor Cardiovascular Health. Arch Intern Med. 2011;171:880

16 Bradt J, Magee WL, Dileo C, Wheeler BL, McGilloway E: Music therapy for acquired brain injury. Cochrane Database Syst Rev 2010;7:CD006787

17 Bradt J, Dileo C: Music for stress and anxiety reduction in coronary heart disease patients. Cochrane Database Syst Rev 2009;2:CD 006577

18 Trappe HJ: The effects of music on the cardiovascular system and cardiovascular health. Heart 2010;96:1868

19 Healy GN, Matthews CE, Dunstan DW, Winkler EA, Owen N: Sedentary time and cardio-metabolic biomarkers in US adults: NHANES 2003–06. Eur Heart J 2011;32:590

20 Thorp AA, Healy GN, Owen N, Salmon J, Ball K, Shaw JE, Zimmet PZ, Dunstan DW: Deleterious associations of sitting time and television viewing time with cardiometabolic risk biomarkers: Australian Diabetes, Obesity and Lifestyle (AusDiab) study 2004–2005. Diabetes Care. 2010;33:327

Stamatakis E, Hamer M, Dunstan DW: Screen-based entertainment time, all-cause mortality, and cardiovascular events: population-based study with ongoing mortality and hospital events follow-up. J Am Coll Cardiol. 2011;57:292

Der Spaß am Essen

1 Finniss DG, Kaptchuk TJ, Miller F, Benedetti F: Biological, clinical, and ethical advances of placebo effects. Lancet 2010;375:686

2 Vandereycken W: Media hype, diagnostic fad or genuine disorder? Professionals' opinions about night eating syndrome, orthorexia, muscle dysmorphia, and emetophobia. Eat Disord 2011;19:145
Korinth A, Schiess S, Westenhoefer J: Eating behaviour and eating disorders in students of nutrition sciences. Public Health Nutr 2010;13:32

3 Gallus S, Tavani A, La Vecchia C: Pizza and risk of acute myocardial infarction. Eur J Clin Nutr 2004;58:1543

Der Streit um jeden Tropfen –
Wie viel Alkohol darf's sein?

1 St Leger AS, Cochrane AL, Moore F: Factors associated with cardiac mortality in developed countries with particular reference to the consumption of wine. Lancet 1979;1(8124):1017

2 Grønbaek M, Deis A, Sørensen TI, Becker U, Schnohr P, Jensen G: Mortality associated with moderate intakes of wine, beer, or spirits. BMJ 1995;310:1165

3 Ellison RC: Cheers! Epidemiology 1990;1:337

4 Maxwell JR, Gowers IR, Moore DJ, Wilson AG: Alcohol consumption is inversely associated with risk and severity of rheumatoid arthritis. Rheumatology 2010;49:2140

5 Jackson R, Broad J, Connor J, Wells S: Alcohol and ischaemic heart disease: probably no free lunch. Lancet 2005;366:1911

6 Naimi TS, Brown DW, Brewer RD, Giles WH, Mensah G, Serdula MK, Mokdad AH, Hungerford DW, Lando J, Naimi S, Stroup DF: Cardiovascular risk factors and confounders among nondrinking and moderate-drinking U.S. adults. Am J Prev Med 2005;28:369

7 Rossouw JE, Anderson GL, Prentice RL, LaCroix AZ, Kooperberg C, Stefanick ML, Jackson RD, Beresford SA, Howard BV, Johnson KC, Kotchen JM, Ockene J; Writing Group for the Women's Health Initiative Investigators: Risks and benefits of estrogen plus progestin in healthy postmenopausal women: principal results from the Women's Health Initiative randomized controlled trial. JAMA 2002;288:321

8 Ronksley PE, Brien SE, Turner BJ, Mukamal KJ, Ghali WA: Asso-

ciation of alcohol consumption with selected cardiovascular disease outcomes: a systematic review and meta-analysis. BMJ 2011;342: d671

9 Beulens JW, Rimm EB, Ascherio A, Spiegelman D, Hendriks HF, Mukamal KJ: Alcohol consumption and risk for coronary heart disease among men with hypertension. Ann Intern Med 2007;146:10

10 Stampfer MJ, Kang JH, Chen J: Effects of moderate alcohol consumption on cognitive function in women. N Engl J Med 2005; 352:245

11 Pidd H, Oltermann P, Harding L: At-a-glance guide to Germany: Sausages, sexual confidence and surprisingly good hip-hop. The Guardian 14. März 2011

12 Dobson R: Women who drink wine get pregnant more quickly. BMJ 2003;327:468

13 Juhl M, Olsen J, Andersen AM, Gronbaek: Intake of wine, beer, spirits and waiting time to pregnancy. Human Reproduction 2003; 18:1967

14 Ruidavets JB, Ducimetière P, Evans A, Montaye M, Haas B, Bingham A, Yarnell J, Amouyel P, Arveiler D, Kee F, Bongard V, Ferrières J: Patterns of alcohol consumption and ischaemic heart disease in culturally divergent countries: the Prospective Epidemiological Study of Myocardial Infarction (PRIME). BMJ 2010;341:c6077

15 Kauhanen J, Kaplan GA, Goldberg DE, Salonen JT: Beer binging and mortality: results from the Kuopio ischaemic heart disease risk factor study, a prospective population based study. BMJ 1997;315: 846
Jefferis BJ, Power C, Manor O: Adolescent drinking level and adult binge drinking in a national birth cohort. Addiction 2005;100:543

16 Allen NE, Beral V, Casabonne D, Kan SW, Reeves GK, Brown A, Green J; Million Women Study Collaborators. Moderate alcohol intake and cancer incidence in women. J Natl Cancer Inst 2009;101:296

17 Gupta S, Warner J: Alcohol-related dementia: a 21st-century silent epidemic? Br J Psychiatry 2008;193:351

18 Flegel K, Macdonald N, Hébert PC: Binge drinking: all too prevalent and hazardous. CMAJ 2011;183:411

19 Rehm J, Mathers C, Popova S, Thavorncharoensap M, Teerawattan-anon Y, Patra J: Global burden of disease and injury and economic cost attributable to alcohol use and alcohol-use disorders. Lancet 2009;373:2223

20 Zaridze D, Brennan P, Boreham J, Boroda A, Karpov R, Lazarev A, Konobeevskaya I, Igitov V, Terechova T, Boffetta P, Peto R: Alcohol and cause-specific mortality in Russia: a retrospective case-control study of 48,557 adult deaths. Lancet 2009;373:2201

Die richtigen Lebensmittel

1 Sabaté J, Fraser GE, Burke K, Knutsen SF, Bennett H, Lindsted KD: Effects of Walnuts on serum lipid levels and blood pressure in normal men. N Engl J Med 1993;328:603

2 www.stiftung-warentest.de/online/essen_trinken/test/1234826. html

3 Pereira MA, Kartashov AI, Ebbeling CB, Van Horn L, Slattery ML, Jacobs DR Jr, Ludwig DS: Fast-food habits, weight gain, and insulin resistance (the CARDIA study): 15-year prospective analysis. Lancet 2005;365:36

4 Intersalt cooperative Research Group: Intersalt. An international study of electrolyte excretion and blood pressure: results for 24 hour sodium and potassium excretion. BMJ 1998;297:319
Whelton PK, Appel LJ, Espeland MA: Sodium reduction and weight loss in the treatment of hypertension in older people. JAMA 1998; 279:839
Klaus D, Hoyer J, Middeke M: Salt restriction for the prevention of cardiovascular disease. Dtsch Arztebl Int 2010;107:457

5 Hooper L, Bartlett C, Davey SG, Ebrahim S: Advice to reduce dietary salt for prevention of cardiovascular disease. Cochrane Database Syst Rev 2004;1:CD00365

6 Sacks FM, Campos H: Dietary therapy in hypertension. N Engl J Med 2010;362:2102

7 Alderman MH, Cohen HW, Madhavan S: dietary sodium intake and mortality: the National Health and Nutrition Examination Survey (NHANES I). Lancet 1998;351:781

Alderman MH: Salt, blood pressure, and human health. Hypertension 2000;36:890

Alderman MH, Cohen HW: Impact of dietary sodium on cardiovascular disease morbidity and mortality. Current Hypertension Report 2002;4:453

8 Boffetta P, Couto E, Wichmann J, Ferrari P, Trichopoulos D, Bueno-de-Mesquita HB, van Duijnhoven FJ, Büchner FL, Key T, Boeing H, Nöthlings U, Linseisen J, Gonzalez CA, Overvad K, Nielsen MR, Tjønneland A, Olsen A, Clavel-Chapelon F, Boutron-Ruault MC, Morois S, Lagiou P, Naska A, Benetou V, Kaaks R, Rohrmann S, Panico S, Sieri S, Vineis P, Palli D, van Gils CH, Peeters PH, Lund E, Brustad M, Engeset D, Huerta JM, Rodríguez L, Sánchez MJ, Dorronsoro M, Barricarte A, Hallmans G, Johansson I, Manjer J, Sonestedt E, Allen NE, Bingham S, Khaw KT, Slimani N, Jenab M, Mouw T, Norat T, Riboli E, Trichopoulou A: Fruit and vegetable intake and overall cancer risk in the European Prospective Investigation into Cancer and Nutrition (EPIC). J Natl Cancer Inst 2010;102:529

9 Dijkstra SC, Brouwer IA, van Rooij FJ, Hofman A, Witteman JC, Geleijnse JM: Intake of very long chain n-3 fatty acids from fish and the incidence of heart failure: the Rotterdam Study. Eur J Heart Fail 2009;11:922

10 Marantz PR, Bird ED, Alderman MH: A call for higher standards of evidence for dietary guidelines. Am J Prev Med 2008;34:234

11 Howard BV, Van Horn L, Hsia J, Manson JE, Stefanick ML, Wassertheil-Smoller S, Kuller LH, LaCroix AZ, Langer RD, Lasser NL, Lewis CE, Limacher MC, Margolis KL, Mysiw WJ, Ockene JK, Parker LM, Perri MG, Phillips L, Prentice RL, Robbins J, Rossouw JE, Sarto GE, Schatz IJ, Snetselaar LG, Stevens VJ, Tinker LF, Trevisan M, Vitolins MZ, Anderson GL, Assaf AR, Bassford T, Beresford SA, Black HR, Brunner RL, Brzyski RG, Caan B, Chlebowski RT, Gass M, Granek I, Greenland P, Hays J, Heber D, Heiss G, Hendrix SL, Hubbell FA, Johnson KC, Kotchen JM: Low-fat dietary pattern and risk of cardiovascular disease: the Women's Health Initiative Randomized Controlled Dietary Modification Trial. JAMA 2006;295:655

Abnehmen, aber richtig

1 Sorensen TIA, Rissanen A: Korkeila M, Kaprio J: Intention to lose weight, weight changes, and 18-y mortality in overweight individuals without co-morbidities. PLoS Medicine 2005;2:e171

2 Anderson SE, Whitaker RC: Household routines and obesity in US preschool-aged children. Pediatrics 2010;125:420

3 Yanovski JA, Yanovski SZ, Sovik KN: A prospective study of holiday weight gain. N Engl J Med 2000;342:861

4 Haskell WL, Lee IM, Pate RR, Powell KE, Blair SN, Franklin BA, Macera CA, Heath GW, Thompson PD, Bauman A; American College of Sports Medicine; American Heart Association. Physical activity and public health: updated recommendation for adults from the American College of Sports Medicine and the American Heart Association. Circulation 2007;116:1081

5 Lee IM, Djoussé L, Sesso HD, Wang L, Buring JE: Physical activity and weight gain prevention. JAMA 2010;303:1173

6 Hankinson AL, Daviglus ML, Bouchard C, Carnethon M, Lewis CE, Schreiner PJ, Liu K, Sidney S: Maintaining a high physical activity level over 20 years and weight gain. JAMA 2010;304:2603

7 Gardner CD, Kiazand A, Alhassan S, Kim S, Stafford RS, Balise RR, Kraemer HC, King AC: Comparison of the Atkins, Zone, Ornish, and LEARN diets for change in weight and related risk factors among overweight premenopausal women: the A TO Z Weight Loss Study: a randomized trial. JAMA 2007;297:969
   Howard BV, Van Horn L, Hsia J, Manson JE, Stefanick ML, Wassertheil-Smoller S, Kuller LH, LaCroix AZ, Langer RD, Lasser NL, Lewis CE, Limacher MC, Margolis KL, Mysiw WJ, Ockene JK, Parker LM, Perri MG, Phillips L, Prentice RL, Robbins J, Rossouw JE, Sarto GE, Schatz IJ, Snetselaar LG, Stevens VJ, Tinker LF, Trevisan M, Vitolins MZ, Anderson GL, Assaf AR, Bassford T, Beresford SA, Black HR, Brunner RL, Brzyski RG, Caan B, Chlebowski RT, Gass M, Granek I, Greenland P, Hays J, Heber D, Heiss G, Hendrix SL, Hubbell FA, Johnson KC, Kotchen JM: Low-fat dietary pattern and risk of cardiovascular disease: the Women's Health Initiative Randomized Controlled Dietary Modification Trial. JAMA 2006;295:655

8 Chen TY, Smith W, Rosenstock JL, Lessnau KD: A life-threatening complication of Atkins diet. Lancet 2006;367:958

Das passende Gewicht finden

1 Flegal KM, Graubard BI, Williamson DF, Gail MH: Cause-specific excess deaths associated with underweight, overweight, and obesity. JAMA 2007;298:2028

2 Lenz M, Richter T, Mühlhauser I: Morbidität und Mortalität bei Übergewicht und Adipositas im Erwachsenenalter: Eine systematische Übersicht. Dtsch Arztebl Int 2009;106:641

3 Prospective Studies Collaboration, Whitlock G, Lewington S, Sherliker P, Clarke R, Emberson J, Halsey J, Qizilbash N, Collins R, Peto R: Body-mass index and cause-specific mortality in 900 000 adults: collaborative analyses of 57 prospective studies. Lancet 2009;373:1083

4 Hauner H: Übergewicht: Alles halb so schlimm? Dtsch Arztebl Int 2009;106:639

5 See R, Abdullah SM, McGuire DK, Khera A, Patel MJ, Lindsey JB, Grundy SM, de Lemos JA: The association of differing measures of overweight and obesity with prevalent atherosclerosis: the Dallas Heart Study. J Am Coll Cardiol 2007;50:752

6 Gregg EW, Cheng YJ, Cadwell BL, Imperatore G, Williams DE, Flegal KM, Narayan KM, Williamson DF: Secular trends in cardiovascular disease risk factors according to body mass index in US adults. JAMA 2005;293:1868

7 Leon DA: Trends in European life expectancy: a salutary view. Int J Epidemiol 2011;40:271

8 Flegal KM, Graubard BI, Williamson DF, Gail MH. Excess deaths associated with underweight, overweight, and obesity. JAMA 2005; 293:1861

9 Bröckling U: Das unternehmerische Selbst. Soziologie einer Subjektivierungsform. Frankfurt 2007

10 Schmidt-Semisch H, Schorb F: Kreuzzug gegen Fette: Sozialwissenschaftliche Aspekte des gesellschaftlichen Umgangs mit Übergewicht und Adipositas. Wiesbaden 2007

Schorb F: Dick, doof und arm: Die große Lüge vom Übergewicht und wer von ihr profitiert. München 2009
11 Bourdieu P: Die feinen Unterschiede: Kritik der gesellschaftlichen Urteilskraft. Frankfurt 1987

Vitamine als Zauberformel

1 Virtamo J, Pietinen P, Huttunen JK, Korhonen P, Malila N, Virtanen MJ, Albanes D, Taylor PR, Albert P; ATBC Study Group: Incidence of cancer and mortality following alpha-tocopherol and beta-carotene supplementation: a postintervention follow-up. JAMA 2003;290: 476
2 Bjelakovic G, Nikolova D, Gluud LL, Simonetti RG, Gluud C: Antioxidant supplements for prevention of mortality in healthy participants and patients with various diseases. Cochrane Database Syst Rev. 2008 Apr 16;(2):CD007176
Bjelakovic G, Nikolova D, Simonetti RG, Gluud C: Antioxidant supplements for preventing gastrointestinal cancers. Cochrane Database Syst Rev 2008 Jul 16;(3):CD004183
3 Bjelakovic G, Nikolova D, Gluud LL, Simonetti RG, Gluud C: Mortality in randomized trials of antioxidant supplements for primary and secondary prevention: systematic review and meta-analysis. JAMA 2007;297:842

No sports – oder turne bis zur Urne?

1 Luhmann N: Soziologie des Risikos. Berlin 2003
2 Kodama S, Saito K, Tanaka S, Maki M, Yachi Y, Asumi M, Sugawara A, Totsuka K, Shimano H, Ohashi Y, Yamada N, Sone H: Cardiorespiratory fitness as a quantitative predictor of all-cause mortality and cardiovascular events in healthy men and women: a meta-analysis. JAMA 2009;301:2024
3 Matser EJ, Kessels AG, Lezak MD: Neuropsychological impairment in amateur soccer players. JAMA 1999;282:971
4 Matser EJ, Kessels AG, Lezak MD, Troost J: A dose-response relation of headers and concussions with cognitive impairment in professional soccer players. J ClinExp Neuropsych 2001;23:770

5 Peterson CL, Ferrara MS, Mrazik M, et al: Evaluation of neuropsychological domain scores and postural stability following cerebral concussion in sports. Clin J Sport Med 2003;13:230

6 Dahabreh IJ, Paulus JK: Association of episodic physical and sexual activity with triggering of acute cardiac events. Systematic review and meta-analysis. JAMA 2011;305:1225

7 So Brecht in seinem Aufsatz »Die Krise des Sports«, den er 1928 für Willy Meisls Buch »Der Sport am Scheidewege« geschrieben hat

8 Maron BJ, Poliac LC, Kaplan JA, Mueller FO: Blunt impact to the chest leading to sudden death from cardiac arrest during sports activities. N Engl J Med 1995;333:337

9 Corrado D, Basso C, Pavei A, Michieli P, Schiavon M, Thiene G: Trends in sudden cardiovascular death in young competitive athletes after implementation of a preparticipation screening program: JAMA 2006;296:1593

10 Asimaki A, Tandri H, Huang H, Halushka MK, Gautam S, Basso C, Thiene G, Tsatsopoulou A, Protonotarios N, McKenna WJ, Calkins H, Saffitz JE: A new diagnostic test for arrhythmogenic right ventricular cardiomyopathy. N Engl J Med 2009;360:1075

11 Almond CS, Shin AY, Fortescue EB, Mannix RC, Wypij D, Binstadt BA, Duncan CN, Olson DP, Salerno AE, Newburger JW, Greenes DS: Hyponatremia among runners in the Boston Marathon. N Engl J Med 2005;352:1550

Gemeinsam stark werden und bleiben

1 Holt-Lunstad J, Smith TB, Layton JB: Social relationships and mortality risk: a meta-analytic review. PLoS Med 2010;7:e1 000 316

2 Fowler JH, Christakis NA: Dynamic spread of happiness in a large social network: longitudinal analysis over 20 years in the Framingham Heart Study. BMJ 2008;337:a2338

3 Doane LD, Adam EK: Loneliness and cortisol: momentary, day-to-day, and trait associations. Psychoneuroendocrinology 2010;35:430

Wie sich Männer und Frauen guttun

1 Höfner E: Die Kunst der Ehezerrüttung. Hamburg 1993
2 Ditzen B, Neumann ID, Bodenmann G, von Dawans B, Turner RA, Ehlert U, Heinrichs M: Effects of different kinds of couple interaction on cortisol and heart rate responses to stress in women. Psychoneuroendocrinology 2007;32:565
3 Ditzen B, Schmidt S, Strauss B, Nater UM, Ehlert U, Heinrichs M: Adult attachment and social support interact to reduce psychological but not cortisol responses to stress. J Psychosom Res 2008; 64:479
4 Kiecolt-Glaser JK, Bane C, Glaser R, Malarkey WB: Love, marriage, and divorce: newlyweds' stress hormones foreshadow relationship changes. Journal of Consulting in Clinical Psychology 2003; 71:176
5 Kiecolt-Glaser JK, Loving TJ, Stowell JR, Malarkey WB, Lemeshow S: Hostile marital interactions, proinflammatory cytokine production, and wound healing. Arch Gen Psychiatry 2005;62:1377
6 Gouin JP, Kiecolt-Glaser JK, Malarkey WB, Glaser R: The influence of anger expression on wound healing. Brain Behav Immun 2008;22:699
7 Bakker J: Sexual differentiation of the neuroendocrine mechanisms regulating mate recognition in mammals. Journal of Neuroendocrinology 2003;15:615
Portillo W, Paredes RG: Sexual and olfactory preference in noncopulating male rats. Physiology and Behaviour 2003;80:155
8 Sobal J, Rauschenbach BS, Frongillo EA: Marital status, fatness and obesity. Social Science Medicine 1992;35:915
9 Rauschenbach BS, Sobal J, Frongillo EA: The influence of change in marital status on weight change over one year. Obesity Research 1995;3:319
Sobal J, Rauschenbach BS, Frongillo EA: Marital status changes and body weight change: a US longitudinal analysis. Social Science Medicine 2003;56:1543

Ja, es gibt noch Sex in der Ehe

1 Pawlowski B, Dunbar RI, Lipowicz A: Tall men have more reproductive succes. Nature 2000;13:156

2 Buunk AP, Park JH, Zurriaga R, Klavina L, Massar K: Height predicts jealousy differently form en and women. Evol Hum Behav 2008;29:133

3 Nettle D: Women's height, reproductive succes and the evolution of sexual dimorphism in modern humans. Proceedings of the Royal Society of London in Biological Sciences 2002;269:1919

Überfordert im Alltagstrubel

1 Cholesterol Treatment Trialists' (CTT) Collaborators, Kearney PM, Blackwell L, Collins R, Keech A, Simes J, Peto R, Armitage J, Baigent C: Efficacy of cholesterol-lowering therapy in 18,686 people with diabetes in 14 randomised trials of statins: a meta-analysis. Lancet 2008;371:117

2 Wald NJ, Law MR: A strategy to reduce cardiovascular disease by more than 80 %. BMJ 2003;326:1419

Erholsam schlafen

1 Woloshin S, Schwartz LM: Giving legs to restless legs: a case study of how the media helps make people sick. PLoS Med. 2006;3:e170

2 Moynihan R, Doran E, Henry D: Disease mongering is now part of the global health debate. PLoS Med 2008 May 27;5:e106

3 Lemmer B: The sleep-wake cycle and sleeping pills. Physiol Behav 2007;90:285

4 Donga E, van Dijk M, van Dijk JG, Biermasz NR, Lammers GJ, van Kralingen KW, Corssmit EP, Romijn JA: A single night of partial sleep deprivation induces insulin resistance in multiple metabolic pathways in healthy subjects. J Clin Endocrinol Metab 2010;95: 2963

5 Punjabi NM; Workshop Participants: Do sleep disorders and associated treatments impact glucose metabolism? Drugs 2009;69 Suppl 2:13

6 Elder CR, Gullion CM, Funk KL, DeBar LL, Lindberg NM, Stevens

VJ: Impact of sleep, screen time, depression and stress on weight change in the intensive weight loss phase of the LIFE study. Int J Obes 2011; bisher nur online verfügbar

7 Cohen S, Doyle WJ, Alper CM, Janicki-Deverts D, Turner RB: Sleep habits and susceptibility to the common cold. Arch Intern Med 2009;169:62

8 Alpérovitch A, Lacombe JM, Hanon O, Dartigues JF, Ritchie K, Ducimetière P, Tzourio C: Relationship between blood pressure and outdoor temperature in a large sample of elderly individuals: the Three-City study. Arch Intern Med 2009;169:75

9 Wagner U, Gais S, Haider H, Verleger R, Born J: Sleep inspires insight. Nature 2004;427:352

10 Youngstedt SD, Kripke DF: Long sleep and mortality: rationale for sleep restriction. Sleep Med Rev 2004;8:159

11 Bursztyn M, Ginsberg G, Hammerman-Rozenberg R, Stessman J: The siesta in the elderly: risk factor for mortality? Arch Intern Med 1999;159:1582
Bursztyn M, Ginsberg G, Stessman J: The siesta and mortality in the elderly: effect of rest without sleep and daytime sleep duration. Sleep 2002;25:187

Wie gute Gefühle gesund machen

1 Bartens W: Körperglück. Wie gute Gefühle gesund machen. München 2010

Strategien gegen den Schmerz

1 van Tilburg MA, Chitkara DK, Palsson OS, Turner M, Blois-Martin N, Ulshen M, Whitehead WE: Audio-recorded guided imagery treatment reduces functional abdominal pain in children: a pilot study. Pediatrics 2009;124:e890

2 Kroenke K, Bair MJ, Damush TM, Wu J, Hoke S, Sutherland J, Tu W: Optimized antidepressant therapy and pain self-management in primary care patients with depression and musculoskeletal pain: a randomized controlled trial. JAMA 2009;301:2099

3 Koyama T, McHaffie JG, Laurienti PJ, Coghill RC: The subjective

experience of pain: where expectations become reality. Proc Natl Acad Sci U S A 2005;102:12 950

4 Mancini F, Longo MR, Kammers MP, Haggard P: Visual distortion of body size modulates pain perception. Psychol Sci 2011;22:325

5 van Linschoten R, van Middelkoop M, Berger MY, Heintjes EM, Verhaar JA, Willemsen SP, Koes BW, Bierma-Zeinstra SM: Supervised exercise therapy versus usual care for patellofemoral pain syndrome: an open label randomised controlled trial. BMJ 2009;339: b4074

Zufrieden alt werden

1 Sebastiani P, Solovieff N, Puca A, Hartley SW, Melista E, Andersen S, Dworkis DA, Wilk JB, Myers RH, Steinberg MH, Montano M, Baldwin CT, Perls TT: Genetic Signatures of Exceptional Longevity in Humans. Science 2010; bisher nur online verfügbar

2 Werner C, Fürster T, Widmann T, Pöss J, Roggia C, Hanhoun M, Scharhag J, Büchner N, Meyer T, Kindermann W, Haendeler J, Böhm M, Laufs U: Physical exercise prevents cellular senescence in circulating leukocytes and in the vessel wall. Circulation 2009; 120:2438

3 Redelmeier DA, Singh SM: Survival in Academy Award-winning actors and actresses. Ann Intern Med 2001;134:955

4 Redelmeier DA, Singh SM: Longevity of screenwriters who win an academy award: longitudinal study. BMJ 2001;323:1491

5 Luy M: Unnatural deaths among nuns and monks: is there a biological force behind male external cause mortality? J Biosoc Sci 2009;41:831

6 Christensen K, Doblhammer G, Rau R, Vaupel JW: Ageing populations: the challenges ahead. Lancet 2009;374:1196

7 Vaupel JW: Biodemography of human ageing. Nature 2010;464: 536

8 Christensen K, McGue M, Petersen I, Jeune B, Vaupel JW: Exceptional longevity does not result in excessive levels of disability. Proc Natl Acad Sci 2008;105:13 274

9 Jagger C, Gillies C, Moscone F, Cambois E, Van Oyen H, Nusselder

W, Robine JM; EHLEIS team: Inequalities in healthy life years in the 25 countries of the European Union in 2005: a cross-national meta-regression analysis. Lancet 2008;372:2124

10 Rajaratnam JK, Marcus JR, Levin-Rector A, Chalupka AN, Wang H, Dwyer L, Costa M, Lopez AD, Murray CJ: Worldwide mortality in men and women aged 15–59 years from 1970 to 2010: a systematic analysis. Lancet 2010;375:1704

11 Boyd CM, Darer J, Boult C, Fried LP, Boult L, Wu AW: Clinical practice guidelines and quality of care for older patients with multiple comorbid diseases: implications for pay for performance. JAMA 2005;294:716

Der Kampf gegen die Vergesslichkeit

1 Cameron HA, McKay RD: Restoring production of hippocampal neurons in old age. Nature Neuroscience 1999;2:894

2 Wang HX, Karp A, Herlitz A, Crowe M, Kåreholt I, Winblad B, Fratiglioni L: Personality and lifestyle in relation to dementia incidence. Neurology 2009;72:253

3 Heyn P, Abreu BC, Ottenbacher KJ: The effects of exercise training on elderly persons with cognitive impairment and dementia: a meta-analysis. Arch Phys Med Rehabil 2004;85:1694

Erickson KI, Raji CA, Lopez OL, Becker JT, Rosano C, Newman AB, Gach HM, Thompson PM, Ho AJ, Kuller LH: Physical activity predicts gray matter volume in late adulthood: the Cardiovascular Health Study. Neurology 2010;75:1415

Andel R, Crowe M, Pedersen NL, Fratiglioni L, Johansson B, Gatz M: Physical exercise at midlife and risk of dementia three decades later: a population-based study of Swedish twins. J Gerontol A Biol Sci Med Sci 2008;63:62

4 Barberger-Gateau P, Raffaitin C, Letenneur L, Berr C, Tzourio C, Dartigues JF, Alpérovitch A: Dietary patterns and risk of dementia: the Three-City cohort study. Neurology 2007;69:1921

5 Wilson RS, Begeny CT, Boyle PA, Schneider JA, Bennett DA: Vulnerability to stress, anxiety, and development of dementia in old age. Am J Geriatr Psychiatry 2011;19:327

308

Anmerkungen

6 EClipSE Collaborative Members, Brayne C, Ince PG, Keage HA, McKeith IG, Matthews FE, Polvikoski T, Sulkava R: Education, the brain and dementia: neuroprotection or compensation? Brain 2010; 133:2210

7 Feuillet L, Dufour H, Pelletier J: Brain of a white-collar worker. Lancet 2007;370:262

Schonprogramm für die Organe

1 Lamb SE, Hansen Z, Lall R, Castelnuovo E, Withers EJ, Nichols V, Potter R, Underwood MR; Back Skills Training Trial investigators: Group cognitive behavioural treatment for low-back pain in primary care: a randomised controlled trial and cost-effectiveness analysis. Lancet 2010;375:916

2 Briggs AM, Jordan JE, Buchbinder R, Burnett AF, O'Sullivan PB, Chua JY, Osborne RH, Straker LM: Health literacy and beliefs among a community cohort with and without chronic low back pain. Pain 2010;150:275

3 Davidson KW, Mostofsky E: Anger expression and risk of coronary heart disease: evidence from the Nova Scotia Health Survey. Am Heart J 2010;159:199

Davidson KW, Mostofsky E, Whang W: Don't worry, be happy: positive affect and reduced 10-year incident coronary heart disease: the Canadian Nova Scotia Health Survey. Eur Heart J 2010;31: 1065

4 Yusuf S, Hawken S, Ounpuu S, Dans T, Avezum A, Lanas F, McQueen M, Budaj A, Pais P, Varigos J, Lisheng L; INTERHEART Study Investigators: Effect of potentially modifiable risk factors associated with myocardial infarction in 52 countries (the INTERHEART study): case-control study. Lancet 2004;364:937

Register

A

Achtsamkeitsübungen 183
Adipositas siehe Fettleibigkeit
Adrenalin 126, 132, 169, 176, 195,
  253, 266 f., 269 f.
Aggression 29 f., 154, 170, 268, 270
Akupunktur 215
Alkohol 19, 47–62
– Trinkgelage 54 f., 57, 61
Allen, Naomi 56
Alltagsüberforderung 169–186
Alpérovitch, Annick 195
Altern 233–251
– und Leiden 246 f., 251
– und Selbständigkeit 238 f., 242 f.,
  249
Altersgen 241
Alzheimer, Aloys 254
Alzheimer-Erkrankung 33, 52, 57,
  206, 254–259, 261, 262
Anderson, Sarah 83
Änderung 18 ff., 24
Aneurysma-Blutung 195
Angehörige, pflegende 206 f., 219
Angewohnheiten, schlechte 21 ff.
Angina Pectoris 265, 269
Angst 127, 152, 157, 170 f., 184,
  205 f., 210, 220, 223, 226 ff.,
  231 f., 253, 261, 268, 270
–, doppelte 133
Antes, Gerd 75, 112, 115, 247
Apfel 17 f., 25, 114

Ärger 30, 38, 153 f., 157, 210, 220,
  223, 231
Ariely, Dan 217 f.
Arteriosklerose 210, 220
Arzt-Patient-Verhältnis 214 ff.,
  220
Assmann, Gerd 75
Astrup, Arne 66 f.
Atkins, Robert 86
Augustin, Matthias 211

B

Bärtsch, Peter 123 f.
Basinger, Kim 235
Bauchweh 223 f., 231
Baumann, Zygmunt 133
Beckenbauer, Franz 145
Becker, Boris 125
Bedürfnisbefriedigung 27 f.
Belastungsstörung, posttraumatische
  175
Benedetti, Fabrizio 212 ff., 215
Berben, Iris 235
Berkic, Julia 160 f.
Besseresser 41, 45
Best Ager 233 ff.
Betacarotin 17, 25, 111, 119
Beulens, Joline 50 f.
Beuschlein, Felix 193
Bewegung 32–36, 38, 82, 84 f.,
  92 f., 124 f., 139 ff., 229 f., 257,
  261

Bildung 103

Blasenentzündung 207

Blaubeeren 120

Blutdruck 31, 37, 60, 63, 69, 71, 78,
80, 195, 206, 219

–, hoher 31, 50 f., 57, 67 f., 74, 100,
128, 145, 149, 195, 197, 203, 207,
258, 262, 267, 270

Blutfette 35, 57

Blutgefäße 35, 49, 51 f., 60, 70 f., 77,
79, 93, 88, 100, 258, 266

– Verkalkung 44, 51, 60, 76, 88, 100,
210, 220, 234

Blutgerinnung 111, 114, 119, 205 f.,
219, 267, 270

Blutzucker 35, 68, 192 f., 267

Body-Mass-Index (BMI) 96 ff., 101,
107

Boffetta, Paolo 70

Boll-Klatt, Annegret 268

Borbély, Alexander 196

Born, Jan 196 f.

Bourdieu, Pierre 106

Boyd, Cynthia 247

Brecht, Bertolt 132

Britton, Annie 55

Broca-Index 96

Bröckling, Ulrich 103, 147, 181

Brustkrebs 56, 58, 61, 76, 207, 220

Bulimie 102, 108

Burn-out 170, 172, 184

Bürogymnastik 34 ff.

Bursztyn, Michael 199

C

Calment, Jeanne 233

Candy, David 224

Cholesterin 51, 60, 63, 207

Christakis, Nicolas 144

Christensen, Kaare 238

Christiansen, Sabine 200

Chronisches Erschöpfungssyndrom
124, 188, 201

Churchill, Winston 123

Close, Glenn 235

Coan, James 163

Coca-Cola 117

Coghill, Robert 227

Cohen, Sheldon 194 f.

Cook, Robin 123

Coolidge-Effekt 152

Crook, Errol 245

D

Dahabreh, Issa 129 f.

Davidson, Karina 265 f.

Deldin, Patricia 266

Demenz 52, 57 f., 60, 62, 241,
254–259

Denkstörungen 57, 60

Depression 28, 58, 149, 171, 175,
184, 205 f., 210 f., 219 f., 224 f.,
255 f., 258, 262, 267, 270

– und Schmerz 224 f., 231

Deter, Auguste 254

Deter, Karl 254

Deuschle, Michael 267

Deutsche Gesellschaft für Ernährung
(DGE) 74, 88 f., 110, 117, 119, 121

Deutsche Gesellschaft für Geriatrie 237

Deutsche Gesellschaft für Sport-medizin und Prävention 123

Deutscher Wellness-Verband 176, 181

Diabetes 35 f., 38, 67, 74, 79, 98, 100, 125, 140, 174, 192 f., 197, 202, 209, 237, 249, 258, 262, 267, 270

Diät 15–20, 39 f., 44, 76 f., 79, 81–94, 101 f., 193

– Pläne 39, 85 ff., 93

Dickdarmkrebs 76

Diener, Ed 29

Dinner cancelling 81, 92

Disease Mongering 190

Donga, Esther 192

Dopamin 152, 176, 185, 215

Doping 132, 134, 137, 174

Drogen 173 f., 183, 185

Duftnote, persönliche 154 f.

Durchblutungsstörungen 255

Durchfall 111, 119

E

Edison, Thomas Alva 199

Ehe 30 ff., 37, 144 f., 149, 151–158

– Lust/Leidenschaft 163 f.

– Massage 151, 157

–, Sex in der 159–167

–, stabile 160 f.

Eifersucht 161 f., 166

Einsamkeit 143 ff., 148 f.

Einstein, Albert 109, 259

Elstner, Frank 125

Enddarmkrebs 56, 58, 61

Entgiftung 90 f., 94

Entspannung 179 ff., 183 f., 223 ff., 231, 253, 258, 262, 266, 269

Entzündung 146 f., 149, 154, 158, 196, 206, 210, 267, 270

Epstein-Barr-Virus 207, 219

Erdbeeren 120

Erfolg 235 f., 248

Erickson, Kirk 32 f.

Erkältung 194, 202

Ernährungs-Prekariat 103 ff.

Ernährungsratschläge 73 ff., 77, 79

Ernährungswissenschaften 63, 73 ff., 77

Erschöpfungssyndrom 188, 201, 264

Eryhtropoietin (Epo) 132 f., 137

Essen 39–46, 106

Essgewohnheiten, fremde 43 f., 46, 78

F

Faißt, Sebastian 134

Familie 30 f., 37, 143–149, 257, 261

Fast Food 65 ff.

Fehér, Miklós 134 f.

Fett 73 ff., 79 f., 86 siehe auch Körperfett

Fettleibigkeit (Adipositas) 16, 24, 96 f., 98 f., 102 f., 193

Feuillet, Lionel 260

Fillit, Howard 256

Fisch 72 f., 79, 257, 262

Flegal, Katherine 101

Fluor 118

Foé, Marc-Vivien 135

Folsäure 116

Förstl, Hans 255 f.

Franke, Werner 134, 136 f.

Frederik VIII., König von Dänemark 128

Fremdgehen 152

Freunde 143–149, 257, 261

Frey, Dieter 146

»Friss die Hälfte«-Regel 77, 81, 85

Fruchtbarkeit 53 f., 61, 100

Frustration 210, 220

Fußball 127 f., 140

G

Gail, Mitchell 96

Gedächtnis 127 f., 140

– Inhalte, Speicherung von 196 f., 202

– Störungen 32 f., 38, 52, 57, 61

– Verlust 253–262

Gedanken, negative 205

–, positive 226, 231

Gefühle, gute 205–221

–, schlechte 210 f.

Gehirn-Jogging 253, 258, 262

Gehirnmasse 259 f.

Gelassenheit 170 f.

Gelbsucht 111, 119

Geleinjse, Marianne 72 f.

Gemüse 18, 25, 70 ff., 74 f., 78, 110, 114 f., 119, 257, 262

Gewalt 58

Gicht 79, 89, 93

GlaxoSmithKline 187

Glück 28 ff., 37, 149, 151, 157, 176, 178, 181 f., 185 f., 206, 212, 219, 265 f., 269

Gluud, Christian 112

Gómez-Aracena, Jorge 43

Gottesdienstbesuch 28

Greco, Monica 179 f., 182

Grönemeyer, Dietrich 235

Gupta, Susham 57

H

Haggard, Patrick 228

Halle, Martin 124 f., 129 f., 135 ff., 233 f.

Hamburger 65 ff.

Händchenhalten 162 f., 166

Hansen, Zara 263

Hara Hachi Bu 81

Harnsäurewerte, erhöhte 89, 93

Hauner, Hans 99

Haustier 22, 25, 31 f., 37 f., 208

Hautkrankheiten 211, 219

HDL-Cholesterin 51, 60

Healy, Genevieve 35 f.

Heinen, Florian 260

Heinrichs, Markus 151

Heiserkeit 206, 219

Heldt, Horst 109

Henningsen, Peter 126 f., 146, 225, 228, 264

Hepburn, Katharine 235

Herms, René 137

Herpes 207, 211, 219, 270

Herzerkrankungen 58, 67 f., 72 f.,
79, 197, 203, 209, 266, 268 ff.
–, entzündliche 135, 141
Herzinfarkt 20, 22, 25, 30, 31, 38,
42 f., 46, 48 ff., 54, 60, 65, 71–76,
80, 101, 105, 125, 128 ff., 140, 144,
148 f., 171, 177, 195, 206 ff., 210,
219, 237, 249, 265 ff., 269 f.
Herzklappenentzündung 135, 141
Herzkranz-/Koronargefäße 100, 123,
130, 135 f., 141, 210, 220, 266,
270
Herz-Kreislauf-Leiden 31 f., 35 f.,
38, 43, 49, 50 f., 69, 100, 107, 175,
241
Herzmuskelentzündung 136
Herzmuskelschwäche 134 ff., 141,
266, 269
Herzrasen 170, 184
Herzrhythmusstörungen 34, 79, 89,
93, 135, 138, 141, 210, 220, 266,
269
Hexenschuss 79, 89, 94
Holmes, Oliver Wendell 241
Holt-Lundstad, Julianne 143 f.
Hontschik, Bernd 214
Hundley, Terry 245
Husten 206, 219
Hypervitaminosen 17, 25, 112

I
IARC 71
Idealgewicht 16, 24, 75, 81, 92,
95 ff., 107
Immunsystem 145, 149, 154 f.,
157 f., 169, 188, 194, 196, 202,
207, 213, 219 f.
Infekt, grippaler 207
Infektionen 16, 24, 101, 113, 146,
149, 194 f., 207
Insulin 192, 267
– Resistenz 67, 192
Interleukine 196

J
Jackson, Rod 48 f.
Jagger, Carol 243
Jellouschek, Hans 162
Jod 118
Jo-Jo-Effekt 79, 82, 90, 92
Joost, Hans-Georg 86

K
Kahn, Oliver 97
Kälte 194 f.
Känel, Roland von 267
Kaptchuk, Ted 213 f.
Kardiomyopathie 135, 137
Katecholamine 195
Kehlkopfkrebs 55 f., 61
Kiecolt-Glaser, Janice 153 f.
Klitschko, Wladimir 97
Kloster 29, 179 ff., 186, 237 f.
Klotter, Christoph 103
Kniebeschwerden 229, 232
Knochen 24, 114, 124, 127, 139,
171, 184, 219
– Brüche 98, 205, 210 f.
Kohlenhydrate 39, 74, 79, 89 f., 98
Kolb, Gerald 237
Kollektiv, Macht des 146 f.

Koronargefäße
siehe Herzkranzgefäße
Körperfett 99 f., 100, 107
Körpergewicht 16, 81, 95–108
– Veränderungen 83 ff., 93, 155 f.,
158
Kortisol 34, 126, 145, 149, 176, 193,
197, 203, 253, 258, 262, 267, 269
Kortison 169, 210, 266
Krankheiten, psychische 199
–, überflüssige 14
Kratochvilova, Jarmila 132 f.
Krebs 55 f., 61 f., 70 ff., 75 f., 78, 87,
98, 100, 111, 119, 125, 140, 209,
237, 249
Kreislaufstörungen 89 f.
Kripke, Daniel 198
Kroenke, Kurt 224 f.
Kunze, Heinz Rudolf 173

L
Ladwig, Karl-Heinz 210, 266 f.
Lafer, Johann 70
Lamb, Sarah 263
Lampenfieber 126 f., 140
Lebenserwartung 98, 101, 110, 119,
236–245, 248 ff.
Lebensmittel 63–80
–, als gesund angepriesene 64 f.
–, ungesunde 65 ff.
Leberkrebs 56, 61
Leberleiden 58
Leberzirrhose 55, 61
Lemmer, Björn 191
Lemos, James de 100

Leriche, René 178
Lessnau, Klaus-Dieter 86
Liebe, Heilkraft der 207 ff., 219 f.
Linschoten, Robbart van 229
Lockstoffe, sexuelle 155
Lohas 41
Luft, Friedrich 99
Luhmann, Niklas 15, 123

M
Magenkrebs 55, 61
Magenverstimmung 207
Magersucht 102, 108
Mancini, Flavia 227 ff.
Marantz, Paul 73 f., 105
Meaney, Michael 209
Medikalisierung 190
Medikamente 171–175, 183, 185,
216 ff., 220 f.
Midgley, Adrian 175
Migräne 170, 184
Moseley, Bruce 214 f.
Mühlhauser, Ingrid 98
Mundgeruch 89, 94
Mundhöhlenkrebs 55, 58, 61
Musik 33 f., 38
Muskelkrampf 79, 89, 94
Muskelschwäche 111, 119

N
Nahrungsergänzungsmittel 110 ff.,
119
Napoleon 195, 199
Narzissmus 268, 270

Nationale Verzehrstudie 103
Nervenstörungen 111, 119
Nervensystem, parasympathisches
 169
–, sympathisches 69, 169
Nettleton, Jennifer 86 f.
Neurodermitis 211, 270
Nierenkrebs 56
Nierensteine 79, 89, 93, 111, 119 f.
Non-Hodgkin-Lymphom 56
Nonnen-Studie 29, 37, 237
Noradrenalin 145, 149
Nurmi, Paavo 133 f.

Payer, Lynn 191
Pheromone 155
Pitt, Bertram 266
Pizza 42 f.
Placeboeffekt 41, 111, 116, 120, 209,
 212–217, 220
Polypill 174 f.
Powlson, Mark 175
Probleme, akute 169, 184
–, chronische 175 f., 185
Psychosomatiker 13, 170 f., 208 f.
Pudel, Volker 110, 113
Punjabi, Naresh 192

O
O'Sullivan, Judy 51
Obst 18, 25, 70 ff., 74 ff., 78, 110,
 114 f., 119, 257, 262
Oltersdorf, Ulrich 113 ff.
Optimismus 265 f.
Orthorexie 42 f.
Oscar-Preisträger 235 f., 248
Oxytocin 176, 185

P
Partnerschaft 30 f., 37, 151–158
– Lust/Leidenschaft 163 f.
– Massage 151, 157
–, Sex in der 159–167
–, stabile 160 f.
Passungsstörungen 171
Patelloformales Schmerzsyndrom
 229 f.
Pauling, Linus 109, 118
Paulus, Jessica 129 f.

Q
Quinn, Anthony 235 f.

R
Raucher 17, 56, 62, 109, 111, 119,
 136, 267, 270
Reaktion, dissoziative 175
Rehlender, Birgit 65
Rehm, Jürgen 58 f.
Reincke, Martin 87 f., 90, 100, 174
Reizdarm 170, 184, 264
Reizhusten 170, 184
Rejeski, Jack 33
Restless-Legs-Syndrom 187 f., 201
Resveratrol 48
Rheuma 48, 60, 87
Rücken, gereizter 170, 184
– Schmerzen 263 f., 269
Ruidavets, Jean-Bernard 54
Russert, Tim 177

S

Salz 67 ff., 78, 108

Schedlowski, Manfred 213, 216

Scheidt, Carl 205, 226

Schilddrüsentumor 56

Schlacke 16, 24, 79, 87 ff., 90, 93 f.

Schlaf 187–203, 258, 262

– Apnoe 190, 201

– Dauer 195–200, 202 f.

– Labor 188, 190, 201

– Mangel 191 ff., 197, 202 f.

– am Mittag 199, 203

– Normierung 187 ff., 201

– Störungen 170 f., 184

Schlaganfall 31, 38, 49, 51 f., 58, 60, 68, 71, 74, 76, 80, 101, 144, 148, 195, 206, 208, 219, 237, 249, 255

Schmerz 223–232

– Bewegungen gegen 229 f.

– Erwartung 226 f., 231

– im Blick 227 ff., 232

– Wahrnehmung 227 ff., 231 f.

Schmerzsyndrom, patelloformales 229 f.

Schnupfen 206, 219

Schokolade 21

Scholz, Rembrandt 237

Schorb, Friedrich 104

Schröder, Atze 70

Schünemann, Holger 110, 112

Schuppenflechte 211, 270

Schwangerschaft 53, 61, 109, 116, 119

Schwartz, Lisa 187

Schweinehund, innerer 18 ff.

Schwindel 79, 89 f., 93, 170, 184

Sehstörungen 79, 89, 94

Selen 73, 111

Serotonin 215, 267

Sex 128 ff., 140 f., 152, 159–167

Skolimowska, Kamila 137

Smith, Timothy 144 f.

Sorensen, Susanne 57

Speiseröhrenkrebs 55 f., 61

Sport 15, 24, 82, 84 f., 92 f., 123–141, 146 ff., 229 f., 232, 234, 248, 257

–, Leistungs- 131 ff., 140

Stamatakis, Emmanuel 36

Statine 174

Steffen, Christian 115 f.

Steffen, Lyn 86 f.

Steptoe, Andrew 206

Sterblichkeit 98 f., 101, 107, 115, 119, 198 f., 203, 245 f., 250

Stiftung Warentest 65 f., 117 f.

Stimmungsschwankungen 199

Störungen, somatoforme 208

Streep, Meryl 235

Streit 153 f., 157 f., 210

Stress 151 ff., 157, 171 f., 184 f., 205 f., 211, 219, 234, 248, 253, 258, 261 f., 266 f., 269 f.

Stresshormone 31, 34, 37, 43, 68, 126, 132, 144, 148, 151, 169 f., 206, 209, 253, 258, 262, 267, 270

Stressreaktion 126 f., 169 f., 184, 205

Sydow, Kirsten von 159

T

Tabletten 171–175, 183, 185, 216 ff.,
220 f.

Team 146 f., 149

Telomere 233 f., 248

Thierfelder, Ludwig 136

Thomas, Carmen 91

Thrombose 206, 219

Tilburg, Miranda von 224

Tinnitus 170, 184

Topfpflanze 22, 25, 32, 38, 208

Trappe, Hans-Joachim 34, 135

Twain, Mark 208 f.

U

Übergewicht 16, 24, 72, 74 f., 78 f.,
81–87, 92, 95–108, 156, 158, 192,
197, 202 f., 239, 249

– Kinder 82 f., 92, 102, 106 f.

Übersäuerung 16, 25, 90, 94

Unglück 29 f., 37, 160, 165

Unidentified Bright Object (UBO)
13

Unruhe 170, 184

Untergewicht 16, 24, 96, 98, 101 f.

Unterzuckerung 79, 89, 93

Unzufriedenheit 30, 170 f., 184, 267,
270

Urintherapie 91

V

Vaupel, James 238–243

Verbraucherzentrale Bayern 110 f.

Verdauungsbeschwerden 170, 184

Vergesslichkeit 253–262

Vergiftung 58

Vitamine 109–121

– Mangel 116 ff.

– Präparate/Zusätze 17 f., 25, 65, 77,
109–121

– Überdosierung 109 ff., 119

Vitamin A 111, 117, 119 f.

Vitamin B_6 111, 119

Vitamin C 25, 109, 111, 113, 117,
119 ff.

Vitamin D 111, 119

Vitamin E 111, 117, 119 f.

Vorsorge 103 ff.

Vorstellungskraft 208 f., 223

W

Wachstumshormon 133, 193, 196,
202

Waist-to-hip-ratio (WHR) 100

Walnuss 63

Wang, Hui-Xin 257

Warner, James 57

Wellness 176–182, 184 ff.

Weltgesundheitsorganisation (WHO)
70, 96, 101

White, Kate 160

Wilder, Billy 236

Willett, Walter 71 f.

Wohlbefinden 28 ff., 37, 177 f.,
181 f., 186

Woloshin, Steven 187 f.

World Cancer Research Fund 71

Wundheilung 153 f., 157 f., 205,
210

Z

Zaridze, David 59

Zimmerpflanze 22, 25, 32, 38, 208

Zubieta, Jon-Kar 213, 215

Zufriedenheit 28 ff., 36, 144, 148, 228, 232, 265

Zulley, Jürgen 188, 196 ff.

Zwölffingerdarmgeschwür 207